# 妇产科
## 护理指南

中华护理学会第 26 届妇产科专业委员会 编写

主 编 姜 梅

副主编 秦 瑛 罗碧如

编 委 (以姓氏笔画为序)

U0391807

丁 焱 (复旦大学附属妇产科医院)(特邀)

王玉琼 (成都市妇女儿童中心医院)

卢 契 (北京大学第三医院)

汪雪玲 (首都医科大学附属北京地坛医院)

张玲娟 (海军军医大学附属长海医院)(特邀)

罗碧如 (四川大学华西第二医院)

姜 梅 (首都医科大学附属北京妇产医院)

秦 瑛 (北京协和医院)

徐鑫芬 (浙江大学医学院附属妇产科医院)

黄 群 (上海交通大学医学院附属国际和平妇幼保健院)

熊永芳 (湖北省妇幼保健院)

人民卫生出版社

图书在版编目（CIP）数据

妇产科护理指南 / 姜梅主编 . —北京：人民卫生出版
社，2017
ISBN 978-7-117-25674-2

Ⅰ . ①妇… Ⅱ . ①姜… Ⅲ . ①妇产科学 – 护理学 –
指南 Ⅳ . ①R473.71–62

中国版本图书馆 CIP 数据核字（2017）第 300032 号

| | | |
|---|---|---|
| 人卫智网 | www.ipmph.com | 医学教育、学术、考试、健康，购书智慧智能综合服务平台 |
| 人卫官网 | www.pmph.com | 人卫官方资讯发布平台 |

**妇产科护理指南**

主 编：姜 梅
出版发行：人民卫生出版社（中继线 010-59780011）
地 址：北京市朝阳区潘家园南里 19 号
邮 编：100021
E - mail：pmph @ pmph.com
购书热线：010-59787592 010-59787584 010-65264830
印 刷：三河市博文印刷有限公司
经 销：新华书店
开 本：710×1000 1/16 印张：20
字 数：348 千字
版 次：2018 年 1 月第 1 版 2018 年 9 月第 1 版第 2 次印刷
标准书号：ISBN 978-7-117-25674-2/R·25675
定 价：55.00 元
打击盗版举报电话：010-59787491 E-mail：WQ @ pmph.com
（凡属印装质量问题请与本社市场营销中心联系退换）

# 序　言

在万物丰茂的盛夏时节，非常高兴地看到了中华护理学会妇产科专业委员会姜梅主任委员率领的团队编写完成了《妇产科护理指南》一书，并即将与广大读者见面！

妇产科护理的服务对象为孕产妇、新生儿和妇女患者，而且其中大部分为围生期妇女。林巧稚先生曾经说过：妊娠不是病，但妊娠要防病。妇产科护理人员和助产士当以此为工作准则，积极开展围生期健康教育、延续护理，及时准确地评估和观察病情，为孕产妇健康、安全的妊娠和分娩保驾护航。即使是妇科疾病的患者，也与内科、外科女性患者的需求不同，她们需要考虑生育、女性特征以及家庭生活问题，承受着更多的内心痛苦，这需要护理人员给予更多的关爱和支持。值得欣慰的是，这些工作理念和护理措施在本书中均得到了全面体现。

近五年来，中华护理学会第26届妇产科专业委员会在姜梅主任委员的带领下，积极规范全国妇产科临床护理工作，努力推动我国妇产科护理学科发展。她们先后编写了《妇产科护士必读》《妇产科护理学习题集》（全国卫生专业技术资格考试习题集丛书）等，《妇产科护理指南》是她们在此基础上的又一力作。本书的编委们均为我国妇产科护理领域的知名专家，她们凝练经验，总结成果，突出了妇产科护理工作中的重点。同时，为适应现代妇产科学和妇产科护理学的快速发展，本书还增加了新生儿复苏、新生儿母亲床旁护理、母乳喂养、健康教育等方面的最新学术进展，相信本书一定能成为我国广大妇产科护理同仁的良师益友，也必将为进一步提升我国妇产科临床护理水平产生重要的推动作用！

中华护理学会副理事长　吴欣娟

2017 年 7 月

# 前　言

　　妇女儿童的健康关系到家庭的和谐,社会的稳定。《中国妇女发展纲要(2011—2020年)》及《"健康中国2030"规划纲要》中明确了降低孕产妇死亡,提高妇女两癌筛查率,做好妇女儿童等重点人群的健康工作,使妇女在整个生命周期享有良好的基本医疗卫生服务,妇女的人均预期寿命延长是妇幼保健工作者当前的任务和努力的目标。近几年,产科临床出现的高危孕产妇逐渐增加,妇产科医务人员又面临着更大的挑战。为保证母婴安全,国家指出要提高孕产妇和新生儿危重症的救治能力,广泛开展产科与儿科医务人员的培训,增加产科医生和助产士的人力配置。妇产科临床护理和助产人员要更加努力提高自身理论知识和专业技能,才能更好地服务于广大妇女和新生儿以及她们的家庭。

　　近些年来,在妇产科医疗护理临床实践中,为保证母婴分娩结局良好、促进妇女患者康复,有许多新的循证依据在不断地促使我们护理和助产理念、技能的改变,尤其是在妇女妊娠、分娩期、产褥期。我们共同的努力目标是保证妇女儿童的安全和健康。

　　值此之际,中华护理学会第26届妇产科专业委员会组织编写了《妇产科护理指南》一书,将新的服务理念和知识推送给大家。本书共五章,在妇产科疾病护理中,选择了妇科常见疾病、产科常见合并症和并发症等进行了编写。由于妇产科护理面对的人群除了患病妇女,还有一部分是妇女正常生理特殊时期的护理,她们在围生期过程中需要医务人员给予正确的指导和帮助,给予人文关怀和鼓励。因此,除妇产科疾病护理以外,还编写了正常孕产期妇女的专科护理、健康指导、新生儿护理和促进母乳喂养等方面的内容。

　　希望本书能为全国广大的妇产科护理、助产人员提供指导和帮助。愿我们能用不断更新的知识和技能,为促进中国妇女儿童的健康做出努力。

中华护理学会第26届妇产科专业委员会

2017年7月

# 目　录

# 目 录

# 目　录

# 第一章

# 正常孕产期的护理

## 第一节　妊娠期护理

### 一、孕期管理

孕期管理包括定期产前检查、健康指导,明确孕妇和胎儿的健康状况、及时发现和处理异常情况、监护胎儿宫内情况,指导孕期营养和用药,保证孕妇和胎儿的健康直至安全分娩。

**(一)护理评估**

1. 健康史评估

(1)社会人口学资料:年龄小于 18 岁者容易发生难产,年龄 35 岁以上的高龄初产妇容易并发妊娠期高血压疾病、产力异常等;妊娠早期接触放射线、铅、汞、苯及有机磷农药者可发生流产、胎儿畸形;孕妇的受教育程度、婚姻状况、经济状况、宗教信仰、住址等均应进行评估。

(2)目前健康状况:询问孕妇有无早孕反应,以及对饮食的影响程度;休息与睡眠情况、排泄情况、日常活动与自理情况;有无病毒感染史及用药情况;胎动开始时间;妊娠过程中有无阴道流血、头痛、心悸、下肢水肿等症状。

(3)既往史:了解有无高血压、心脏病、糖尿病、甲状腺功能亢进、肝肾疾病、血液病等疾病史,有无手术史及手术名称;询问家族中有无高血压、糖尿病、遗传性疾病史;询问月经初潮的年龄、月经周期和月经持续时间,有助于准确推算预产期;了解既往的孕产史及其分娩方式,有无流产、早产、难产、死胎、死产、产后出血史。

(4)配偶健康状况:重点了解有无烟酒嗜好及遗传性疾病。

2. 推算预产期　询问末次月经(LMP)的日期,推算预产期(EDC)。计算方法为:末次月经第一日起,月份减 3 或加 9,日期加 7。如为阴历,月份减 3 或加 9,日期加 15。实际分娩日期与推算的预产期可以相差 1~2 周。如孕妇

1

记不清末次月经,可根据早孕反应出现的时间、胎动开始时间、子宫底高度和 B 型超声检查的胎囊大小(GS)、胎头双顶径(BPD)及股骨长度(FL)值等推算预产期。

3. 身体评估

(1)全身检查:观察发育、营养、精神状态、身高及步态。测量身高和体重,计算体质指数(BMI)。测量生命体征,正常孕妇血压不超过 140/90mmHg,或与基础血压相比,升高不超过 30/15mmHg。协助检查心肺有无异常,乳房发育情况,脊柱及下肢有无畸形。

(2)产科检查:包括腹部检查、骨盆测量、阴道检查、肛诊和绘制妊娠图。检查前告知孕妇检查目的,注意保护隐私。

(3)腹部检查:排尿后,孕妇仰卧于检查床上,头部稍抬高,露出腹部,双腿略屈曲分开,放松腹肌。检查者站在孕妇右侧。

1)视诊:注意腹部大小及形状,有无妊娠纹、手术瘢痕。腹部过大者,应考虑双胎、羊水过多、巨大儿的可能;腹部过小、宫底过低者,应考虑胎儿生长受限、孕周推算错误等;如孕妇腹部向前突出(尖腹,多见于初产妇)或向下悬垂(悬垂腹,多见于经产妇),应考虑有骨盆狭窄的可能。

2)触诊:注意腹壁肌肉的紧张度,有无腹直肌分离,注意羊水量的多少及子宫肌的敏感度。用手测宫底高度,用软尺测耻骨上方至子宫底的弧形长度及腹围值。用四步触诊法检查子宫大小、胎产式、胎先露、胎方位及先露是否衔接。在做前 3 步手法时,检查者面向孕妇,做第 4 步手法时,检查者应面向孕妇足端。

第一步:检查者双手置于子宫底部,了解子宫外形并摸清子宫底高度,估计胎儿大小与妊娠月份是否相符。然后以双手指腹相对轻推,判断子宫底部的胎儿部分,如为胎头则硬而圆且有浮球感,如为胎臀则软而宽且形状略不规则。

第二步:检查者两手分别置于腹部左、右两侧,一手固定,另一手轻轻深按检查,两手交替,分辨胎背及胎儿四肢的位置。平坦饱满者为胎背,可变形的高低不平部分是胎儿肢体。

第三步:检查者右手置于耻骨联合上方,拇指与其余 4 指分开,握住胎先露部,进一步查清是胎头或胎臀,并左右推动以确定是否衔接。如先露部仍高浮,提示尚未入盆;如已衔接则胎先露部不能推动。

第四步:检查者两手分别置于胎先露部的两侧,向骨盆入口方向向下深压,再次判断先露部的诊断是否正确,并确定先露部入盆的程度。

3）听诊：胎心音在靠近胎背侧上方的孕妇腹壁听得最清楚。枕先露时，胎心音在脐下方右或左侧；臀先露时，胎心音在脐上方右或左侧；肩先露时，胎心音在脐部下方听得最清楚。当腹壁紧、子宫较敏感、确定胎背方向有困难时，可借助胎心音及胎先露综合分析判断胎位。

（4）骨盆测量：了解骨产道情况，以判断胎儿能否经阴道分娩。分为骨盆外测量和骨盆内测量。

1）骨盆外测量

髂棘间径：孕妇取伸腿仰卧位，测量两侧髂前上棘外缘的距离，正常值为23~26cm。

髂嵴间径：孕妇取伸腿仰卧位，测量两侧髂嵴外缘最宽的距离，正常值为25~28cm。

以上两径线可间接推测骨盆入口横径的长度。

骶耻外径：孕妇取左侧卧位，右腿伸直，左腿屈曲，测量第五腰椎棘突下凹陷处（相当于腰骶部米氏菱形窝的上角）至耻骨联合上缘中点的距离，正常值18~20cm。此径线可间接推测骨盆入口前后径长短，是骨盆外测量中最重要的径线。

坐骨结节间径：又称出口横径。孕妇取仰卧位，两腿屈曲，双手抱膝。测量两侧坐骨结节内侧缘之间的距离，正常值为8.5~9.5cm，平均值9cm。如出口横径小于8cm，应测量出口后矢状径（坐骨结节间径中点至骶尖），正常值为9cm。出口横径与出口后矢状径之和大于15cm者，一般足月胎儿可以娩出。

耻骨弓角度：用两拇指尖斜着对拢，放于耻骨联合下缘，左右两拇指平放在耻骨降支上，测量两拇指之间的角度即为耻骨弓角度。正常为90°，小于80°为异常。

中华医学会妇产科学分会产科学组制定的《孕前和孕期保健指南》认为，骨盆外测量并不能预测产时头盆不称，因此孕期不需要常规进行骨盆外测量。阴道分娩者，妊娠晚期可测量骨盆出口径线。

2）骨盆内测量：适用于骨盆外测量有狭窄者。测量时，孕妇取膀胱截石位，外阴消毒，检查者戴消毒手套并涂以润滑油。

对角径：也称骶耻内径，是自耻骨联合下缘至骶岬上缘中点的距离。检查者一手示、中指伸入阴道，用中指尖触骶岬上缘中点，示指上缘紧贴耻骨联合下缘，并标记示指与耻骨联合下缘的接触点。中指尖至此接触点的距离，即为对角径。正常值为12.5~13cm，此值减去1.5~2cm，即为真结合径值，正常值为11cm。如触不到骶岬，说明此径线大于12.5cm。

坐骨棘间径：测量两侧坐骨棘间的距离。正常值约 10cm。检查者一手的示指、中指伸入阴道内，分别触及两侧坐骨棘，估计其间的距离。

坐骨切迹宽度：为坐骨棘与骶骨下部间的距离，即骶骨韧带的宽度，代表中骨盆后矢状径。检查者将伸入阴道内的示指、中指并排置于韧带上，如能容纳 3 横指（5~5.5cm）为正常，否则属中骨盆狭窄。

（5）阴道检查：确诊早孕时即应行阴道检查，妊娠最后一个月以及临产后应避免不必要的检查。

（6）肛诊：以了解胎先露部、骶骨前面弯曲度、坐骨棘及坐骨切迹宽度以及骶骨关节活动度。当难以确定胎先露是胎头或胎臀时，可进行肛诊以协助判断。

（7）绘制妊娠图：将各项检查结果如血压、体重、宫高、腹围、胎位、胎心率等填入妊娠图中，绘成曲线图，观察动态变化，及早发现并处理孕妇或胎儿的异常情况。

4. 心理 - 社会评估

（1）孕妇心理评估：妊娠早期，评估孕妇对妊娠的接受程度，有哪些影响因素，妊娠以后与家人和配偶的关系等。妊娠中、晚期，评估孕妇对妊娠和分娩有无焦虑、恐惧心理。妊娠中、晚期，子宫明显增大，孕妇负担加重，行动不便，甚至可出现睡眠障碍、腰背痛等症状，大多数孕妇急切盼望分娩。随着预产期的临近，孕妇又因对分娩疼痛而焦虑，担心能否顺利分娩、分娩过程中母儿安危等。

（2）家庭支持系统评估：配偶对此次妊娠的态度最为重要。妊娠对准父亲也是一种心理压力，他会经历与孕妇同样的情感冲突，他为妻子在妊娠过程中的身心变化而感到惊讶，要适应妻子多变的情绪。因此，评估准父亲对妊娠的感受和态度，可帮助他成为孕妇强有力的身心支持者。另外，还需评估孕妇的家庭经济、居住环境、宗教信仰等状况。

5. 高危因素评估　重点评估孕妇是否存在下列高危因素：年龄 <18 岁或≥35 岁；残疾；遗传性疾病史；既往有无流产、异位妊娠、早产、死产、死胎、难产、畸胎史；有无妊娠合并症如心脏病、肾病、肝病、高血压、糖尿病等；有无妊娠并发症如妊娠期高血压疾病、前置胎盘、胎盘早剥、羊水异常、胎儿生长受限、过期妊娠、母儿血型不符等。

6. 辅助检查

（1）常规检查：血常规、尿常规、血型（ABO 和 Rh）、肝功能、肾功能、空腹血糖、HBsAg、梅毒螺旋体、HIV 筛查等。

（2）超声检查：妊娠 18~24 周时进行胎儿系统超声检查,筛查胎儿有无严重畸形；超声检查可以观察胎儿生长发育情况、羊水量、胎位、胎盘位置、胎盘成熟度等。

（3）GDM 筛查：直接行 75g OGTT,诊断标准为空腹血糖 5.1mmol/L,1 小时血糖 10.0mmol/L,2 小时血糖为 8.5mmol/L。

### （二）计划与实施

1. 指导产前检查　确诊为早孕即可开始产前检查,妊娠 20~36 周每 4 周检查 1 次,妊娠 37 周以后每周检查 1 次直至分娩,共行产前检查 9~11 次。《孕前和孕期保健指南》推荐的产前检查孕周分别为：妊娠 6~13$^{+6}$ 周,14~19$^{+6}$ 周,20~23$^{+6}$ 周,24~27$^{+6}$ 周,28~31$^{+6}$ 周,32~36$^{+6}$ 周,37 周后每周检查 1 次直至分娩。高危妊娠者应酌情增加产前检查次数。

2. 指导日常保健

（1）清洁卫生：妊娠后排汗增多,应勤淋浴,勤换内衣,穿宽松、柔软、舒适的衣服,不穿紧身衣或袜带,以免影响血液循环和胎儿发育。胸罩的选择宜以舒适、合身、足以支托增大的乳房为标准。穿轻便舒适的鞋子,避免穿高跟鞋,以防腰背痛及身体失平衡。

（2）活动与休息：孕妇因身心负荷加重,易感疲惫,需要充足的休息和睡眠,每日应有 8 小时睡眠,午休 1~2 小时,卧床时宜左侧卧位,以增加胎盘血供。运动可促进孕妇的血液循环,增进食欲和睡眠,强化肌肉为分娩做准备。因此,孕期可适量运动,散步是孕妇最适宜的运动,但注意不要到人群拥挤、空气不佳的公共场所。

（3）性生活指导：妊娠前 3 个月及末 3 个月,均应避免性生活,以防流产、早产及感染。

3. 指导母胎监护

（1）胎儿监护：嘱孕妇每日数胎动,2 小时胎动计数≥6 次为正常,<6 次 /2 小时或减少 50% 者,均应视为子宫胎盘功能不足,胎儿有宫内缺氧,应及时就诊,进一步诊断并处理。

（2）用药原则：许多药物可通过胎盘进入胚胎,影响胚胎发育。孕妇合理用药的原则是：能用一种药,避免联合用药；选用疗效肯定的药物,避免用尚难确定的对胎儿有不良反应的药物；能用小剂量药物,避免大剂量药物；严格掌握用药剂量和持续时间,注意及时停药。

（3）识别先兆临产：①假临产：特点为宫缩持续时间短（<30 秒）且不恒定,间歇时间长而不规则；宫缩的强度不加强；不伴随出现宫颈管消失和宫颈

口扩张;常在夜间出现,白天消失;给予强镇静剂可以抑制假临产。②胎儿下降感:随着胎先露下降入骨盆,宫底随之下降,多数孕妇会感觉上腹部较前舒适,进食量也增加,呼吸轻快。由于胎先露入盆压迫膀胱,孕妇常出现尿频症状。③见红:在分娩发动前24~48小时(少数1周内),因宫颈内口附近的胎膜与该处的子宫壁分离,毛细血管破裂经阴道排出少量血液,与宫颈管内的黏液相混排出,称之为见红,是分娩即将开始的比较可靠的征象。但若出血量超过月经量,则不应认为是见红,而可能为妊娠晚期出血性疾病。

4. 心理支持　母体是胎儿生活的小环境,孕妇的生理和心理活动都会波及胎儿,孕妇的情绪变化可通过血液和内分泌调节的改变对胎儿产生影响,如孕妇经常心境不佳、焦虑、恐惧、紧张、悲伤等,会使胎儿脑血管收缩,减少脑部供血量,影响脑部发育。应鼓励孕妇抒发内心感受和想法,保持心情愉快、轻松。

**(三) 效果评价**

孕期管理效果评价可实施过程评价与终末评价。过程评价可在下次产前检查时对孕妇进行日常保健、母胎监护、心理状况评估,并根据孕妇及胎儿各项检查结果综合判断孕期管理效果。终末评价主要是母婴健康和安全,包括分娩方式、产时出血、新生儿体重、身长、Apgar评分等。

## 二、孕期营养

**(一) 孕期营养的重要性**

妊娠期是生命早期1000天的起始阶段,营养作为最重要的环境因素,对母儿双方的近期和远期健康都将产生至关重要的影响。孕期胎儿的生长发育、母体乳腺和子宫等生殖器官的发育,以及为分娩后乳汁分泌进行必要的营养储备,都需要额外的营养。因此,妊娠各期妇女膳食应在非孕妇女的基础上,根据胎儿生长速率及母体生理和代谢的变化进行适当调整。

**(二) 孕期膳食指南**

根据《中国居民膳食指南(2016)》,孕期妇女膳食指南指在一般人群膳食指南的基础上补充5条关键推荐。

1. 补充叶酸,常吃含铁丰富的食物,选用碘盐。叶酸对于预防神经管畸形和高同型半胱氨酸血症、促进红细胞成熟和血红蛋白合成极为重要。孕期叶酸应达到600μgDFE/d,除经常吃含叶酸丰富的食物外,还应补充叶酸400μgDFE/d。孕期应常吃含铁丰富的食物,铁缺乏严重者可在医师指导下适量补铁。此外,碘是合成甲状腺素的原料,是调节新陈代谢和促进蛋白质合成的必需微量元素,除了选用碘盐外,每周应摄入 1~2 次含碘丰富的海产品。

2. 妊娠呕吐严重者,可少量多餐,保证摄入含必要量碳水化合物的食物。妊娠早期无明显早孕反应者可继续保持孕前平衡膳食,孕吐较明显或食欲不佳的孕妇不必过分强调平衡膳食,可根据个人的饮食嗜好和口味选用清淡适口、易于消化的食物,少量多餐,尽可能多地摄入食物,特别是含碳水化合物的谷薯类食物。进餐时间和地点亦可依据个人反应特点而异,具体可采取以下饮食措施:

(1) 早晨可进食干性食品,如馒头、面包干、饼干、鸡蛋等。

(2) 避免油炸及油腻食物和甜品,以防胃液逆流而刺激食管黏膜。

(3) 可适当补充维生素 $B_1$、维生素 $B_2$、维生素 $B_6$ 及维生素 C 等以减轻早孕反应的症状。

3. 孕中晚期适量增加奶、鱼、禽、蛋、瘦肉的摄入。孕中期开始,胎儿生长速率加快,可在孕前膳食的基础上,增加奶类 200g/d,动物性食物(鱼、禽、蛋、瘦肉)孕中期增加 50g/d、孕晚期增加 125g/d,以满足对优质蛋白质、维生素 A、钙、铁等营养素和能量增加的需要。建议每周食用 2~3 次鱼类,以满足对胎儿脑发育有重要作用的 n-3 长链多不饱和脂肪酸的需要。

4. 适量身体活动,维持孕期适量增重。体重增长是反映孕妇营养状况的最实用的直观指标,与胎儿出生体重、妊娠并发症等妊娠结局密切相关。为保证胎儿正常生长发育,应使孕期体重增长保持在适宜范围。由于我国目前尚缺乏足够数据提出孕期适宜体重增长推荐值,建议采用美国医学研究院(IOM)2009 年推荐的孕妇孕期体重增长适宜范围和速率范围(表 1-1)。

表 1-1　孕期适宜体重增长值及增长速率

| 孕前 BMI $[kg/(m)^2]$ | 总增重范围(kg) | 孕中晚期增重速率(kg/w) |
|---|---|---|
| 低体重(<18.5) | 12.5~18 | 0.51(0.44~0.58) |
| 正常体重(18.5~24.9) | 11.5~16 | 0.42(0.35~0.50) |
| 超重(25~29.9) | 7~11.5 | 0.28(0.23~0.33) |
| 肥胖(≥30) | 5~9 | 0.22(0.17~0.27) |

注:双胎孕妇孕期总增重推荐值:孕前体重正常者为 16.7~24.3kg,孕前超重者为 13.9~22.5kg,孕前肥胖者为 11.3~18.9kg

身体活动有利于愉悦心情和自然分娩。若无医学禁忌,多数活动和运动对孕妇都是安全的。孕中、晚期每天应进行 30 分钟中等强度的身体活动。常见的中等强度运动包括:快走、游泳、打球、跳舞、孕妇瑜伽、各种家务劳动等。孕妇应根据自身情况和孕前运动习惯,结合主观感觉选择活动类型,量力而行,循序渐进。

5. 禁烟酒,愉快孕育新生命,积极准备母乳喂养。烟草、酒精对胚胎发育的各个阶段都有明显的毒性作用,容易引起流产、早产和胎儿畸形。有吸烟饮酒习惯的妇女必须戒烟禁酒,远离吸烟环境,避免二手烟。

**(三) 孕期营养管理**

1. 孕期营养评估

(1) 询问孕妇过去的饮食习惯,包括饮食形态、内容及摄入量。

(2) 询问孕妇有无胃肠道疾病史;有无甲状腺功能亢进或糖尿病等内分泌疾病史;有无食物过敏史。

(3) 妊娠后孕妇饮食习惯有无改变,有何改变,早孕反应对孕妇饮食的影响程度等。

(4) 身体评估:测量体重,结合身高和妊娠前体重,判断孕妇体重的增长是否在正常范围内;定期产检,测宫高、腹围,判断胎儿在宫内的生长发育情况。

(5) 心理和社会因素评估:评估有无影响孕妇膳食的心理或社会文化因素,如宗教信仰对饮食的限制(如回族),经济拮据限制孕妇的购买力等。

(6) 诊断检查:必要时血常规检查孕妇血红蛋白值以了解其营养状况。

2. 孕期营养管理计划与实施　在全面评估孕妇营养状况的基础上,制订个性化的孕妇营养管理计划,可提高健康教育效果,促进孕妇采取利于自身和胎儿健康的膳食行为和活动方式。

(1) 人体成分分析:人体成分分析可测定孕妇当时体重、骨骼肌、体脂肪、无机盐、蛋白质、机体水分、细胞外水分比率等各成分值,可较准确地反映孕妇的身体营养状态及各成分的范围,结合孕妇孕前膳食及运动习惯,可更具针对性地为孕妇提供孕期营养、运动指导。目前有多重人体成分分析的方法,其中生物电阻抗分析法以其操作简便、安全、无痛、经济的特点得到广泛的研究和应用,其准确性也得到肯定。但因暂无文献报道孕期人体成分分析各指标的正常范围,且孕早期孕妇各指标较孕前变化不明显,故该项技术主要应用于孕早期。

(2) 孕期体重管理:根据孕妇孕前 BMI 是否正常及胎次,每个孕妇孕期体重增长范围不同,体重增长过轻或过重均会危及母儿的安全,影响妊娠结局,因此孕期体重管理对于保证母婴安全有着重要的意义。初次产检时医务人员可告知孕妇体重管理的重要性,教会其正确测量体重的方法并定期检测,以判断其体重增长是否在正常范围。对于体重增长过轻或过重者,应对其膳食及活动方案进行相应的调整,以保证其体重的正常增长。

（3）孕期营养门诊的开展:对于孕期体重控制不理想或诊断为 GDM 的孕妇可开展多哈营养门诊,以对其营养及运动方面进行更具针对性的指导。有关多哈营养门诊的开展全国各地形式各异,有一日营养门诊、大课授课、小班化教学等形式。其对象逐渐从孕妇扩展到孕妇的主要家属,以便引起整个家庭的重视。在该门诊中,授课者会告知各孕妇体重管理、正确膳食、运动及血糖监测的重要性及其具体方法,以便于其更加科学地进行营养管理。

3. 孕期营养管理效果评价　可实施过程评价及终末评价。过程评价如可在下次产检时根据其体重增长、实验室监测、B 型超声检测等综合判定其营养管理是否正确,有问题及时进行改正。终末评价可分为近期评价及远期评价,近期评价可包括孕产妇结局如分娩方式、孕期体重增长、是否患 GDM 及甲亢、胎次、产次等,及新生儿结局如出生孕周、体重、身长、Apgar 评分情况等。而远期评价可在产后 42 天、3 个月、半年、1 年等分别对产妇的营养状况及相关合并症、并发症结局进行追踪,以判断孕期营养管理对孕产妇远期的影响。

## 三、孕期常见症状的护理

### （一）恶心与呕吐

1. 原因　妊娠期恶心、呕吐的原因和机制尚不明确,一般认为与孕妇体内人绒毛膜促性腺激素(hCG)增多、胃酸分泌减少及胃排空时间延长有关,也有人认为与孕妇的精神状态、心理压力、家庭经济状况等也有一定的关系。

2. 临床表现

（1）恶心与呕吐特点:约半数孕妇在妊娠 6 周左右出现,尤其于清晨起床时更为明显;一般于妊娠 12 周左右消失。

（2）伴随症状:除了恶心、呕吐,还可伴有头晕、疲乏、嗜睡等不适,食欲与饮食习惯也有所改变,如食欲缺乏、厌油腻等。孕妇虽有晨吐,但体重会随着妊娠进展而增加,一般不会出现脱水。

（3）妊娠剧吐:妊娠剧吐与普通呕吐有所不同,主要表现为频繁恶心呕吐,不能进食,以致发生体液失衡及新陈代谢障碍,甚至危及孕妇生命。

3. 护理措施

（1）起床时宜缓慢,避免突然起身。

（2）每天进食 5~6 餐，少量多餐，避免空腹状态；清晨起床时可先吃几块饼干或面包；两餐之间进食液体；食用清淡食物，避免油炸、难消化或引起不舒服气味的食物。

（3）给予精神鼓励与支持，以减少困扰和忧虑。

（4）若妊娠 12 周以后仍继续呕吐，甚至影响孕妇营养时，应考虑妊娠剧吐的可能，需住院治疗，以纠正水电解质紊乱。

（5）对偏食的孕妇，在不影响饮食平衡的情况下，可不做特殊处理。

**（二）尿频**

1. 原因

（1）尿量增加：妊娠以后，母体的代谢产物增加，胎儿的代谢产物需由母体排出，因而大大增加了肾脏的工作量，使尿量增加。

（2）膀胱受压：在妊娠初期和晚期，骨盆腔内的器官位置发生相对改变，导致膀胱承受的压力增加，容量减少，即便有很少的尿也会使孕妇产生尿意，进而发生尿频。妊娠 3 个月内，子宫尚未超出盆腔，在盆腔占据大部分位置，直接压迫膀胱；妊娠晚期，胎头衔接进入骨盆，再次压迫膀胱，孕妇出现尿频。

2. 临床表现

（1）小便次数增多：白天超过 7 次，晚上超过 2 次，且两次间隔在 2 小时以内。

（2）尿色正常：不浑浊，没有血尿。

（3）无其他伴随症状：不伴有尿急、尿痛、发热、腰痛等现象。

3. 护理措施

（1）若无任何感染征象，可给予解释，不必处理。

（2）孕妇无需通过减少液体摄入量的方式来缓解症状，有尿意时应及时排空，此现象产后可逐渐消失。

**（三）白带增多**

1. 原因　妊娠以后，黄体分泌大量雌激素和孕激素，以维持孕卵的着床和发育；12 周后，胎盘逐渐替代黄体继续合成大量雌激素和孕激素，致阴道上皮增厚、血管充血、渗出液和脱落细胞增多，宫颈肥大、柔软、充血，腺体分泌旺盛，分泌物和阴道渗出液以及脱落细胞混在一起形成白带，不断排出体外。

2. 临床表现　于妊娠初 3 个月及末 3 个月明显，是妊娠期正常的生理变化，但应排除假丝酵母菌、滴虫、淋球菌、衣原体等感染。从阴道流出的白带增多，颜色呈乳白色，清澈透亮，鸡蛋清样，无味或稍有腥味，无其他不适。

3. 护理措施

（1）嘱孕妇每日清洗外阴或经常洗澡，以避免分泌物刺激外阴部，保持外阴部清洁，但严禁阴道冲洗。

（2）指导穿透气性好的棉质内裤，经常更换。分泌物过多的孕妇，可用卫生巾并经常更换，增加舒适感。

**（四）便秘**

1. 原因

（1）激素水平的变化：妊娠以后，孕妇血中孕激素增加、胃肠激素下降，致胃酸分泌减少、胃肠道肌肉张力下降及蠕动能力减弱，食物在胃肠道停留时间延长，食物残渣中的水分被肠壁细胞重吸收，粪便变得干而硬，排出困难。

（2）生活方式的改变：妊娠早期，孕妇卧床时间增多，运动相对减少，肠蠕动减慢；孕妇的膳食结构中粗粮减少，缺少膳食纤维，粪便量减少，缺乏对肠壁的刺激和推动作用。

（3）其他因素：增大的子宫压迫肠道，使粪便运转速度减慢；痔核引起的疼痛等。

2. 临床表现

（1）伴随症状：孕妇有便意却不能排出，可致腹胀和食欲下降；经常排便用力，还可引发或加重原有的痔疮。

（2）影响胎儿发育：长期便秘可增加孕妇体内的毒素，可出现皮肤色素沉着、瘙痒、毛发枯干等。若毒素重新被回收至血液，可致食欲减退、精神萎靡、头晕乏力，甚至影响胎儿发育。

3. 护理措施

（1）嘱孕妇养成每日定时排便的习惯。

（2）多吃水果、蔬菜等含纤维素多的食物，同时增加每日饮水量。

（3）适当增加活动。

（4）未经医师允许不可随便使用大便软化剂或泻剂。

**（五）水肿**

1. 原因

（1）醛固酮分泌增多：妊娠以后，孕妇体内醛固酮分泌增多，机体对钠和水的吸收作用增强，易引起水肿。

（2）下肢静脉受压：随着孕妇子宫的逐渐增大，子宫压迫下肢静脉，引起下肢静脉血液回流不畅而产生水肿，这是孕期水肿发生的主要原因。

（3）血容量增加：妊娠以后，孕妇的血容量增加，体内水分也增加。妊娠期增加的血液中,血浆所占的比例更大,血液相对变稀,血浆胶体渗透压降低,水分移向组织间隙而水肿。

(4) 不健康的生活方式:包括摄取的盐分过多、长时间站立、步行、或久坐等。摄取盐分过多加重水钠潴留。下肢长时间处于较低位置,因重力作用,下肢静脉血液回流困难加重下肢水肿。

2. 临床表现　多见于妊娠晚期。初期表现为活动后的双侧足部或手指肿胀,休息后或晨起后水肿减轻或消退。随着子宫的增大,压迫更加明显,水肿可扩散至两侧小腿,一般产后一周逐渐恢复。

3. 护理措施

(1) 指导孕妇采取左侧卧位,解除增大的子宫对下腔静脉的压迫,下肢稍垫高,避免久站久坐。

(2) 对需长时间站立的孕妇,可采取两侧下肢轮流休息,收缩下肢肌肉,以利于血液回流。

(3) 适当限制孕妇对盐的摄入,但不必限制水分。

(4) 如下肢明显凹陷性水肿或经休息后不消退者,应及时诊治,警惕妊娠期高血压疾病的发生。

**(六) 腰背痛**

1. 原因　随着子宫的增大,孕妇的身体重心逐渐前移,在站立或行走时,为保持重心平衡,头部及肩部后仰,腹部前凸,这种姿态容易造成腰部脊柱的过度前凸,从而引起腰背酸痛。妊娠期分泌的激素使支撑关节之间的韧带松弛,增加了腰背痛的风险。腰背痛是正常的生理现象,但如果同时伴有尿频、尿急等症状,应考虑肾盂肾炎的可能。

2. 临床表现　多发生于妊娠后期,由于孕妇为保持身体平衡而重心前移,体态改变等,部分孕妇感觉腰背部疼痛或不适。

3. 护理措施

(1) 指导孕妇穿低跟鞋,在俯拾或抬举物品时,保持上身直立,弯曲膝部,用两下肢的力量抬起。

(2) 如因工作需要长时间弯腰,妊娠期以后应调整工作岗位。

(3) 疼痛严重者,需卧床休息(硬床垫),局部热敷。

## 四、孕期健康教育

### (一) 孕期健康教育的定义

健康教育是旨在帮助对象人群或个体改善健康相关行为的系统的社会活

动。通过调查研究,采用健康信息传播等干预措施促使人群或个体自觉采纳有利于健康的行为和生活方式,从而避免或减少暴露于危险因素,达到疾病预防、治疗康复,提高健康水平的目的。健康教育的特定目标是改善对象的健康相关行为。

孕期健康教育的主要对象是孕妇及其家庭成员,目的是帮助他们改善不健康的行为,促使他们采取有利于孕妇及其胎儿的健康行为和生活方式,保障母婴安全,促进优生。

**(二) 孕期健康教育常用理论**

近几十年来,行为科学理论发展迅速,对解释和预测健康相关行为并指导健康教育计划、实施和评价起着重要作用。由于我国孕妇的行为受传统文化与习俗影响较深,可选择解释态度和主观行为规范是行为的主要决定因素的"理性行为理论"。但是,因为并不能直接干预孕妇的态度、主观行为规范和行为意向,所以可选择揭示某种健康相关行为意向的产生所必需认知条件的"健康信念模式"用于指导孕期健康教育。

1. 理性行为理论(the Theory of Reasoned Action,TRA)　理性行为理论(TRA)由著名美国学者 Fishbein 于 1967 年首次提出,它把个人动机因素作为某种行为的决定因素,是目前指导健康教育实践的重要理论。该理论的两项基本假设为:①人们的大部分行为表现在自己的意志控制之下,而且合乎理性;②人们的某一行为意向是某一行为是否发生的直接决定因素。TRA 假定人总是理性的,在开始某个行为之前总会考虑到行为本身及其后果。TRA 认为,决定某行为是否发生的心理过程中,最直接的因素是人们是否打算实施这个行为,即有无行为意向。而决定行为意向的最重要因素是个人对此行为的态度和主观行为规范,其中态度是由个人对预期行为结果的相信程度以及对这种结果的价值判断来决定的。当个人对行为结果有正向评价时,就会产生积极的态度去实施这种行为。主观行为规范由个人的信仰决定,如根据某些重要人物对这件事是赞成还是反对,再结合个人对这些重要人物的依从性来决定。当在一个人心目中占有非常重要位置的人希望他去做某件事情,而他又愿意满足这个人的愿望时,他对做这件事就有了正向的看法。TRA 建立了动机、态度、信仰、主观行为规范、行为意向等各种因素和行为之间的联系框架。这个理论充分地说明了动机和信息对行为的影响,认为个体倾向于按照能够使自己获得有利的结果并且也能够符合他人期望的方式来行为。理性行为理论各要素和行为之间的联系见图 1-1。

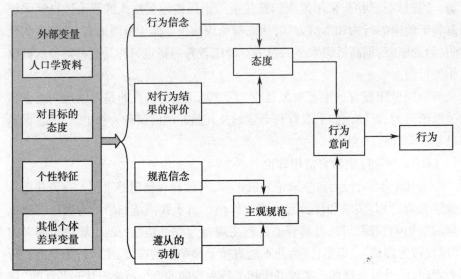

图 1-1　理性行为理论示意图

2. 健康信念模式（Health Belief Model，HBM）及其应用　健康信念模式（HBM）由 Hochbaum 于 1958 年提出，后经 Becher，Risenstock 等社会心理学家修订逐步完善，是目前用于解释和指导干预健康相关行为的最重要理论模式。该模式认为，人们要接受医务人员的建议而采取某种有益健康的行为或放弃某种危害健康的行为，需要具有以下几方面的认识：①知觉到某种疾病或危险因素的威胁，并进一步认识到问题的严重性如死亡、伤残、疼痛等，即知觉到危害性。②对自己罹患某种疾病或陷入某种疾病状态的可能性的认识，包括对医生判断的接受程度和自己对疾病发生、复发可能性的判断等，即知觉到易感性。③对采取某种行为或放弃某种行为结果的估计，相信这种行为与上述疾病或危险因素有密切联系，包括认识到该行为可能带来的好处，如减轻病痛、减少疾病产生的社会影响等。只有当人们认识到自己的行为有效时才会自觉地采取行动，即知觉到效益。同时，也认识到采取行动可能遇到的困难，如花费太大、可能带来痛苦、影响日常生活等，对这些困难的足够认识是行为能够持久和巩固的必要前提，即知觉到障碍。④对自己的行为能力有正确的评价和判断，相信自己一定能通过努力成功地采取一个导致期望结果的行为，即自我效能。自我效能的作用在于当认识到采取某种行动会面临的障碍时，需要有克服障碍的信心和意志，这样才能完成行动。此外，该模式还重视行为者的年龄、性别、民族、教育水平、个性特征、社会经济状况等因素对行为的影响。

健康信念模式用社会心理学方法，从人们健康信念形成的角度，解释影响人们采取健康行为的认知因素。人们在决定是否采纳健康行为时,首先要对疾病的威胁进行判断,然后对预防疾病的价值、采纳健康行为对改善健康状况的期望和克服行动障碍的能力做出判断,最后才会做出是否采纳健康行为的决定。健康信念模式如图 1-2 所示。

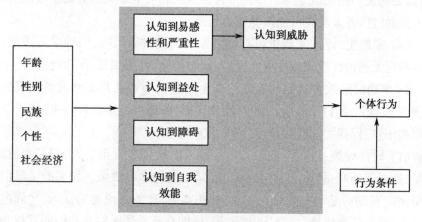

图 1-2　健康信念模式

以上两种理论都存在着广泛的适用领域,在解释和预测行为方面有非常重要的意义。但是,每一种理论都只是从某一角度来阐明行为改变的规律,不可能解决行为干预的所有问题,在行为预测和预防干预上均存在着一定的不足和局限。理性行为理论是在美国文化中发展起来的,它的一个明显缺陷是由于健康教育干预不能直接针对信念、态度、动机和主观行为规范,因此 TRA 不便于指导健康教育干预。健康信念模式假设所有的个体都有自由选择采纳和实现医生推荐行为的可能,但这一假设应有一定的适用条件。因此,通常可利用理性行为理论指导了解相关态度和主观行为规范对孕妇目标行为的影响,利用健康信念模式指导健康教育干预。

**(三)孕期健康教育**

1. 孕期健康教育评估　孕期健康教育评估的目的是了解孕妇及其家庭成员的背景资料,并进一步分析这些信息对健康教育内容和方式的影响。

(1)社会人口学资料:询问孕妇及其家庭成员的年龄、住址、职业、信仰和文化程度,以初步判断孕妇健康教育的需求。

(2)目前健康状况:评估孕妇的目前健康状况,判断她们是否面临与妊娠和分娩相关的健康问题,了解她们对这些问题及其严重性的认知。评估孕妇有无焦虑、恐惧和服用药物的情况,因为这些问题可能导致她们在参加学习时不能集中注意力,从而影响健康教育效果。通过评估孕妇目前的健康状况,可有针对性地制订健康教育计划,满足孕妇的优先需求,更有效地帮助她们满足近期和远期的学习需求。

（3）过去史:通过询问孕妇的过去史,明确她们的学习能力、新的学习需求、需要纠正的错误概念等。存在多种健康问题可能影响她们的学习能力,而从未接触过医务人员者可能接受能力较差。

（4）家族史:评估家族史可帮助判断孕妇的健康风险,明确学习需求,帮助判断有无遗传性或家族性疾病风险,从而指导制订健康教育计划。

2. 孕期健康教育计划与实施　在全面评估孕妇及其家庭成员健康教育需求的基础上,制订个性化的健康教育计划,可提高健康教育效果,促进孕妇采取利于自身与胎儿健康的行为和生活方式。

（1）硬件设施:进行产前教育的房间及其装饰非常重要,房间是否清洁、宽敞,家具是否舒适等会直接影响到准父母们的学习效果。如果准父母们走进房间时看到的是明亮的灯光、漂亮的图画,听到的是悦耳的音乐,房间内准备了产床、舒适的坐椅、气垫床、枕头等,他们会感受到医院对他们的重视和关怀,他们会愉快地投入学习。因此,产前教育的硬件设施是医院开展产前教育的基础条件。各医院应增加对硬件设施的投入,从孕妇的角度出发,尽量提供较好的硬件设施,将产前教育的房间布置得温馨、舒适,采用现代化的教学设备,提高产前教育的效果。

（2）孕期健康教育人员:20 世纪 90 年代以后,北美、欧洲、日本等国的孕期健康教育工作均由产科护士承担,因为这些护士具备医学基础知识和产科专业知识,而且具有一定的临床经验;但这些产科护士还必须经过专项培训并获得国家认可的产前教育上岗证书后,方可从事孕期健康教育工作。我国各地区存在差异,有的医院由医生授课,有的由护士授课,有的由医生和护士共同承担产前教育工作。医生专业知识丰富,在孕妇及家属中享有较高的威望,可以从医疗的角度在孕期保健、分娩方式的选择等方面向孕妇提供参考意见;而护士在产褥期护理、新生儿护理、孕期心理支持等方面具有丰富的理论知识和临床经验。目前我国尚没有统一的培训孕期健康教育工作者的专门机构,但各省应建立规范的管理制度,对孕期健康教育人员的各方面素质进行规定,并对他们进行专项培训,提高授课技巧和专业知识水平,从而提高孕期健康教育质量。

（3）孕期健康教育内容:孕期健康教育发展很快,内容已经由孕期、分娩、产褥期扩展到孕前准备、父母角色适应、祖父母角色适应、婴儿早期教育等。

国内外的研究均显示,新生儿护理是孕妇认为最重要的内容。其他基本内容包括孕期营养、妊娠生理及心理变化、孕期保健、母乳喂养、孕期常见疾病的防治、胎教、产褥期护理、分娩方式选择、孕妇体操、产房及手术室录像、参观病房,有些医院还设置了孕期异常情况及自我监测、分娩前不同心理状态对分娩的影响、产后性生活、如何恢复产前身体状态、丈夫在妊娠及分娩过程中需完成的工作等课程。各医院应对孕期健康教育内容进行创新,以吸引更多的孕妇和家属参与。

(4)孕期健康教育方式:国际拉马泽协会推荐每个孕期健康教育班的人数为6~10对夫妇,即12~20人,最多不能超过24人;需要实际操作的课程则需要增加授课老师。根据成人学习原理,在进行产前教育授课过程中,每隔8~10分钟就转移一次听课者的注意力。以小组教育与个别指导相结合的形式指导孕妇学习,可提高孕妇的学习兴趣和学习效果;采取讨论、模型练习、实际操作、实地参观等多种方式,使孕妇及其家属轻松愉快地度过1小时或更长时间的产前学习;授课人员还可根据授课内容创新性地采取其他授课方式,提高听课者的学习兴趣;使用多种教辅工具,如色彩鲜艳、图文并茂的文字资料;乳房、胎盘、子宫、骨盆、婴儿等模型;胎儿在宫内的成长过程、剖宫产指征、分娩机转等各种各样的挂图;分娩的3个产程、减轻分娩疼痛的各种药物和非药物方法、母乳喂养、预防产后抑郁等多种录像;以新生儿的生理特点及异常现象等内容制作的幻灯片和投影等。丈夫是家庭的核心,他对孕妇的支持是最为重要的,如果丈夫具备一定的妊娠、分娩相关知识,能为妻子提供有效的生理、心理支持,将有利于妊娠、分娩的顺利进行,也有利于促进夫妻关系的和谐,因此丈夫有责任和义务陪同妻子参加产前学习;国内外很多医院的孕期健康教育有白天班、晚上班、周末班。各医院应根据孕妇及其家属的需求安排孕期健康教育的次数和时间,不仅在工作日白天、也在周末及晚上开展产前教育,以便让更多的上班族孕妇及其丈夫能接受产前教育。

(5)目前国内健康教育的形式:目前国内产科护士、助产士尝试开展了多种形式的健康教育,如孕妇学校、健康教育室、孕妇沙龙、爸妈训练营、咨询门诊等。通过健康教育,使孕产妇及家属得到妊娠期、分娩期和产褥期保健、新生儿护理、母乳喂养等相关知识。

3. 孕期健康教育效果评价　应建立对孕期健康教育的评价和考核制度,鼓励有关人员对产前教育工作进行科学研究,努力探索出切实可行的评价指标。一次课或一个系列课结束后,孕期健康教育工作者应对孕妇及其家庭成员进行问卷调查,进行认真分析,根据准父母的意见和建议对授课人员、授课方法与内容进行调整。

（罗碧如）

# 第二节　分娩期护理

## 一、先兆临产护理

通常产妇临产前,会有一些先兆症状,如不规律的子宫收缩、阴道见红、破水等。产妇出现先兆症状以后往往紧张,不能好好休息,不知道何时应该去医院,担心自己和胎儿的安全。

产科医务人员应该在孕妇妊娠后期给予必要的健康教育,教会产妇识别什么是先兆临产症状,什么是正式临产。宫缩出现后,应注意休息。休息过程中,观察宫缩强度是否加强、宫缩是否逐渐有规律、宫缩间隔时间是否缩短等来判断是否真正临产。同时,帮助产妇树立自然分娩的信心,做好分娩的精神准备和用物准备。

## 二、第一产程护理

第一产程是宫颈扩张期,是产程的开始。在规律宫缩的作用下,宫口扩张、胎先露下降。但第一产程时间长,可发生各种异常,需严密观察胎心、宫缩,通过阴道检查判断宫口扩张与先露下降及胎方位、产道等有无异常。

【护理评估】

**（一）健康史**

健康史的评估在入院时进行。通过复习产前检查记录了解孕期情况,重点了解年龄、身高、体重、有无不良孕产史,有无合并症等;孕期是否定期产前检查、有无阴道流血或流液;心理状况;B 型超声等重要辅助检查的结果;询问宫缩开始的时间、强度及频率等。

**（二）身心状况**

1. 全身状况评估

（1）一般状况:观察生命体征,评估精神状态、休息与睡眠、饮食与大小便情况等。

（2）疼痛评估:询问孕妇对疼痛的感受,观察孕妇面部表情,了解疼痛的部位及程度;根据孕妇的病情和认知水平选择不同的疼痛评估工具,如数字评分法、文字描述评定法、面部表情疼痛评定法等进行疼痛评估及结果评价。

（3）心理状况：因产房陌生的环境和人员、对分娩结局的未知、宫缩所致的疼痛逐渐增强等，孕妇可表现出焦虑、恐惧，反复询问产程及胎儿情况，或大声喊痛以故意引旁人注意。评估方法包括：①与孕妇交谈，了解其心理状态；②观察孕妇的行为，如身体姿势是放松或紧张，睡眠及饮食情况有无改变，呻吟、尖叫或沉默等；③用心理评估工具，如状态-特质焦虑量表可评估孕妇即刻和经常的心理状况。

2. 专科评估

（1）子宫收缩：产程开始时，出现伴有疼痛的子宫收缩，俗称"产痛"或"阵痛"。开始时宫缩持续时间较短（约30秒）且弱，间歇时间较长（5~6分钟）。随着产程的进展，持续时间渐长（50~60秒），且宫缩强度不断增强，间歇时间渐短（2~3分钟）。当宫口近开全时，宫缩持续时间可长达1分钟或1分钟以上，间歇时间仅1分钟或稍长。

产程中需重视观察并记录子宫收缩的情况，包括宫缩持续时间、间歇时间及强度。临床常用触诊观察法及电子胎儿监护两种方法。①触诊观察法：是监测宫缩最简单的方法，观察者将手掌放于孕妇腹壁的宫体近宫底处，宫缩时宫体部隆起变硬，间歇期松弛变软。②电子胎儿监护：用电子胎儿监护仪描述宫缩曲线，可以直观地看出宫缩强度、频率和持续时间，是反映宫缩的客观指标。监护仪有外监护及内监护两种。外监护临床应用最广，适用于产程的任何阶段，将宫缩压力探头固定在孕妇腹壁宫体近宫底部即可。宫缩的观察不能完全依赖电子胎儿监护仪，对做电子胎心监护的孕妇，助产士至少要亲自评估1次宫缩。内监护有宫腔内感染的可能且价格昂贵，临床应用较少。

（2）胎心：胎心率是产程中极为重要的观察指标。正常胎心率为110~160次/分。临产后更应严密监测胎心的频率、规律性和宫缩后胎心有无变异，注意与孕妇的脉搏区分。胎心监测有两种方法。①听诊：临床现多采用电子胎心听诊器。此方法简单，但仅获得每分钟胎心率，不能分辨胎心率变异、瞬间变化及其与宫缩、胎动的关系，需注意同时观察孕妇脉搏，与孕妇脉搏区分。②电子胎心监护：多用于外监护描记胎心曲线。观察胎心率变异及其与宫缩、胎动的关系。此方法能较准确地判断胎儿在宫内的状态。但是，电子胎心监护可能出现假阳性，不能过度依赖。

（3）宫口扩张和胎头下降：宫口扩张与胎头下降的速度和程度是产程观察的两个重要指标，通过阴道检查可了解宫口扩张及胎头下降情况。

宫口扩张是临产后规律宫缩的结果，当宫缩渐频且不断增强时，宫颈管逐渐缩短至展平。当宫口开全时,宫口边缘消失,与子宫下段及阴道形成产道。根据宫口扩张情况,第一产程可分为潜伏期和活跃期。潜伏期(latent phase)是指从出现规律宫缩开始至宫口扩张 3cm。潜伏期宫口扩张速度缓慢,平均每 2~3 小时扩张 1cm,约需 8 小时,最长时限为 16 小时,超过 16 小时称潜伏期延长。活跃期(active phase)是指宫口扩张 3cm 至宫口开全。活跃期宫口扩张速度明显加快,约需 4 小时,最长时限为 8 小时,超过 8 小时称活跃期延长。活跃期又划分 3 个时期:加速期是指宫口扩张 3~4cm,约需 1.5 小时;最大加速期是指宫口扩张 4~9cm,约需 2 小时;减速期是指宫口扩张 9~10cm,约需 30 分钟。

胎头下降程度是决定胎儿能否经阴道分娩的重要观察指标。临床上通过阴道检查,能够明确胎头颅骨最低点的位置,并协助判断胎方位。胎头下降的程度以颅骨最低点与坐骨棘平面的关系标示,坐骨棘平面是判断胎头高低的标志。胎头颅骨最低点平坐骨棘平面时,以"0"表示;在坐骨棘平面上 1cm 时,以"-1"表示;在坐骨棘平面下 1cm 时,以"+1"表示,其余依此类推。潜伏期胎头下降不明显,活跃期下降加快,平均每小时下降 0.86cm。一般宫口开大至 4~5cm 时,胎头应达坐骨棘水平。临床多采用产程图(partogram)来描记和反映宫口扩张及胎头下降的情况,并指导产程的处理。美国学者 Friedman 提出"Friedman 产程曲线"。后经不断的修改及完善后形成以横坐标为临产时间(小时),纵坐标左侧为宫口扩张程度,纵坐标右侧为胎先露下降程度(cm)的产程图。

(4) 胎膜破裂:胎儿先露部衔接后,将羊水阻断为前、后两部分。宫缩时,前羊水囊楔入宫颈管内,有助于扩张宫口。随着产程的进展,宫缩的增强,当羊膜腔内压力达到一定程度时,胎膜自然破裂,破膜后羊水冲洗阴道,减少感染机会。正常破膜多发生于宫口近开全时。

评估胎膜是否破裂。若未破,阴道检查时可触及有弹性的水囊;若已破,则推动先露部可见羊水流出。确定破膜时间,羊水颜色、性状及量。也可用 pH 试纸检测,pH≥7.0 时破膜的可能性大。破膜后,宫缩常暂时停止,产妇略感舒适,随后宫缩重现且较前增强。

(三) 辅助检查
常用多普勒仪、电子胎儿监护仪监测胎儿宫内情况。

【护理措施】

(一) 一般护理

1. 生命体征监测　临产后,宫缩频繁致产妇出汗较多,加之阴道血性分泌物及胎膜破裂羊水流出,易导致感染的发生,因此在做好基础护理的同时,应注意体温的监测。宫缩时,血压会升高 5~10mmHg,间歇期复原。产程中应每隔 4~6 小时测量 1 次,若发现血压升高或高危人群,应增加测量次数并给予相应的处理。

2. 饮食指导

(1) 正常孕妇的饮食指导:WHO 推荐在没有高危因素情况下,在产程中不应该干扰孕妇饮食,鼓励低风险孕妇进食。但是,临产后的孕妇胃肠功能减弱,加之宫缩引起的不适,孕妇多不愿进食,有时还会出现恶心、呕吐等情况。临产过程中,长时间的呼吸运动和流汗,孕妇体力消耗大。为保证分娩的顺利进行,应鼓励孕妇在宫缩间歇期少量多次进食高热量、易消化、清淡的食物。

(2) 常见妊娠合并症或并发症孕妇的饮食指导:①妊娠期糖尿病孕妇:临产后仍采用糖尿病饮食,产程中密切监测孕妇血糖、宫缩、胎心变化,避免产程过长。②妊娠期高血压疾病孕妇:指导孕妇摄入富含蛋白质和热量的饮食,补充维生素、铁和钙剂。食盐不必严格控制,因为低盐饮食会影响食欲,让临产的孕妇更加厌食,蛋白质及热量摄入不足对母儿均不利。③妊娠合并肝功能异常孕妇:肝脏是人体最重要的代谢器官,糖、蛋白质、脂肪三大营养物质均需在肝脏内代谢转化,孕妇摄入过多高蛋白、高脂饮食会增加肝脏的负担。因此,临产后的孕妇应进食高碳水化合物、高维生素、低脂饮食。

3. 休息与活动　临产后,应鼓励孕妇在室内活动,孕妇采取站、蹲、走等多种方式,更利于产程的进展。初产妇或距前次分娩已多年的经产妇,如果休息欠佳,在临产早期并估计胎儿短期内不会娩出者,可遵医嘱给予肌内注射盐酸哌替啶助其休息。

4. 排尿及排便　临产后,鼓励孕妇每 2~4 小时排尿 1 次,以免膀胱充盈影响宫缩及胎先露下降。过去认为在临产初期为孕妇行温肥皂水灌肠可促进产程的进展,现已被证实是无效的措施。

5. 人文关怀　分娩不仅仅是身体的疼痛,很多妇女对分娩的记忆是痛苦的、负面的。产妇面对陌生的环境、陌生的医务人员,她们可能缺乏安全感。因此,应从孕期即开始对孕妇进行教育和关怀,以改变其对分娩的认知。

(1) 孕期健康教育:在孕期进行健康教育,特别是分娩预演,以改变孕妇对分娩的不正确认知,增强她们自然分娩的信心。

(2) 陪伴分娩和心理支持:进入分娩室后,不能让产妇独处一室,陪伴分娩和心理支持非常重要,一个眼神、一次握手、一个拍背、一句鼓励或赞扬的话都可能让产妇改变对分娩的认知而使分娩经历成为美好的回忆。

（3）自由体位：待产过程中，可以根据胎位、先露下降情况、产妇自感舒适等采取不同的体位。产妇怎样舒适、胎儿需要怎样的体位，产妇就可以采取怎样的体位。在自由体位中，丈夫可以起到很重要的作用，让产妇感受到爱、安全等。

（4）按摩：按摩是一种很好的非药物镇痛方法，产妇自行按摩、他人帮助按摩均可，可行全身或局部按摩。

**（二）专科护理**

1. 胎心监测　胎心听诊应在宫缩间歇期完成。潜伏期每小时听胎心 1 次，活跃期每 15~30 分钟听诊胎心 1 次，每次听诊 1 分钟。

2. 观察宫缩潜伏期　应每 2~4 小时观察 1 次，活跃期每 1~2 小时观察 1 次，一般需要连续观察至少 3 次宫缩。根据产程进展情况决定处理方法，若产程进展好则继续观察；若产程进展慢、子宫收缩欠佳，应及时处理。处理方法：没有破膜的产妇，可行人工破膜，使胎先露充分压迫宫口，加强子宫收缩；对于已经破膜且宫缩欠佳的产妇，可以遵医嘱静脉滴注缩宫素以促进宫缩。

3. 观察宫颈扩张和胎头下降程度　通过阴道检查判断宫口扩张程度及胎头下降程度。阴道检查的主要内容包括：内骨盆、宫口扩张及胎头下降情况等；如果胎膜已破，则应上推胎头了解羊水和胎方位，若胎方位异常、产程进展好，则可继续观察到宫口开全；若产程进展慢，应了解宫缩情况，宫缩好则可改变产妇体位以助改变胎方位；宫缩差，应加强宫缩。

4. 胎膜破裂的处理　胎膜多在宫口近开全时自然破裂，前羊水流出。一旦胎膜破裂，应立即听诊胎心，并观察羊水性状和流出量、有无宫缩，同时记录破膜时间。正常羊水的颜色随孕周增加而改变。足月以前，羊水是无色、澄清的液体；足月时因有胎脂及胎儿皮肤脱落细胞、毳毛、毛发等小片物混悬其中，羊水则呈轻度乳白色并混有白色的絮状物。若羊水粪染，胎心监测正常，宫口开全或近开全，可继续观察，给予产妇吸氧等待胎儿娩出。若胎儿已出现宫内缺氧征象，应产钳或胎头吸引术助产，使胎儿脱离缺氧环境。若破膜超过 12 小时未分娩者，应给予抗生素预防感染。

**（三）疼痛护理**

1. 分娩期疼痛的特点　分娩疼痛是一种很独特的疼痛，有别于其他任何病理性疼痛。①疼痛的性质多为痉挛性、压榨性、撕裂样疼痛；②由轻、中度疼痛开始，随宫缩的增强而逐渐加剧；③分娩疼痛源于宫缩，但不只限于下腹部，会放射至腰骶部、盆腔及大腿根部。

2. 分娩期疼痛产生的机制　分娩疼痛可能与下列因素有关：①宫颈生理

性扩张刺激了盆壁神经,引起后背下部疼痛;②宫缩时的子宫移动引起腹部肌肉张力增高;③宫缩时子宫血管收缩引起子宫缺氧;④胎头压迫引起会阴部被动伸展而致会阴部固定性疼痛;⑤会阴切开或裂伤及其修复;⑥分娩过程中膀胱、尿道、直肠受压;⑦产妇紧张、焦虑及恐惧可导致害怕 - 紧张 - 疼痛综合征。

3. 影响分娩疼痛的因素　分娩期妇女对疼痛的耐受性因人而异,其影响因素主要有身体、心理、社会及文化等方面。①身体因素:产妇的年龄、产次、既往痛经史、难产、体位等许多因素交互影响分娩疼痛。经产妇的宫颈在分娩发动前开始变软,因而对疼痛的感觉较初产妇轻;既往有痛经者血液中分泌更多的前列腺素,会引起强烈的子宫收缩,产生剧烈疼痛;难产时,宫缩正常而产程停滞,常会伴随更为剧烈的疼痛;产妇如果采用垂直体位(坐位、站立、蹲位),疼痛较轻。②心理因素:产妇分娩时的情绪、情感、态度等可影响分娩疼痛。产妇害怕疼痛、出血、胎儿畸形、难产等,产生焦虑和恐惧心理,结果增加对疼痛的敏感性。如果产妇对分娩有坚定的信心,则有助于缓解分娩疼痛。③社会因素:分娩环境、氛围、对分娩过程的认知、其他产妇的表现、家人的鼓励和支持等可影响分娩疼痛,如产妇感觉备受关爱则可减轻痛感。④文化因素:产妇的家庭文化背景、信仰、风俗和产妇受教育程度等均会影响其对疼痛的耐受性,护理人员应对每个产妇进行全面评估,并制订和实施个性化分娩计划,因人而异地采取减轻疼痛的措施。

4. 护理评估

(1)健康史:通过产前检查记录了解相关信息,如生育史、本次妊娠经过、有无妊娠合并症及并发症、孕期用药情况等;详细询问孕期接受健康教育情况,以往对疼痛的耐受性和应对方法;了解产妇及其家属对分娩和分娩镇痛的态度与需求。

(2)身心状况:通过观察、访谈、量表调查等可对疼痛程度做出评估。大多数产妇会感觉身不由己、失去控制、疲惫不堪,表现为呻吟、愁眉苦脸、咬牙、坐立不安等。一些产妇会浑身发抖、寒战样哆嗦、哭泣、呕吐等。疼痛还可以引起出汗、心率加快、血压升高、呼吸急促等生理反应,与应激生理反应类似。疼痛可影响产妇的情绪,产生烦躁、恐惧,甚至绝望感。

(3)辅助检查:通过实验室检查测定血、尿常规及出凝血时间等。

5. 护理措施

(1)一般护理:营造温馨、安全、舒适的家庭化产房,提供分娩球等设施协助产妇采取舒适体位,及时补充热量和水分,定时督促排尿,减少不必要的检查。

（2）非药物性分娩镇痛：①呼吸技术：指导产妇在分娩过程中采取产前掌握的各种呼吸技术，达到转移注意力、放松肌肉、减少紧张和恐惧，提高产妇的自我控制感，有效减轻分娩疼痛的目的。这些常用的呼吸技术在第一产程可增强腹部肌肉力量，增加腹腔容量，减少子宫和腹壁的摩擦及不适感；在第二产程应用则能增加腹腔压力，有助于胎儿娩出。②集中和想象：集中和分散注意力有益于缓解分娩疼痛。当子宫收缩时，注视图片或固定的物体等方法转移产妇对疼痛的注意，可缓解对疼痛的感知。分娩过程中让产妇积极地想象过去生活中某件最愉快事情的情景，同时进行联想诱导，让产妇停留在愉快的情景之中。这些技术可以加强放松效果，护士通过提供安静的环境来帮助产妇达到理想的效果。③音乐疗法：在产程中聆听音乐，产妇的注意力从宫缩疼痛转移到音乐旋律上，分散对产痛的注意力。音乐唤起喜悦的感觉，引导产妇全身放松，如果同时有效运用呼吸法，则能更好地减轻焦虑和疼痛。在产前就需要进行音乐训练，以便在产程中挑出产妇最喜欢、最熟悉、最能唤起愉快情绪的音乐，起到最佳的镇痛效果。④导乐陪伴分娩：指在整个分娩过程中有一位富有生育经验的妇女时刻陪伴在旁边，传授分娩经验、不断提供生理上、心理上、感情上的支持，随时给予分娩指导和生理上的帮助，充分调动产妇的主观能动性，使其在轻松、舒适、安全的环境下顺利完成分娩过程。根据产妇的需求和医院的条件，可选择家属（丈夫、母亲、姐妹）陪伴、接受专门培训的专职人员陪伴、医护人员陪伴。⑤水中分娩：是指分娩时用温水淋浴，或在充满温水的分娩池中利用水的浮力和适宜的温度完成自然分娩的过程。水中分娩通过温热的水温和按摩的水流缓解产妇焦虑紧张的情绪；水的浮力支撑作用使身体及腿部肌肉放松，增加会阴部和软产道的弹性；加上水的向上托力减轻胎儿对会阴部的压迫；适宜的水温还可以阻断或减少疼痛信号向大脑传递；在温水中还便于产妇休息和改变体位，减少产妇在分娩过程中的阵痛。水中分娩既有其优点，但也存在着一定的风险，因此需要严格掌握适应证，遵守操作流程，遵循无菌操作的原则，在整个分娩过程中实施系统化管理。⑥经皮神经电刺激疗法（TENS）：是通过使用表皮层电极神经刺激器，持续刺激背部胸椎和骶椎的两侧，使局部皮肤和子宫的痛阈提高，并传递信息到神经中枢，激活体内抗痛物质和内源性镇痛物质的产生从而达到镇痛目的。此法操作简单，对产妇和胎儿没有危害，产妇还可根据自身耐受程度调节刺激强度和频率。

此外，也可采用芳香疗法、穴位按摩、热敷等方法减轻疼痛。

（3）药物性分娩镇痛：非药物性镇痛方法不能有效缓解分娩过程中的疼痛时，可选用药物性镇痛方法。

1）药物性分娩镇痛原则：①使用的药物对产妇及胎儿不良作用小；②药物起效快，作用可靠，给药方法简便；③对产程无影响或加速产程；④产妇清醒，可参与分娩过程。

2）常用方法：①硬膜外镇痛（连续硬膜外镇痛，产妇自控硬膜外镇痛）：镇痛效果较好，常用的药物为布比卡因、芬太尼，其优点为镇痛平面恒定，较少引起运动阻滞；②腰麻 - 硬膜外联合阻滞：镇痛效果快，用药剂量少，运动阻滞较轻。

3）注意事项：注意观察药物的不良反应，如恶心、呕吐、呼吸抑制等；严密观察是否有硬膜外麻醉的并发症，如硬膜外感染、硬膜外血肿、神经根损伤、下肢感觉异常等，一旦发现异常，应立即终止镇痛，对症治疗。

疼痛是个人的主观感受，分娩镇痛只能减轻痛感而并不是完全无痛，产妇应对分娩过程有正确的认识，根据产程的进展情况及产妇的不同需求，选择不同的分娩镇痛方法。

### 知识链接

#### 新产程标准及处理的专家共识（2014）（第一产程）

2014 年，在综合国内外相关领域文献资料的基础上，结合美国国家儿童保健和人类发育研究所、美国妇产科医师协会、美国母胎医学会等提出的相关指南及专家共识，中华医学会妇产科学分会产科学组专家对新产程的临床处理达成以下共识，以指导临床实践。

1. 潜伏期　潜伏期延长（初产妇 >20 小时，经产妇 >14 小时）不作为剖宫产指征；破膜后且至少给予缩宫素静脉滴注 12~18 小时，方可诊断引产失败；在除外头盆不称及可疑胎儿窘迫的前提下，缓慢但仍然有进展（包括宫口扩张及先露下降的评估）的第一产程不作为剖宫产指征。

2. 活跃期　以宫口扩张 6cm 作为活跃期的标志。活跃期停滞的诊断标准：当破膜且宫口扩张≥6cm 后，如宫缩正常，而宫口停止扩张≥4 小时可诊断活跃期停滞；如宫缩欠佳，宫口停止扩张≥6 小时可诊断活跃期停滞。活跃期停滞可作为剖宫产的指征。

## 三、第二产程护理

第二产程又称胎儿娩出期，从宫口开全至胎儿娩出的全过程。初产妇需 1~2 小时，不应超过 2 小时；经产妇通常数分钟即可完成，也有长达 1 小时者，但不应超过 1 小时。若初产妇第二产程超过 2 小时(使用硬膜外镇痛分娩时以超过 3 小时为标准),经产妇第二产程超过 1 小时(使用硬膜外镇痛分娩时以超过 2 小时为标准),称为第二产程延长。

**知识链接**

**新产程标准及处理的专家共识(2014)(第二产程)**

新产程标准中第二产程延长诊断标准:

(1) 对于初产妇,第二产程超过 3 小时产程无进展、使用硬脊膜外阻滞镇痛时,产程超过 4 小时无进展(包括胎头下降、旋转)可诊断为第二产程延长。

(2) 对于经产妇,第二产程超过 2 小时产程无进展、使用硬脊膜外阻滞镇痛时,第二产程超过 3 小时产程无进展(包括胎头下降、旋转)。

【护理评估】

**(一) 健康史**

了解第一产程进展及其处理,评估产程进展情况和胎儿宫内情况。

**(二) 身心状况**

1. 全身状况评估

(1) 生命体征及临床表现:观察产妇的生命体征,有无不适主诉;评估有无尿潴留,询问有无便意感。

(2) 心理 - 社会状况:评估产妇及家属精神状态,是否存在焦虑、急躁、恐惧等情绪反应,是否能正确应对分娩,是否对正常分娩有信心,是否担心胎儿安危。家属是否紧张,是否配合。

2. 专科评估

(1) 子宫收缩增强:进入第二产程后,宫缩的频率和强度达到高峰。宫缩持续约 1 分钟或以上,间歇期仅 1~2 分钟。宫口开全后,胎膜多已自然破裂,若仍未破膜且影响胎头下降,可行人工破膜。破膜后,子宫收缩常暂时停止,产妇略感舒适,随后宫缩重现且较前增强。

(2) 胎儿下降及娩出:当胎头降至骨盆出口压迫骨盆底组织时,产妇有排便感,宫缩时,产妇不自主地向下屏气。随着产程进展,会阴逐渐膨隆和会阴体组织变薄,肛门括约肌松弛。宫缩时胎头露出于阴道口,露出部分不断增大,宫缩间歇期,胎头又缩回阴道内,称胎头拨露。当胎头双顶径越过骨盆出口,宫缩间歇时胎头也不再回缩,称胎头着冠。此时会阴极度扩张,产程继续进展,胎头枕骨以耻骨弓下方为支点,出现仰伸动作,胎儿额、鼻、口、颏部相继娩出。胎头娩出后,接着出现复位及外旋转,随后胎儿前肩和后肩相继娩出,胎体很快顺利娩出,后羊水随之涌出,第二产程结束。

经产妇的第二产程通常较短,有时仅需几次宫缩即可完成上述过程。

## (三) 辅助检查

1. 阴道检查　主要判断产程进展、胎方位和胎先露下降程度。此期通常每小时行阴道检查一次,若有胎心异常、产程停滞、产程延长或产妇有明显不适主诉等异常情况,应随时检查。

2. 电子胎心监护　第二产程中进行宫缩应激试验(contraction stress test, CST)。CST 阴性,提示胎儿及胎盘储备功能良好,可给予间断性监护(除非有其他指征或产程延长);CST 结果可疑时,结合临床进一步评估,应持续或反复监测;CST 阳性,预示胎儿酸碱状态异常,需即时评估,及时终止妊娠。

3. 根据病情需要选择血尿常规、出凝血时间、血生化等检查及 B 型超声检查。

### 知识链接

#### NST 胎心监护结果判断

NST——无应激试验,又称胎儿加速试验,是指在无宫缩、无外界负荷刺激下,观察和记录胎儿心率及宫缩情况的一种试验。

**无应激试验评分表**

| 评分 | 0分 | 1分 | 2分 |
|---|---|---|---|
| 基线率(次/分) | <100 | 110~119 或 >160 | 120~160 |
| 振幅(次/分) | <5 | 5~9 或 >30 | 10~30 |
| 胎动时胎心上升(秒) | <10 | 10~15 | >15 |
| 胎动时胎心改变(次/分) | <10 | 10~15 | >15 |
| 胎动次数 | 0 | 1~2 | >3 |

NST 评分:根据上述评分表,8~10 分为反应型,说明胎儿储备良好;5~7 分为可疑型;1~4 分为无反应型。无反应型建议延长胎心监护时间,或等待有胎动时再重新做一次,若仍为无反应型,需要接受宫缩应激试验。

**知识链接**

## CST 胎心监护结果判断

CST—宫缩应激试验,又称缩宫素激惹试验,是指在自发或诱发宫缩的刺激下,观察和记录胎儿心率变化的一种试验。

**宫缩应激试验评分表**

| 评分 | 0 分 | 1 分 | 2 分 |
|---|---|---|---|
| 基线率(次/分) | <100 或 >180 | 100~110 或 >161~180 | 120~160 |
| 变异振幅(次/分) | <5 | 5~9 或 >30 | 10~30 |
| 变异频率(次/分) | <2 | 3~6 | >6 |
| 胎心率 | 加速 | 无周期性 | 散在性 |
| 胎心率 | 减速变异 | 减速或晚期减速变异 | 减速无 |

CST 评分:根据上述评分表,8~10 分为阴性;5~7 分为可疑;1~4 分为阳性。阳性提示胎儿胎盘功能减退,易发生胎儿宫内窘迫;阴性提示胎盘功能良好,1 周内无胎儿宫内死亡的危险。

【护理措施】

1. 心理支持　第二产程期间,助产士应持续陪伴在产妇身旁,及时提供产程进展信息,给予安慰、支持、鼓励和指导。产妇不能正确屏气用力时,应在宫缩间歇期间耐心示教,不可用训斥和批评的语言,应持续鼓励和赞扬产妇,缓解其紧张和恐惧情绪。协助其完成进食、进饮、擦汗、排尿等生活需求。鼓励家属陪伴,同时指导陪伴的家属给予产妇心理支持。

2. 产程观察

(1)宫缩观察:观察宫缩的强度和持续时间,有无宫缩减弱或强直性宫缩,产程进展慢时应注意观察子宫的形状及有无压痛,排除先兆子宫破裂的可能。

(2)胎心监测:此期通常宫缩频而强,需密切监测胎心,仔细观察胎儿有无急性缺氧等情况,应勤听胎心,每 5~10 分钟听胎心一次,有条件时应用电子胎心监护仪监测胎心率及其基线。若发现胎心减慢,需持续胎心监测,及时评估判断,若采取措施后缺氧症状不能缓解,需根据产程进展的具体情况决定分娩方式结束分娩。

(3)判断胎先露下降程度:此期建议每小时行阴道检查一次,若出现异常情况如胎心异常、产程停滞或产妇有明显不适主诉等异常情况应随时检查。判断胎先露下降程度及胎方位，注意有无头盆不称。若第二产程延长，应及时查找原因，避免胎头长时间受压，必要时采取措施结束分娩。宫口开全后，胎膜多已自然破裂，若仍未破膜，常影响胎头下降，可行人工破膜。

（4）生命体征监测：每小时测量产妇血压、脉搏，每4小时测量体温、呼吸，如有异常或产妇有不适主诉（如果是危重患者可使用心电监护仪监测血压、脉搏、血氧饱和度等），随时监测。

3. 指导产妇屏气用力　正确使用腹压是缩短第二产程的关键。宫口开全后，指导产妇在宫缩时正确运用腹压，宫缩间歇期间放松休息，保持体力。

（1）自发性用力：自发性用力是无计划的，在产前不需要对产妇进行训练，不需要对产妇做任何指导。强烈的用力欲望常迫使产妇在宫缩时向下用力。

具体实施：宫缩开始时，产妇会以自我满意的任何方式呼吸。有反射性用力欲望时产妇会向下用力，直至用力欲望逐渐消退。每次用力会持续5~7秒，宫缩时产妇可以屏气、呻吟，也可在两次用力间隙快速呼吸数秒。这种呼吸有助于确保胎儿足够的血氧供应。

（2）自我引导下用力：有时产妇由于害怕、疼痛而不敢向下用力，产妇的自发性用力效果不佳，而自我引导下的用力会更富有成效。

具体实施：当产妇有自发性用力欲望，但其用力方向不能集中、用力无效、用力"分散"或产程持续30分钟无进展时，可使用自我引导下的用力方式。用力无效时，产妇常常表现紧闭双眼，看起来很害怕或不情愿地向下用力。首先，助产人员应鼓励产妇试着采取（有助于产妇集中注意力的重力优势体位）一个新体位。如果这样没有帮助，可指导产妇睁开眼睛，向着骨盆出口方向集中目光和力量。这时，不需要进一步悉心指导，产妇的反应往往令人难忘，用力会非常有效。最后，助产人员可告诉产妇"疼痛时用力会感觉疼痛有所减轻"。

（3）指导下用力：助产士根据产妇的宫缩情况，当产妇不能集中力量有效运用自我引导下用力时，可指导产妇用力。

具体实施：指导下用力是指根据宫缩情况，严格指导产妇在何时、如何以及用力多久。产妇常被要求屏住呼吸并全身用力10秒或更长时间，且两次用力间隙仅有一次短暂的吸气。有时这种技术被称为"紫色用力"，这是对数次宫缩产妇连续用力之后其面部颜色的描述。目前并不建议此种用力法。

4. 第二产程　用力体位鼓励产妇选择舒适本能的体位用力，如站立位、蹲位、坐位、侧卧位、手膝位等,避免平卧位、膀胱截石位,以免导致仰卧位低血压,且不利于胎头下降。

（1）站立位:让产妇采用站立位,可站在床边,双手扶住护栏,也可身体略前倾,双手臂有支靠点,双腿略微张开,可以左右晃动臀部（图1-3）。站立位可以使骨盆的可塑性不再受到抑制,增加了骨盆出口径线,为胎儿提供了宽敞的转动空间,使胎位朝着最有利分娩的枕前位方向旋转,并借助重力优势帮助胎儿先露部下降。同时,该体位减轻了子宫对腹主动脉及下腔静脉的压迫,增加了胎盘供血量,降低了胎儿宫内缺氧和新生儿窒息的概率。

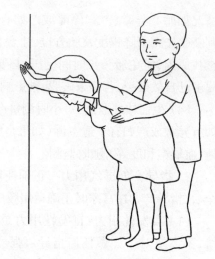

图1-3　站立位

（2）蹲位:让产妇双脚平放在地板或床上,同时由助产士、陪伴家属或者栏杆协助,或用其他方法维持身体平衡（图1-4）。产妇采用蹲位,宫缩期间用力屏气,更充分发挥宫缩及腹压作用。蹲位增长了骨产道径线,加快胎先露下降速度。其次,蹲位符合产道的生理结构,产道曲线（骨盆轴）与胎儿轴及地心引力一致,增加

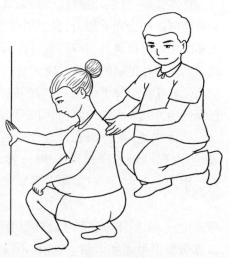

图1-4　蹲位

了胎儿向下、向外的重力,有利于胎儿娩出和矫正异常胎位。另外,蹲位与产妇平时排便位一致,在分娩时容易掌握用力技巧,可缩短产程时间。但踝关节有损伤或腿部无力,硬膜外麻醉镇痛时应慎用蹲位,避免产妇因腿部力量不够发生跌倒的危险。

（3）坐位:指导产妇在坐式产床或特制产凳上就坐,调整体位使产妇感觉舒适（图1-5）。坐位可使胎儿纵轴与骨盆轴一致,骨产道空间增大,顺应分娩机制,能充分发挥胎儿的重力作用,加强宫缩,缩短产程。坐位也可促进产妇屏气,避免在第二产程不正确使用腹压而消耗体力。但该体位可引起宫缩间

歇期宫腔内压力增加，易发生宫颈和会阴水肿。因此，产妇不宜长时间采用该体位，应根据个人情况掌握使用时间，并联合应用其他体位为佳。

（4）卧位：近年来，新型卧位分娩也有研究，如屈腿半卧位和屈腿侧卧位。研究表明，屈腿卧位使产妇骨盆后三角空隙相对增宽，后三角充分暴露，胎头下降阻力减小，有利于缩短第二产程及降低难产率。

1）屈腿半卧位：产妇取半卧位，床头抬高约50°，产妇双手抱大腿或膝盖，配合宫缩用力。屈腿半卧位使产妇骨盆角度抬高，可改变

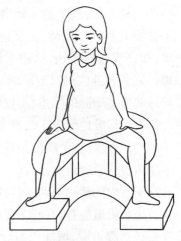

图1-5　坐位

单纯半卧位时胎头娩出方向，与胎头在耻骨联合下以枕骨下部为支点不断仰伸的方向一致，有利于胎头仰伸娩出，缩短产程，减少了难产及继发性宫缩乏力，产后出血量明显减少，这种体位也有利于助产士更好地保护会阴。然而有研究证明，采用屈腿半卧位无论骨盆角度抬高多少度，都会在一定程度上压迫下腔静脉和腹主动脉，造成血液循环受阻，胎儿胎盘供血不足，因此在临床应用中也存在一定的局限性，但与传统膀胱截石位相比具有一定优势，可在克服其不足的前提下进行临床应用。

2）屈腿侧卧位：产妇侧卧于产床上，臀和膝盖放松，双腿之间放一枕头或将上侧腿放在脚架上（图1-6）。产妇侧卧位时，胎背应该朝向床面，即如果胎儿是右枕后，产妇不可向左侧躺，应面向右侧躺，这样重力会带动胎枕和躯体

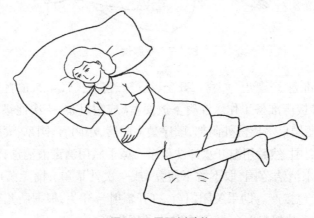

图1-6　屈腿侧卧位

转向右枕前位,利于胎儿娩出。同时,根据产妇产时的生物力学,半卧位和侧卧位都有利于产妇休息,促进产妇舒适,并使胎儿所受的重力恰好在母体中央,如产程进展较快,这两个体位还可以对抗重力作用,使产程变慢,易于管理。屈腿侧卧位相对于屈腿半卧位来说有一定的优势,它降低了子宫对下腔静脉和腹主动脉的压迫,不仅使胎儿窘迫和新生儿窒息率大幅下降,也减少了产妇发生仰卧位低血压的概率。

(5)手膝位:手膝位是让产妇双膝着地于垫子或床上,身体向前倾屈,双手掌或者双拳着地支撑自己(图 1-7),膝下需放置垫子。该分娩体位可增加胎儿在子宫内的活动空间,减轻胎儿对产妇腰骶部压迫的疼痛感,并且方便医护人员进行阴道检查,有利于枕后位胎儿的旋转,增进产妇舒适感,因此,手膝位在促进产程进展、增加产妇舒适感方面有着自身优势。但该体位不足之处为长时间应用会使产妇上臂疲劳酸痛,由此产妇可把上身和头放在枕头上休息,也可达到手膝位效果。若产妇不适、感觉疼痛加剧、膝关节疼痛、硬膜外镇痛或镇静剂削弱产妇运动神经的控制能力时,均不能采用此体位。

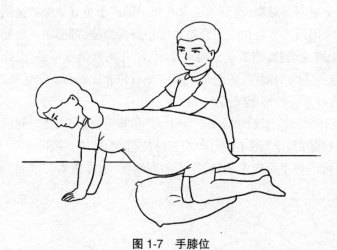

图 1-7　手膝位

5. 接产准备　当初产妇宫口开全、经产妇宫口扩张 4~5cm 且宫缩规律有力时,应做好接产准备工作。在臀下放便盆(或塑料布、一次性垫单),用消毒棉球或纱布蘸肥皂水擦洗外阴部,顺序是大阴唇、小阴唇、阴阜、大腿内上 1/3,会阴及肛门周围,然后用温开水冲洗干净。擦干后用消毒液消毒,消毒范围不应超过肥皂水清洁范围,取下臀下便盆(或一次性垫单),铺无菌巾于产妇臀下,准备铺产包接产。助手关闭门窗,打开辐射台开关,根据胎儿孕周调节适宜温度,提前预热辐射台台面,准备新生儿用物等。

**知识链接**

### 有关分娩体位

　　目前我国部分地区仍然采用膀胱截石位或仰卧位接产,即宫缩时指导产妇两手握住产床两边扶手用力往上拉,两腿外展,双足蹬在产床的腿架子上或床上,用力往下屏气用力。目前许多专家提出应避免仰卧位分娩,需采用舒适的自由体位接产,自由体位时产妇可根据自己的意愿自行选择卧、立、坐、跪、趴、蹲等姿势分娩。国外学者指出,顺利实施自由体位分娩的关键是提供支持性分娩环境,以促进产妇自由活动并选择自己喜欢的体位,同时,分娩室中放置支持工具也可有效鼓励产妇尝试不同的分娩体位,比如分娩球、座椅、床垫等。自由体位分娩提高了产妇对身体自我控制感,妇女大都希望在分娩时选择让自己舒适的姿势,得到尊重,从而身心放松、情绪稳定,充分发挥主观能动性,真正实施产时个性化护理服务。

　　6. 接产

　　(1) 评估胎儿宫内情况:接产前听诊胎心率、观察有无缺氧情况。

　　(2) 评估会阴条件:是否存在会阴裂伤的危险因素,如会阴水肿、会阴炎症、会阴皮肤缺乏弹性、耻骨弓过低、胎儿过大、胎儿娩出过快等均易造成会阴撕裂。接产者在接产前应做出正确判断。

　　(3) 接产要领:结合宫缩情况,使胎头以最小径线(枕下前囟径)在宫缩间歇时控制胎头缓慢通过阴道口,此时产妇应做哈气动作,借助宫缩的力量娩出胎头,这是预防会阴撕裂的关键,产妇屏气必须与接产者配合。娩出胎肩时,应配合宫缩缓缓娩出。

　　(4) 接产步骤

　　1) 传统助产方法:产妇仰卧在产床上,接产者站在产妇右侧,当胎头拨露使阴唇后联合紧张时,开始保护会阴。方法是:在会阴部铺盖无菌巾,连产台接产时,接产者右肘支在产床上,右手拇指与其余四指分开,利用手掌鱼际肌托顶会阴后联合,每当宫缩时应向上向内方托起,左手同时下压胎头枕部,协助胎头俯屈和使胎头缓慢下降。宫缩间歇时,保护会阴的右手稍放松,以免压迫过久引起会阴水肿。当胎头枕部在耻骨弓下露出时,左手应按分娩机制协助胎头仰伸。此时若宫缩强,应嘱产妇呼气消除腹压,并嘱产妇在宫缩间歇时稍向下屏气,使胎头缓慢娩出,以免过强的产力造成会阴撕裂。若胎头娩出发现脐带绕颈一周且较松时,可用手将脐带顺胎肩推开或从胎头滑下;若脐带绕颈过紧或绕颈两周及以上,应快速松解脐带,立刻用两把血管钳夹住一段脐带从中间剪断,注意勿伤及胎儿(如有肩难产发生,在胎肩娩出之间不要阻断或剪断脐带)。胎头娩出后,右手仍应注意保护会阴,不要急于娩出胎肩,而应先以左手自鼻根向下颏挤压,挤出口鼻内的黏液和羊水,以减少胎儿胸部娩出后吸入羊水和黏液,然后协助胎头复位及外旋转,使胎儿双肩径与骨盆出口前后径相一致。接产者左手向下轻压胎儿颈部,协助前肩从耻骨弓下先娩出,再托胎儿颈部向上使后肩从会阴前缘缓慢娩出。双肩娩出后,保护会阴的右手方可放松,然后双手协助胎体及下肢相继以侧位娩出。

2)拆产台正面助产:产妇采取半卧位于前半部产床上,双脚蹬于脚架,大腿贴近腹部,膝关节外展,双手紧握产床两侧把手向上拉,当胎头拨露使阴唇后联合紧张时开始保护会阴,助产人员正面面对产妇会阴,左手控制胎头,右肘支在自身的右髋骨上,利用右手手掌鱼际肌及腕部力量向上向内托肛门及会阴。

3)适度保护会阴助产:自由体位分娩多以此法助产。根据情况接生者刷手上台、铺台、准备接生。胎头拨露5cm×4cm时,会阴后联合高度紧张时开始控制胎头娩出速度,宫缩时以单手或双手控制胎头,宫缩间歇时放松,同时和产妇沟通使其配合用力。待胎头双顶径即将娩出时,指导产妇均匀用力或哈气,单手控制胎头娩出速度,不干预胎头娩出的方向和角度,于宫缩间歇时期缓缓娩出。待胎儿双顶径娩出时,不要刻意协助胎头仰伸,否则容易造成小阴唇内侧及前庭裂伤。待胎儿双顶径娩出后,则顺序娩出额、鼻、口、颏,速度可较前快。胎头完全娩出后,不急于娩肩,必要时挤净口鼻黏液,等待下一阵宫缩。宫缩时,双手上下托住胎头,嘱产妇均匀用力娩出前肩,娩出时注意不要用力下压,以免增加会阴裂伤程度。前肩娩出后,双手托住胎头缓慢娩出后肩,产力较强的产妇娩后肩时嘱其暂不用力。胎儿娩出后,臀部放置产后聚血器,以准确测量出血量。

(5)会阴切开术:是最常用的产科手术。接生者综合评估会阴撕裂的诱因和胎儿宫内情况等因素,判断是否行会阴切开术。常用术式包括会阴后-侧切开术和会阴正中切开术两种。

(6)新生儿娩出后的即刻处理

1)保暖及母婴皮肤接触:新生儿娩出后,如羊水清,反应好,立即擦干保暖,必要时清理其口腔、咽部及鼻腔内的黏液。将新生儿放置于产妇胸腹部开始皮肤接触。产妇双手环抱新生儿,工作人员将被子盖在新生儿身上为母婴保暖,同时注意安全,避免新生儿滑落。放置新生儿时,需注意让新生儿脸部朝向母亲,母婴之间应有目光接触,出现觅食反射后协助其早吸吮。如有新生儿窒息,应立即初步断脐,将新生儿放置在辐射台上,进入新生儿复苏流程。

2)Apgar 评分:于生后 1 分钟和 5 分钟,按新生儿心率、呼吸、肌张力、喉反射、皮肤颜色 5 项内容评估,以判断新生儿窒息程度,动态评分还能估计新生儿预后。以出生后 1 分钟内的心率、呼吸、肌张力、喉反射及皮肤颜色 5 项体征为依据,每项为 0~2 分,满分为 10 分。若评分为 8~10 分(表 1-3),属正常新生儿;4~7 分属轻度窒息,又称青紫窒息;0~3 分属重度窒息,又称苍白窒息。

表 1-3　新生儿 Apgar 评分

| 体征 | 0 分 | 1 分 | 2 分 |
| --- | --- | --- | --- |
| 心率 | 无 | <100 次 / 分 | ≥100 次 / 分 |
| 呼吸 | 无 | 慢,不规律 | 规则,啼哭 |
| 肌张力 | 瘫软 | 四肢稍屈 | 活动活跃 |
| 反射 | 无反应 | 皱眉 | 哭声响亮 |
| 皮肤颜色 | 青紫、苍白 | 躯体红润,四肢青紫 | 全身红润 |

3)脐带的处理:目前提倡晚断脐,如将新生儿放置在母亲胸腹部后,接产者轻轻触摸新生儿脐带,待脐带搏动消失后剪断脐带,一般为分娩后 2~3 分钟。

4)体格检查:母婴皮肤接触后(至少持续皮肤接触 30 分钟),对新生儿进行全身检查,注意新生儿外观有无畸形,系好脚腕带和手腕带(新生儿腕带内容至少记录母亲姓名、病案号、新生儿性别),印足印,测量身长,称体重等。

5)病历记录:在分娩记录单需详细记录产妇姓名、各产程时间、出血量、会阴情况、特殊情况等。新生儿病历需记录新生儿性别、出生时间、身长、体重、Apgar 评分、新生儿外观检查结果等。

【健康指导】

1. 知识指导　产妇掌握第二产程的相关知识,能采用不同体位使用腹压。分娩过程中掌握呼吸技巧,能配合接产者的指导;知晓母乳喂养的重要性,掌握早吸吮的意义和帮助新生儿含接乳房的技巧。

2. 生活指导　产妇知晓进食的重要性,以保持体力。第二产程建议进流质或半流质饮食及果汁、运动型饮料,以补充水、电解质。知晓宫缩间歇时休息、心情放松、进食、定时排尿的意义,避免膀胱充盈影响胎先露下降。

3. 延续性护理　产妇知晓第三产程的知识,理解并配合完成会阴切开或会阴撕裂伤的修复术;产妇及家属知晓母乳喂养及新生儿护理相关知识;了解加强营养,饮食均衡的重要性;知晓产后保持会阴部清洁干燥,避免感染的要点;知晓产褥期禁止盆浴及性生活;了解避孕知识,选择合适的避孕方法。

## 四、第三产程护理

第三产程又称胎盘娩出期,从胎儿娩出至胎盘胎膜娩出需 5~15 分钟,不应超过 30 分钟。

【护理评估】

（一）健康史

了解第一、第二产程的经过及其处理。

（二）身心状况

1. 全身状况评估

（1）生命体征监测:监测产妇的生命体征,观察有无不适主诉。

（2）心理 - 社会状况:评估产妇的情绪状态,对新生儿性别、健康及外形等是否满意,能否接受新生儿、有无进入母亲角色等。

2. 专科评估

（1）子宫收缩:胎儿娩出后,子宫底降至脐平,产妇略感轻松,宫缩暂停数分钟后再次出现。

（2）胎盘娩出:胎儿娩出后,由于宫腔容积突然明显缩小,胎盘不能相应缩小,胎盘附着面与子宫壁发生错位而剥离。剥离面出血形成胎盘后血肿;子宫继续收缩,增大剥离的面积,直至胎盘完全剥离而娩出。①胎盘剥离征象:子宫体变硬呈球形,下段被扩张,宫体呈狭长形被推向上,宫底升高达脐上;剥离的胎盘降至子宫下段,阴道口外露的一段脐带自行延长;阴道少量流血;接产者用手掌尺侧在产妇耻骨联合上方轻压子宫下段时,宫体上升而外露于阴道的脐带不再回缩。②胎盘剥离及排出方式有两种。胎儿面娩出式:多见,胎盘从中央开始剥离,而后向周围剥离,其特点是胎盘胎儿面先排出,随后见少量阴道流血;母体面娩出式:少见,胎盘从边缘开始剥离,血液沿剥离面流出,其特点是胎盘母体面先排出,胎盘排出前先有较多量阴道流血。

（3）阴道流血：胎盘娩出后，子宫迅速收缩，子宫底下降与脐平，经短暂间歇后，子宫再次收缩成球形，宫底上升。注意评估阴道流血的时间、颜色和量，常用的评估方法有称重法、容积法和面积法。

（4）会阴伤口：仔细检查软产道，注意有无宫颈裂伤、阴道裂伤及会阴裂伤。

**（三）辅助检查**

根据产妇情况选择必要的血液和超声检查。

**【护理措施】**

1. 新生儿护理

（1）清理呼吸道：用洗耳球或吸痰管轻轻吸出新生儿口咽部及鼻腔黏液和羊水，以免发生吸入性肺炎。用洗耳球吸引时，新生儿侧卧位或头偏向一侧，先吸引口腔，再吸鼻腔。吸引时用右手拇指抵住洗耳球球囊底部，其余四指夹住囊颈，球囊嘴进入新生儿口鼻前，先挤压球囊底部，使球囊内形成负压。在新生儿口内吸引时，球囊嘴朝向口腔内颊部作缓慢移动，避免球囊嘴对着一固定部位吸引，引起黏膜损伤。切忌将未形成负压的洗耳球在新生儿口鼻内挤压，从而加重新生儿窒息。当确认呼吸道黏液和羊水已吸净而仍未啼哭时，可用手轻拍新生儿足底。新生儿大声啼哭表示呼吸道已通畅，即可进行母婴皮肤接触和脐带处理。

（2）脐带处理：出生后钳夹脐带的最佳时机一直是一个争议的话题。尽管许多针对足月儿和早产儿的随机对照试验评估了延迟脐带钳夹与立即脐带钳夹相比的好处，但仍然未确立脐带钳夹的理想时机。几项系统评价建议，所有新生儿出生后钳夹脐带应该至少推迟30~60秒，让新生儿保持在或低于胎盘水平，可使新生儿获益，包括增加血容量，减少输血的需要，减少早产儿颅内出血的发生率和降低足月儿缺铁性贫血的发生率。有证据支持在可行时，对早产儿延迟脐带钳夹，对早产儿唯一最重要的临床效益是可能减少近50%的脑室内出血。

---

**知识链接**

**延迟结扎脐带对新生儿和产妇的影响**

对足月儿的生理研究表明，出生后1分钟约有80ml的血从胎盘输送到新生儿体内，3分钟时约有100ml。这些额外的血液可以提供额外的铁,达 40~50mg/kg。在足月新生儿,这种额外的铁与体内铁相结合,可能有助于预防生命第一年的缺铁。几项系统评价表明,在所有分娩中应延迟钳夹脐带最少 30~60 秒,保持新生儿在或低于胎盘水平,可对新生儿有益,这些好处包括血容量增加,输血需要减少,早产儿颅内出血发病率下降,并降低足月儿缺铁性贫血的发生率。

延迟脐带钳夹对母亲结局的影响还没有得到充分证明。一些研究表明,延迟脐带钳夹不增加产后出血发生率。然而,这仍然是一个理论问题,因为在足月通过子宫螺旋动脉和静脉的血流大约是 600ml/min。在某些情况下需要优先考虑产妇的风险,如在分娩早产儿后前置胎盘或胎盘早剥出血时,需要考虑的是及时救治产妇而不是延迟脐带钳夹的好处。

2. 协助胎盘娩出　正确处理胎盘娩出,能够减少产后出血的发生。接产者不应在胎盘尚未完全剥离时用力按揉、下压宫底或牵拉脐带,以免引起胎盘部分剥离而出血或拉断脐带,甚至造成子宫内翻。当确认胎盘已完全剥离时,于宫缩时以左手握住宫底(拇指置于子宫前壁,其余 4 指放在子宫后壁)并按压,同时右手轻拉脐带,协助娩出胎盘。当胎盘娩出至阴道口时,接产者用双手捧住胎盘,向一个方向旋转并缓慢向外牵拉,协助胎盘胎膜完整剥离排出。若发现胎膜部分断裂,用血管钳夹住断裂上端的胎膜,再继续向原方向旋转,直至胎膜完全排出。仔细检查胎盘的母体面,确定没有胎盘成分残留。胎盘胎膜排出后,按摩子宫刺激其收缩以减少出血,同时注意观察并测量出血量。

**知识链接**
### 控制下的脐带牵拉
　　第三产程是预防产后出血的关键,国际助产士联合会、国际妇产科联合会及世界卫生组织推荐积极管理第三产程可预防产后出血,包括胎儿娩出后缩宫素的应用、延迟断脐、有控制的牵拉脐带及胎盘娩出后按摩子宫。
　　有控制的脐带牵拉具体操作如下:
　　(1)在接近会阴处钳夹脐带(当健康新生儿娩出后,脐带搏动停止时)并用一只手握住。

（2）在控制性脐带牵引时，将另一只手置于耻骨联合上方，提供对抗压力固定子宫。

（3）保持脐带轻微的张力并等待一次强有力的宫缩（2~3分钟）。

（4）伴随强有力的宫缩，鼓励产妇用力屏气并向下轻轻牵拉脐带娩出胎盘，要持续提供子宫的对抗压力。

（5）如果使用控制性脐带牵引30~40秒后胎盘没有下降，不要持续牵拉脐带，轻轻握住脐带等待，直至子宫再次出现良好收缩；伴随下次宫缩，在对抗压力下重复控制性脐带牵引。在良好宫缩时，脐带牵引（向下拉）和耻骨联合上对抗牵拉（向上推）的力要同时进行并保持平衡。

（6）当胎盘开始娩出，双手握住胎盘并轻轻转动直至胎膜扭曲，缓慢牵拉使胎盘完全娩出。

（7）如果胎膜有撕裂，戴无菌手套轻轻检查阴道上端和宫颈，并用卵圆钳取出所有残留的胎膜。

（8）仔细检查确定胎盘的完整性。如果母体面有部分缺损或发现有血管的破裂，应怀疑是否有胎盘残留并采取适当措施。

（9）如胎盘在胎儿娩出30分钟后尚未排出或出血多于250ml，应行人工剥离胎盘。

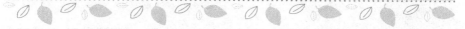

3. 检查胎盘、胎膜　将胎盘铺平，先检查胎膜，观察破口部位距胎盘边缘的长度，如低于7cm，结合病史，判断有无胎盘低置，对合胎膜观察是否能够全部覆盖住胎盘，如对合紧张，可能有胎膜断裂残留于宫腔，应进行钳夹，取出残留胎膜；检查胎盘母体面胎盘小叶有无缺损。疑有缺损用Kustner牛乳测试法。然后将胎盘提起，检查胎膜是否完整，再检查胎盘胎儿面边缘有无血管断裂，能够及时发现副胎盘。副胎盘为一小胎盘，与正常胎盘分离，但两者间有血管相连。若脐带附着于胎盘边缘上，状似球拍，称为球拍状胎盘。若脐带附着于胎膜，血管经胎膜作扇形分布进入胎盘，称为帆状胎盘。若有副胎盘、部分胎盘残留或大部分胎膜残留时，应在无菌操作下徒手入宫腔取出残留组织。若手取胎盘困难，用大号刮匙清宫。若确认仅有少许胎膜残留，可给予子宫收缩剂待其自然排出。

**知识链接**

## Kustner 牛乳测试法

用注射器抽取牛乳,从脐静脉注入,若见牛乳自胎盘母体面溢出,则溢出部位为胎盘小叶缺损部位。

人工剥离胎盘术是指胎儿娩出后,术者用手剥离并取出滞留于宫腔内胎盘的手术,其适应证:

(1)胎儿娩出后,胎盘部分剥离引起子宫大量出血者。

(2)胎儿娩出后 30 分钟,胎盘尚未剥离排出者。若检查发现宫颈内口较紧者,应肌内注射阿托品 0.5mg 及哌替啶 100mg。术者更换手术衣及手套,外阴再次消毒后,将一手手指并拢呈圆锥状直接伸入宫腔,手掌面向着胎盘母体面,手指并拢、以手掌尺侧缘缓慢将胎盘从边缘开始逐渐自子宫壁分离,另一只手在腹部协助按压宫底。待确认胎盘已全部剥离方可取出胎盘。取出后应立即肌内注射子宫收缩剂。操作轻柔,避免暴力强行剥离或用手指抓挖子宫壁,防止子宫破裂。若找不到疏松的剥离面而无法分离者,可能是胎盘植入,不应强行剥离。取出的胎盘应立即检查是否完整。若有缺损,应行刮宫清理宫腔,清除残留胎盘及胎膜,但应尽量减少进入宫腔操作的次数。

4. 检查软产道　胎盘娩出后,应仔细检查会阴、小阴唇内侧、尿道口周围、阴道、阴道穹隆及宫颈有无裂伤。若有裂伤,应立即缝合。

(1)会阴切开缝合术:用 2-0 肠线连续缝黏膜,对齐处女膜环,在舟状窝处结扎。抽紧缝线,手指检查切口是否密合、平整。深缝两侧球海绵体肌断端 1 针,间断缝会阴体。皮下组织较厚者肠线间断缝合,否则可连同皮肤用丝线间断缝合。缝合后清点丝线针数,消毒表皮。皮肤除丝线间断缝合外,尚可用连续表皮下缝合或 "8" 字缝合。表皮下缝合系用三角针使用 3-0 肠线,自切口远端紧贴皮下缝合 1 针,打结,剪去一头线尾,连续皮下褥式缝合至阴道口,打结,剪去线头。此法适用于较小切口,无复杂裂伤者。术后不需拆线。但如感染化脓,则应间断缝合,易于扩创引流。

(2)会阴 I 度裂伤修补术:会阴 I 度裂伤的常见部位有阴唇系带、处女膜环、前庭黏膜及小阴唇内侧等,常延及阴道黏膜,深度一般不超过 1cm,出血不多。有时累及尿道旁、阴蒂及阴蒂根部,则出血稍多。

用圆针穿 2-0 可吸收肠线间断缝合止血、恢复组织结构,或酌情连续缝合黏膜。使用 3-0 可吸收线行会阴皮肤皮内缝合。中号三角针穿中丝线,于裂缘外 0.5~1cm 处进针,至伤口底部露针 0.2cm 许再刺入对侧组织相应处出针,结扎,留线头长 1cm 许,两针间距约 1cm。对合皮缘。

5. 预防产后出血　正常分娩出血量多不超过 300ml。遇有产后出血高危因素(有产后出血史、分娩次数≥5 次、多胎妊娠、羊水过多、巨大儿、滞产等)的产妇,可在胎儿前肩娩出时静脉滴注缩宫素 10~20U,也可在胎儿前肩娩出后立即肌内注射缩宫素 10U 或缩宫素 10U 加于 0.9% 氯化钠注射液 20ml 内静脉快速注入,均能促使胎盘迅速剥离减少出血。若胎盘未完全剥离而出血多时,应行人工剥离胎盘术。若第三产程超过 30 分钟,胎盘仍未排出却出血不多时,应排空膀胱后,再轻轻按压子宫及静脉注射子宫收缩剂,仍不能使胎盘排出时,应行人工剥离胎盘术。若胎盘娩出后出血较多时,可肌内注射缩宫素,并将缩宫素 20U 加于 5% 葡萄糖液 500ml 内静脉滴注。其他促子宫收缩药有卡贝缩宫素、卡前列素氨丁三醇和卡前列甲酯等。

【健康指导】

1. 会阴伤口护理　教会产妇尽量健侧卧位,利用体位引流,减少恶露污染伤口的机会,并注意保持伤口的清洁、干燥以防感染。同时产妇诉会阴及肛门部疼痛、坠胀不适且逐渐加重时,要及时告知医护人员排除阴道血肿。伤口轻度水肿多在产后 2~3 天自行消退,可嘱其适当抬高臀部,以利血液回流而减轻水肿。

2. 排空膀胱　告知产妇排空膀胱的必要性和重要性,产后 4~6 小时要及时解小便。因分娩过程中膀胱受压使其黏膜充血、水肿,肌张力降低;加之产妇会阴伤口疼痛不敢用力排尿及不习惯卧床排尿等原因,使产妇容易发生排尿困难,导致尿潴留。所以,对于排尿困难的产妇,可给予小腹部湿热敷,或听滴水声诱导等方法进行排尿,必要时导尿。

3. 母婴皮肤接触　告知产妇母婴皮肤接触、早吸吮、早开奶对母亲和新生儿的重要性,以及母乳喂养成功的意义。新生儿出生后 1 小时内协助产妇进行母婴皮肤接触,并帮助新生儿吸吮母亲的乳头。

4. 生活指导　告知产妇充分的睡眠和休息的重要性。教会产妇采取舒适卧位,及时更换会阴垫、衣服,并注意保暖。产妇进食流质或清淡半流质,饮食宜富营养、易消化、有足够热量和水分,以利于产妇恢复体力。

5. 新生儿护理　教会产妇如何保持新生儿于正确卧位,防止发生呛咳或窒息;注意保暖,同时告知产妇如果发现新生儿面色发紫、哭声异常、吸吮能力差或脐部有渗血等,及时告知医护人员。

## 五、分娩最初阶段护理

产妇分娩后 2 小时内为分娩后最初阶段,又称第四产程护理。由于产妇和新生儿情况不稳定,可能随时发生变化或出现异常,如宫缩乏力、阴道出血、会阴伤口渗血、阴道壁血肿、排尿困难甚至发生尿潴留;新生儿生命体征不稳定出现异常,如呼吸异常、皮肤发绀、肌张力异常等,需要在分娩后继续在产房观察,直到母婴情况平稳后,回到母婴同室。

【护理评估】

**(一) 健康史**

评估产妇第一、二、三产程状况及新生儿出生情况。

**(二) 身心状况**

1. 产妇情况

(1) 生命体征:测量产妇血压、脉搏,观察是否有异常,如有异常应寻找原因,并及时处理;为产妇保暖,询问是否有不舒适的主诉,如头晕、头痛、视物不清等症状。

(2) 子宫收缩:为预防产后出血,应观察是否有子宫收缩乏力的现象;同时按压子宫观察阴道流血情况。如宫缩乏力,应持续在腹部按摩子宫,直至子宫收缩好转,如果按摩子宫效果不佳,子宫收缩一直不好,应通知医生给予促进子宫收缩的药物。给药后严密观察用药后子宫收缩情况,避免产妇产后出血。

(3) 阴道流血:如子宫收缩欠佳可能是由于宫缩不好造成的宫腔出血;如宫缩好,阴道持续流出鲜红色血,应考虑是否有软产道裂伤,应重新清洁外阴,戴无菌手套检查软产道(仔细检查宫颈、阴道壁、会阴组织有无裂伤等及裂伤程度),如有裂伤应常规按解剖结构缝合止血。

(4) 膀胱充盈:观察膀胱充盈情况,督促和协助产妇排尿,避免因膀胱过度充盈影响宫缩,也避免因膀胱过度充盈引起排尿困难和尿潴留。如产妇疲劳,应为其提供床上便器排尿,避免下床排尿造成体位性晕厥甚至发生跌倒。也要注意产后协助产妇适当饮水,争取产后 6 小时内自行排尿。

(5) 阴道血肿:询问产妇是否有会阴或肛门坠胀,如产妇主诉有肛门坠胀感,应行肛门指诊或阴道检查排除阴道血肿。如果发现阴道血肿应给予缝合止血,必要时切开血肿清除血块,给予缝合和压迫止血措施。

2. 新生儿情况

（1）观察新生儿呼吸、肤色、肌张力是否有异常,脐带有无渗血等。

（2）协助新生儿与母亲进行皮肤接触,完成三早,并保证新生儿安全。

（3）当新生儿出现觅食反射时,帮助新生儿正确地含接母亲乳房,观察新生儿吸吮能力情况。

【护理措施】

1. 产妇分娩后,为产妇安置舒适体位,盖好被子或毯子保暖。

2. 产后第一小时内,每 15 分钟一次,然后 30 分钟一次,至产后 2 小时观察产妇。按摩产妇子宫,按压宫底,评估产妇宫底高度,正常时宫底应在脐下一指水平。按压宫底的同时,观察阴道流血情况,有异常应寻找原因处理。

3. 每小时测量产妇血压、脉搏一次,评估产妇有无异常。如有异常,必要时可以使用心电监护持续监测产妇生命体征。

4. 每 30 分钟观察产妇膀胱充盈情况,如在耻骨联合上方触到充盈的膀胱,应督促和协助产妇排尿,为产妇提供便器在产床上排尿。

5. 为产妇提供温度适宜的饮水和易消化饮食,满足产妇生理需求和补充体力消耗。

6. 协助产妇完成与新生儿的皮肤接触,保证新生儿安全。新生儿出现觅食反射时,协助其吸吮乳房,完成第一次母乳喂养。完成母婴"三早"后(皮肤早接触至少 30 分钟、早吸吮、早开奶),为新生儿称体重、测身长,穿好衣服保暖,可以继续让母亲搂抱新生儿,直到出室。

7. 母婴生命体征稳定,无异常情况时,核对母婴手腕带信息无误后,送母婴回到母婴同室病房继续休养。

【健康指导】

1. 产后休息与运动　产后第一天宜卧床休息恢复体力,如有会阴切开,应多向健侧卧位,有利于伤口愈合。产后第二天开始下床活动,促进恶露排出和血液循环,防止静脉血栓发生。

2. 产后营养　宜进食清淡、易消化食物,有利于胃肠道吸收。

3. 会阴部清洁　勤换卫生巾,勤洗内裤,保持会阴部清洁干燥,避免感染,促进会阴部伤口愈合。

4. 居室环境　温度适宜,根据季节适当增减衣物,产褥期妇女容易出汗,应勤擦全身或沐浴,也要勤换衣服,保持身体清洁。

5. 新生儿护理　鼓励母乳喂养,要让新生儿频繁有效吸吮乳房,促进下奶和子宫收缩;控制新生儿体重下降在正常范围;帮助生理性黄疸消退;观察新生儿胎便排出时间和次数;观察小便次数和颜色等。教会新生儿家长沐浴、抚触、脐部护理和臀部护理等技能。

6. 产后复查　嘱产妇于产后 42 天回到医院进行产后复查。

（罗碧如　徐鑫芬）

# 第三节　产科紧急情况的处理

## 一、紧急分娩

【定义】

由于产妇产程突然加快,胎儿即将娩出,医务人员在没有充分接产准备的情况下产妇分娩。

【临床表现】

在病房或产房,先兆临产或临产的产妇主诉想排便,工作人员观察产妇会阴部,会阴部膨隆,能看到胎儿头部拨露,宫缩时拨露部分快速增大或已经到了即将娩出的程度。

【观察要点】

在岗的医务人员快速观察以下几点:

1. 产妇精神状态　神志是否清醒、是否非常紧张、恐惧,大喊大叫,配合程度如何、产妇是否有家属陪伴。

2. 产妇所处环境　产妇是在病床或产床上,还是在其他地方,如卫生间、转运的路途中。

3. 产妇其他情况　是否有阴道出血等情况。

【护理措施】

1. 紧急转运至分娩室　迅速让产妇躺下,如在病房发现产妇即将分娩,赶快让产妇躺在病床上或转运平车上转运至分娩室。工作人员至少有一名人员陪伴、观察、指导产妇,在岗的护士应该是年资高,经验相对丰富的人员守护、指导和安抚产妇,随时观察胎儿拨露情况,戴好手套应对突然发生的分娩。听诊胎心,观察胎儿情况,如果胎心异常,通知儿科医生到场,做好新生儿复苏准备。其他工作人员通知分娩室做好接产准备、通知电梯到指定楼层等待、病房大门打开,为迅速转运产妇做好准备。如病房有备用产包,应打开产包,将产单铺在产妇臀下,以备在转运途中胎儿突然娩出;如没有产包,可以使用无菌敷料,如无菌隔离衣、治疗巾等,铺于产妇臀下。

2. 转运途中紧急接生 转运途中遇产妇有宫缩,应嘱咐产妇做"哈气"动作,不要向下用力。产妇不能做"哈气"动作配合时,应用携带的无菌敷料(治疗巾、备用产包内任何无菌布料等),适当堵住产妇会阴部,减缓胎儿先露部娩出速度,以免产妇会阴发生严重裂伤和胎儿受伤。转运途中胎儿娩出时,迅速清理口鼻腔黏液,接产者可用手或携带的产包内吸球清理口鼻腔,无菌或清洁敷料擦干新生儿全身羊水、血迹,并迅速包裹新生儿为其保暖(如果在转运的路途中没有无菌敷料,可使用清洁的床单、中单、病人服等为新生儿擦干和保暖),没有无菌或清洁敷料包裹新生儿时,可放在产妇胸前为其保暖。迅速转运至分娩室继续后续的处理。

3. 在病房紧急接生 如果情况不允许将产妇转运至产房分娩,应准备好在病房接生。病房护士应通知产房助产士迅速到病房,电话通知时语言应精练,述说关键词,将地点、发生情况、诉求在短时间内说明白,使得助产士能够准确达到指定位置。助产士到达前,病房护士应做好相应的准备,如消毒产妇外阴、铺好产单、准备无菌手套、抽好缩宫素(第三产程给予产妇,预防产后出血,同时安抚产妇)等工作。如同病房还有其他产妇或孕妇,应暂时安排到其他房间。胎儿娩出后,迅速为其清理呼吸道,新生儿完成正常生理过渡后,注意包裹为其保暖。观察产妇,没有特殊情况时应转送母婴去产房,继续处理。到达产房以后,应迅速为产妇与新生儿进行相应处理。①产妇:为产妇重新清洁外阴,工作人员刷手、戴手套、铺产台,观察胎盘剥离征象;胎盘娩出后,检查胎盘、胎膜是否完整;检查软产道损伤情况(宫颈、阴道、尿道口、外阴等),如有裂伤需缝合止血。②新生儿:工作人员戴手套,消毒和结扎脐带。检查新生儿外观,观察有无产伤,是否有畸形等,为新生儿测身长、体重等,并将检查结果告知产妇,使其安心。在产房观察2小时后,母婴情况平稳回母婴同室病房继续休养。

4. 在分娩室紧急接生 在分娩室发生没有准备的胎儿突然即将娩出时,应让产妇平卧,迅速消毒会阴部(如果来得及冲洗清洁会阴的,仍按照正常接产程序进行),并有人陪伴指导产妇做"哈气"动作,减缓分娩速度,其他工作人员做好分工,相互配合完成接产(一名人员迅速手消毒、戴手套、穿好无菌手术衣,一名人员负责辅助接产人员打开产包铺台、提供生理盐水、消毒液、宫缩剂等)。

【健康指导】

1. 告诉产妇由于紧急分娩,产道没有充分扩张或胎儿快速通过产道时容易造成裂伤和阴道壁血肿,产后如感觉到肛门坠胀,应及时告知医务人员进行检查。

2. 产妇快速分娩后容易出现宫缩乏力,应注意有阴道大量流血情况,应及时通知医务人员;产妇情况允许,应尽快母乳喂养,通过新生儿刺激母亲乳房,促进子宫收缩减少出血。

3. 产道有裂伤者,应注意产妇的会阴部清洁,勤换内衣裤、卫生巾等。

4. 分娩后,产妇应注意休息,下床时防止发生直立性低血压和跌倒。

5. 产后42天回医院进行产后复查及新生儿复查。

## 二、肩难产处理

【定义】

胎头娩出后,胎儿前肩嵌顿在母体耻骨联合后方,用常规手法不能娩出胎儿双肩的少见急性难产。

【临床表现】

突然发生的,胎儿头部经阴道娩出后,不能自动顺利完成复位、外旋转,出现胎儿颈部回缩(乌龟征)、胎儿下颏紧贴产妇会阴部。

【观察要点】

1. 接产者等待一次宫缩,观察胎头是否能够自动复位,不能自动复位的应帮助胎儿外旋转复位,以使胎儿双肩径到达骨盆出口前后径上。

2. 观察是否有其他人员在产妇腹部加压,如有加压应立即停止。

【护理措施】

1. 接产者和在场的工作人员应冷静,呼叫其他医务人员提供帮助,同时做好新生儿复苏准备。

2. 助手协助产妇将大腿向其腹壁屈曲,尽可能使产妇的膝盖靠近腹部,以使产妇骨盆角度改变。该法可以使产妇骶骨连同腰椎展平,使原来阻塞产道的骶岬变平,并使胎儿脊柱弯曲,使胎儿后肩滑过骶岬,进一步下降到骶骨窝内,且缩小了骨盆倾斜度,使母体用力的方向与骨盆入口平面垂直;同时产妇耻骨向其头部方向靠拢,使受压的胎儿前肩松懈。此法有效时,正常牵引的力量可娩出胎儿。注意不应反复次数过多,避免增加胎儿臂丛神经损伤的概率。

3. 下压耻骨联合上方　助手在产妇耻骨联合上方按压,使胎肩内收,缩小双肩径,胎儿前肩通过产妇耻骨联合后方娩出。此法常常与屈大腿法同时应用,持续或间断加压使胎肩通过整个耻骨联合。

4. 旋转胎儿肩部　接产者用手指进入阴道,将胎儿前肩向胎儿胸部方向推或同样方法用手指从后肩的背后向胸前推,目的是缩小肩径,使其松动娩出。

5. 牵出胎儿后臂　接产者一只手进入阴道,找到胎儿后臂,并使胎儿手臂肘关节屈曲,以"洗脸"方式使胎儿后臂从胸前娩出,胎儿呈螺旋样旋转娩出。

6. 产妇手膝位　协助产妇从仰卧位迅速变为手膝位(双手掌和双膝着床,呈趴在床上姿势)。向下的重力和增大的骨盆真结合径(骨盆真结合径又称入口前后径,从耻骨联合上缘中点至骶岬上缘正中间的距离)以及骨盆出口后矢状径(骶尾关节至坐骨结节间径中点间的距离)可使胎肩耻骨联合下滑出。如果无效,可先借助重力轻轻向下牵拉胎头,先娩出靠近尾骨的后肩;如胎肩仍无法娩出,与上述4、5方法同时应用(旋转胎肩+牵后肩法),此时,胎儿前肩嵌顿亦解除,随即胎儿全部娩出。

7. 胎儿娩出后,如有窒息应立即进入复苏流程进行新生儿复苏。仔细检查新生儿是否有产伤(锁骨骨折、臂丛神经损伤等)。

8. 给予缩宫素预防产后出血,并严密观察宫缩情况。

9. 仔细检查产妇软产道有无损伤,如有裂伤应该仔细止血缝合。

【健康指导】

1. 产妇护理　同产后护理。

2. 新生儿护理　同正常新生儿护理,如有产伤应加强护理,如锁骨骨折的新生儿需保持功能位,产妇哺乳时或护理时,注意保护患肢,以免增加损伤及新生儿疼痛;为患儿沐浴时应由两个人操作,一人负责托抱起新生儿,一人负责沐浴,注意动作轻柔;为新生儿穿衣服时应先穿患侧上肢,再穿健侧上肢。

3. 产后42天回医院门诊进行产后复查。

## 三、新生儿窒息复苏

【定义】

新生儿窒息是指胎儿因缺氧发生宫内窘迫或娩出过程中引起的呼吸、循环障碍;或指新生儿娩出1分钟内无自主呼吸或仅有喘息。

我国新生儿窒息的诊断方案:Apgar评分要结合血气分析的结果做出窒息诊断。

1. 轻度窒息　Apgar评分1分钟≤7分,或5分钟≤7分,伴脐动脉pH<7.2。

2. 重度窒息　Apgar评分1分钟≤3分,或5分钟≤5分,伴脐动脉pH<7.0。未取得脐带血气分析结果的,仅Apgar评分异常,称之为低Apgar评分。

【临床表现】

窒息的新生儿可能出现以下一种或几种临床表现：

1. 肌张力低下　由于新生儿大脑、肌肉和其他器官供氧不足，导致肌肉张力下降。

2. 呼吸抑制　新生儿脑供氧不足导致呼吸抑制，表现为没有呼吸动作。

3. 心动过缓　由于新生儿心肌或脑干供氧不足导致心动过缓（心率慢）。

4. 低血压　心肌缺氧、失血或在出生前或分娩过程中胎盘灌注不足导致的新生儿血压低。

5. 呼吸增快　由于肺内液体吸收障碍导致。

6. 发绀　由于缺氧导致的低氧血症，新生儿皮肤颜色呈发绀。

【观察要点】

分娩前询问孕周，判断是否为早产，新生儿娩出后立即观察和评估以下几点：

1. 呼吸　新生儿是否大声哭了（表明已经顺利完成生理过渡）。

2. 羊水性状　后羊水是清亮的还是有粪染。

3. 肌张力　新生儿肌张力是好还是差。

【护理措施】

1. 如果新生儿存在窒息的高危因素，新生儿娩出前，助产人员应做好新生儿复苏的人员、环境、器械、药物准备。①关闭门窗，减少人员走动。室温调节到25~28℃；打开新生儿辐射暖台开关，提前预热，包裹新生儿的包被和衣服也要预热。根据新生儿孕周调节辐射台温度（足月儿调节到32~34℃或腹部体表温度36.5℃；早产儿根据其中性温度设置）。②通知儿科医生到场准备抢救。③检查吸氧、吸引、正压通气等装置在功能状态。新生儿按照复苏流程进行，见图1-8。

2. 新生儿出生后评估　新生儿的孕周、羊水性状、呼吸、肌张力等。

3. 羊水清者，如新生儿无呼吸或喘息的、肌张力低下的开始进入复苏流程。

（1）摆正体位、清理口鼻分泌物、迅速彻底擦干全身、给予触觉刺激，再次评估新生儿呼吸和心率。

（2）无呼吸或喘息或心率<100次/分者，给予正压通气30秒[足月儿复苏前90秒可使用空气（氧浓度21%）复苏]，同时助手将脉搏血氧饱和度仪探头安装在新生儿右上肢上，监测心率和血氧饱和度情况。

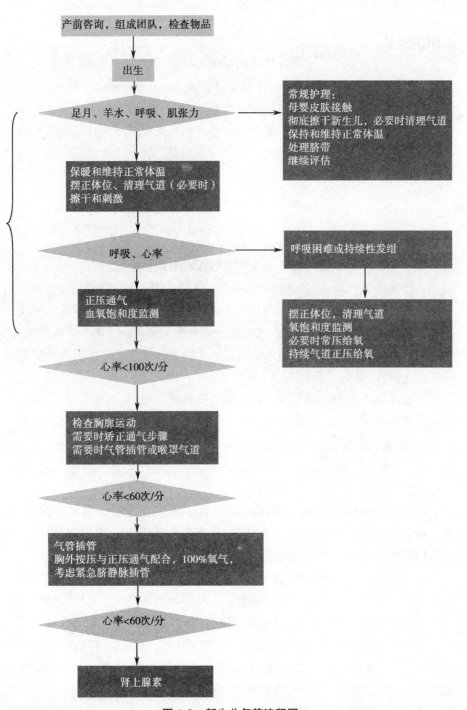

图 1-8 新生儿复苏流程图

**知识链接**

### 有关自动充气式气囊

　　自动充气式复苏气囊,国内最常见使用,因气囊一直处于充气状态,故称自动充气式气囊。气囊气体出口为单向,由单向阀门控制,挤压气囊时,阀门打开,呼气时阀门关闭,因此,自动充气式气囊不能在给新生儿常压时使用。

**知识链接**

### 使用自动式充气式气囊调节氧浓度

　　*复苏时用氧推荐:*产房最好有空气 - 氧混合仪和脉搏血氧饱和度仪。足月新生儿最初复苏可用空气复苏(氧浓度21%);早产儿开始复苏时使用30%~40%的氧,用空气 - 氧混合仪根据新生儿氧饱和度调整给氧浓度,使氧饱和度达到目标值。如果没有空气 - 氧混合仪可以通过调整自动充气式气囊,连接氧管和储氧袋,如,需要90%~100%氧气时,需将自动充气式气囊连接氧气管和储氧袋(安装螺纹管式储氧袋,氧浓度是90%,安装密闭式储氧袋,氧浓度是100%,氧流量调节到5L/min;需要40%的氧气时,连接吸氧管将储氧袋去除即可)。

　　(3)评估新生儿心率,心率在60~100次/分的,给予矫正通气步骤(矫正通气步骤有以下5个:摆正新生儿体位、使新生儿口微张开、再次清理气道、将面罩扣紧在新生儿面部、适当增加压力),之后再做30秒的正压通气。

　　(4)评估心率,心率<60次/分时给予气管插管,气管插管下正压通气+胸外按压(需要2个人同时配合操作,一人负责胸外按压,一人负责配合通气),操作持续45~60秒,同时提高氧浓度至100%。

　　(5)再次评估心率,心率仍低于<60次/分时,给予1:10 000肾上腺素(用10ml空针抽取1ml肾上腺素,再抽取9ml生理盐水,即为1:10 000浓度的肾上腺素,给药途径首选脐静脉给药,按照0.1~0.3ml/kg计算给药,给药速度为快速给药。通过脐静脉给药时需提前在无菌情况下置入脐静脉导管),继续正压通气+心脏按压,同时观察脉搏血氧饱和度仪显示的心率数值和血氧饱

和度数值。

（6）如心率继续低于 60 次 / 分,新生儿股动脉搏动弱、皮肤毛细血管充盈度大于 3 秒,结合产妇病史,如有失血情况,如胎盘早剥、脐带断裂等,因考虑新生儿可能存在低血容量,可给予生理盐水,按照 10ml/kg 计算,通过脐静脉给予扩容治疗,速度为 5~10 分钟静脉推注,同时继续正压通气和胸外按压。

（7）当新生儿心率 >60 次 / 分,<100 次 / 分时,停止胸外按压,继续正压通气,观察血氧饱和度,达到目标值可以调低氧浓度至 60%。

（8）心率 >100 次 / 分时,停止正压通气,血氧饱和度达到目标值,新生儿有自主呼吸时,拔掉气管插管,继续观察新生儿和给予新生儿结扎脐带、检查身体外观、测量身长、体重等护理。

## 知识链接

### 脐静脉置管

脐静脉置管是新生儿复苏时最快速、直接的静脉通路。脐静脉置管时,操作者需要戴手套,进行无菌操作置管。具体操作步骤:用碘酒棉签消毒脐带,先以脐轮为中心向上消毒脐带 5cm,之后放射状地消毒腹部皮肤直径 5cm,用 75% 乙醇棉签脱碘 2 次,范围不超过碘酒消毒范围。用丝线沿脐带根部打一个松松的线结,用无菌脐带剪剪断脐带(脐带残端留 2cm 左右),如果脐带出血多,可将线结拉紧止血。用生理盐水充满 3.5F 或 5F 的脐静脉导管,连接三通和 3ml 注射器,关闭连接脐静脉导管的三通,防止液体流失和进入空气。将导管插入脐静脉(脐静脉为管腔大而壁薄的,另外两个管腔细、管壁厚的是脐动脉),插入脐静脉导管深度 2~4cm (早产儿插入深度应该更浅),打开三通,抽吸回血,见回血后再推入药物。导管不可插入太深,因注入的液体可直接进入肝脏,造成对肝脏的损伤。给药或扩容后可以撤出或保留导管。如撤出导管,将脐带上的线结慢慢拉紧,防止脐带出血。

4. 羊水有粪染者,首先评估新生儿是否有活力(新生儿有活力为:呼吸有力、心率 >100 次 / 分、肌张力好,反之有一项不符合者均称为新生儿没活力),如新生儿有活力,说明新生儿已经顺利完成生理过渡,进行常规护理。如新生儿没有活力,进行以下操作:①摆正体位、给予气管插管(气管插管在 20 钟内完成),连接胎粪吸引管,清理气道、迅速彻底擦干新生儿身上的羊水、血迹,如果没有反应,给予触觉刺激 1~2 次,观察新生儿反应;②评估新生儿呼吸和心率;③以下步骤同足月、羊水清。

5. 早产儿复苏时注意事项 ①室温和新生儿辐射暖台提高到适宜早产儿的温度。②所有复苏物品选择早产儿的,如复苏气囊面罩、喉镜叶片、气管插管等。③复苏起始给氧浓度为低浓度氧,一般为 30%~40%,如果有空氧混合仪可以直接调节所需氧浓度。如果没有空氧混合仪,可将氧流量调节到 5L/min,将吸氧管连接到复苏气囊上,将复苏气囊的储氧袋去掉,输出的氧气浓度约为 40%。④至胸外按压时,提高氧浓度至 100%,其他复苏流程同足月儿。⑤如有 T-组合复苏器,早产儿复苏时使用更佳。事先调节氧气浓度至所需浓度、吸气峰压($20\sim30cmH_2O$)、呼气末正压($5cmH_2O$),需要给予正压通气时使用,可以减少因使用气囊给予的压力过大造成对早产儿肺部的伤害,但使用 T-组合复苏器的缺点是,正压通气过程中如需要调节压力,需停止复苏措施进行调节。

6. 复苏后护理 接受复苏的新生儿在生命体征恢复正常后仍有再恶化的可能,一旦足够的通气和循环建立,应给予新生儿密切监护和护理(监测血氧饱和度、心率、血压、血糖、血气分析等)。

## 知识链接

### 新生儿窒息高危因素

1. 产前因素 产妇有糖尿病、高血压、既往有死胎或死产史、妊娠期出血、合并心/肾/肺疾病、甲状腺功能亢进、羊水异常、胎儿畸形、过期妊娠、多胎妊娠、孕妇未行产前检查、孕妇使用禁用药物或吸毒、年龄 <16 岁或 >35 岁等。

2. 产时因素 急诊剖宫产、手术助产、臀位分娩、急产、早产、羊膜炎、胎膜早破、第一/第二产程延长、巨大儿、胎心持续过缓、胎心监护图形异常、产妇使用全身麻醉剂、子宫强直收缩、分娩前 4 小时用过麻醉药、羊水粪染、脐带脱垂、前置胎盘、胎盘早剥、明显的产前出血等。

【健康指导】
1. 新生儿正常后同一般新生儿护理。
2. 教会新生儿父母如何观察和护理新生儿。
3. 嘱产妇产后 42 天时带新生儿回医院做检查。

知识链接

**新生儿出生后 1~10 分钟血氧饱和度目标值**

1 分钟 : 60%~65%

2 分钟 : 65%~70%

3 分钟 : 70%~75%

4 分钟 : 75%~80%

5 分钟 : 80%~85%

10 分钟 : 85%~95%

（姜梅）

# 第四节 产褥期护理

【定义】

从胎盘娩出至产妇全身各器官（除乳腺外）恢复或接近正常未孕状态所需的一段时期，称产褥期。这个时期需要 6~8 周，最近的研究表明，对某些产妇而言，适应母亲的角色，从分娩后恢复可能需要更多时间。

【临床表现】

1. 生命体征

（1）体温：产后体温多在正常范围内。若产程延长致过度疲劳等情况下，体温可在产后 24 小时内略升高，一般不超过 38℃。产后 3~4 天出现乳房血管、淋巴管极度充盈，乳房胀大，也可伴发热，称为泌乳热，一般仅持续数小时，最多不超过 24 小时，体温即下降，不属病态，但需排除其他原因尤其是感染引起的发热。

（2）脉搏：产后由于子宫胎盘循环停止及卧床休息等原因，产妇的脉搏略缓慢，每分钟 60~80 次，约于产后 1 周恢复正常。产后脉搏加快应注意体温、恶露等情况。产后体温不高而脉搏加快，常是产后出血的早期表现，应引起足够重视。

（3）呼吸：产后腹压降低，膈肌下降，产妇由妊娠期的胸式呼吸变为胸腹式呼吸，使呼吸浅慢，每分钟 14~16 次。

（4）血压：正常分娩出血不多者，血压于产褥期平稳，变化不大。妊娠期高血压疾病产妇的血压于产后逐渐恢复。产后血压下降的最常见原因为产后出血,严重者可发生休克甚至死亡。对有妊娠合并症的产妇应注意血压变化。子痫前期患者产后血压不稳定,有发生产后子痫的可能,但血压大幅度下降可能导致休克。妊娠合并心脏病者需严密观察患者生命体征,产后心力衰竭易造成血压下降,严重时将危及生命。

(5)产后会阴疼痛:对于经阴道分娩后有产后会阴疼痛的妇女,疼痛来自撕裂伤、外阴切开术和随后的修复及罕见水肿所致的会阴不适和疼痛。

2. 子宫复旧 胎盘娩出后,子宫收缩,子宫体圆而硬,产后当日宫底一般在脐下1~2横指。产后第1天由于盆底肌肉张力恢复,使宫底稍上升,达脐部水平,以后每天下降1~2cm,至产后10天左右子宫降入骨盆腔内,此时腹部检查于耻骨联合上方扪不到子宫底。哺乳者较不哺乳者子宫下降速度快,因此,提倡母乳喂养,由产妇亲自喂哺,有利于子宫复旧和产后恢复。

3. 产后宫缩痛 在产褥早期因子宫收缩引起下腹部阵发性疼痛称产后宫缩痛(after-pains)。子宫在疼痛时呈强直性收缩,于产后1~2天出现,持续2~5天自然消失。产后疼痛由连续的子宫收缩引起,这种现象在经产妇和哺乳的妇女中更常见。多次的分娩会降低子宫张力,与初产妇相比,她们会有更强烈的疼痛。对于哺乳的妇女,新生儿的吸吮促进神经垂体分泌催产素。催产素的释放不仅引起泌乳反射,同时也引起子宫收缩。嘱产妇经常排尿,防止膀胱上升到子宫的位置,可以减轻疼痛。用加热垫或在俯卧时在下腹部放置枕头或毯子也可以减轻疼痛。

4. 恶露 产后随子宫蜕膜(特别是胎盘附着处蜕膜)脱落,含有血液、坏死蜕膜等组织经阴道排出,称恶露。恶露因其颜色、内容物及时间不同,可分为以下几种:

(1)血性恶露:血性恶露量多,色鲜红,含大量血液,有时有小血块并含少量胎膜及坏死蜕膜组织。镜下见大量红细胞、坏死蜕膜及少量胎膜。一般持续3~7天后出血逐渐减少。浆液增加,转为浆液恶露。

(2)浆液性恶露:由于子宫出血减少,含多量浆液,色淡红。同时含有较多的坏死蜕膜组织、宫颈黏液、阴道排液及细菌等。镜下可见较少量红细胞及白细胞。浆液性恶露一般持续10天左右,其后浆液逐渐减少,白细胞增多,变为白色恶露。

(3)白色恶露:由于子宫内膜修复,子宫出血停止,恶露呈白色、质黏稠。含大量白细胞、坏死蜕膜组织、表皮细胞及细菌等。白色恶露约持续3周。

正常恶露有血腥味,无臭,一般持续4~6周,总量个体差异较大,通常为

250~500ml,子宫复旧不全或宫腔内有胎盘残留、多量胎膜或合并感染时,恶露量增多,血性恶露持续时间延长并有臭味,应及时给予处理。

5. 褥汗　产褥早期皮肤的排泄功能旺盛,产妇常在饭后、活动后、睡觉时和醒后大量出汗,尤以夜间睡眠和初醒时更为明显,称为"褥汗"。这是产妇自身调节的生理现象,机体将妊娠期间积聚在体内的水分通过皮肤大部分排出体外,这是产后的正常现象,不属病态,无需太过担心,只需要保持干燥和清洁,无需控制液体入量。一般在产后 1~3 天较为明显,常于产后 1 周内自行好转。此期间建议产妇穿着纯棉衣服、勤更换,避免受凉。

6. 排泄

（1）排尿增多和排尿困难:产后 2~3 天,由于机体排出妊娠时潴留的液体,产妇往往多尿。但因分娩过程中膀胱受压使其黏膜水肿、充血、肌张力降低,加之会阴切口疼痛,产后容易发生排尿困难,特别是产后第 1 次排尿,容易发生尿潴留及尿路感染。

（2）便秘:产褥期容易发生便秘,为产妇卧床时间长而活动少、肠蠕动减弱、腹直肌及骨盆底肌松弛而引起。

（3）痔疮:在产后 24~48 小时,之前患有痔疮的产妇会出现肛门周围疼痛。在第二产程期间,痔疮可能会破损或变得水肿。减轻疼痛的方法除冷水坐浴和温水坐浴之外,冷敷、中成药局部贴敷、痔疮膏、止痛药或麻醉喷雾或膏剂、温水坐浴、安那素栓等常被联合应用。外痔可能会退回到直肠内,直肠括约肌的收缩可以向它们提供支持,同时使它们停留在直肠内。有深度撕裂伤,特别是撕裂伤穿透直肠括约肌的妇女,对于排便时的疼痛带有恐惧。

7. 乳房改变

（1）乳头皲裂:哺乳产妇尤其是初产妇在最初几日哺乳后容易产生乳头皲裂,大多数是因为哺乳姿势不当引起。乳头皲裂时,表现为乳头发红、裂口,有时有出血,哺乳时疼痛。

（2）乳房胀痛:乳房的肿胀是由于乳汁淤积和血管充血的共同作用。通过淋巴的作用和血管的淤滞导致了更进一步的淤积。随着乳汁的逐渐充盈,乳房肿胀大约发生在产后第 3 天,持续将近 24~48 小时。乳房变得膨胀、紧张,不能被触碰。乳房皮肤发烫,可在乳房皮肤上清楚看到血管。乳头更加坚硬,使其更难被新生儿含住。对于一些妇女尤其是那些在照顾新生儿方面有困难或没有很好乳房支托的妇女而言,乳房的敏感会变成疼痛。尽管乳房肿胀不是炎症,但是与乳汁相关的新陈代谢增加会引起体温的升高。

当妇女因各种原因不宜哺乳时,可使用药物的方法帮助回奶。一些其他方法可以被用来减轻不适,抑制乳汁的生成,如穿带有支托性的内衣,冰敷、使用止痛药等。

8. 其他改变

(1)体重减轻:由于胎儿及胎盘娩出,羊水排出及产时失血,产后体重约减轻6kg。产后第1周,由于子宫复旧、恶露及汗液,尿液的大量排出,体重又下降了约4kg。

(2)下肢静脉血栓形成:少见。由于产妇的血液处于高凝状态,加之产后疲惫虚弱、切口疼痛致卧床时间较多,使得下肢静脉血液循环缓慢,血液易淤积于静脉内,形成静脉血栓。表现为下肢体表温度下降或感觉麻木,患侧肢体有胀痛感。

(3)疲乏:由于产程中不适及用力、频繁的检查、哺乳及新生儿护理活动导致睡眠不足,使得产妇在产后的最初几天感到疲乏。表现为精神不振,自理能力降低及不愿亲近新生儿等。

【辅助检查】

根据产妇情况选择必要的血液、尿液和超声检查。

【评估与观察要点】

1. 健康史 产妇的健康史应该包括对妊娠前、妊娠过程和分娩过程进行全面评估。

(1)妊娠前:产妇的身体健康状况,有无慢性疾病。

(2)妊娠期:有无妊娠期的并发症或合并症。

(3)分娩期:分娩是否顺利、产后出血量、会阴撕裂程度、新生儿出生后的Apgar评分等内容。

2. 观察要点

(1)生命体征:观察体温、脉搏、呼吸、血压等情况。

(2)产后出血量:观察产后出血的量、性状、颜色,是否有肛门坠胀感等情况。

(3)生殖系统:评估子宫底高度及复旧情况;观察恶露的量、颜色及气味;评估产后会阴是否有水肿、红肿、硬结及分泌物等情况。

(4)排泄:评估产后膀胱充盈情况,是否及时排尿,尿量;评估产后是否及时排便,是否有便秘症状。

(5)乳房:评估乳房的类型,有无乳头平坦、内陷;乳汁的量和质,乳汁是否满足新生儿的需要;乳房是否有胀痛和乳头皲裂。

(6)新生儿:评估新生儿喂奶后是否满足、安静,小便、大便及体重增长情况。

3. 心理 - 社会状况

（1）评估产妇的心理状态：产妇对分娩经历的感受；对自我形象恢复的满意度等；对母亲角色的适应；评估母亲能否正确理解孩子的行为；评估产妇的年龄、健康状况、社会支持系统、经济状况、性格特征、文化背景等因素对产后心理状态的影响。

（2）社会支持：评估家庭氛围、各家庭成员角色及亲情等关系。

【护理措施】

1. 心理护理　因受体内雌、孕激素水平急剧下降，产后心理压力及疲劳等因素影响，产妇在产后 2~3 日内发生轻度或中度的情绪反应。需要及时关注产后的情绪变化和心理反应，给予及时的心理支持，帮助产妇及时渡过产后压抑期。

2. 产后 2 小时内的护理　由于产后 2 小时内是产后出血、产后子痫和产后心力衰竭等并发症的好发时期，因此有"第四产程"之称。产妇和新生儿在此期应留在产房密切观察，分别于产后 15 分钟、30 分钟、60 分钟、90 分钟、120 分钟监测生命体征，包括血压、脉搏、阴道出血量、子宫高度、膀胱充盈情况，及早发现出血和休克。鼓励产妇及时排空膀胱，与新生儿早接触、早吸吮，以便能反射性引起子宫收缩，减少出血量。一般于产后 2 小时返回病室，做好交接班，提供相应记录，回病房后，护士仍需勤巡视产妇和新生儿，尤其是产后 6 小时内。

3. 营养支持　产后营养与膳食对保证产妇身体恢复、促进乳汁分泌和保证新生儿需要至关重要。因分娩时体力消耗及失血，因此产后可让产妇进流食或清淡半流食，以后可进普通饮食。由于产后胃肠功能较差，为保证营养应少食多餐，每天除三餐外增加 2~3 次辅食，以增加热量和营养素供给。食物应富于营养、足够热量和水分。

4. 排便及排尿护理　阴道产的产妇，分娩后要饮温热水，鼓励、督促尽早排尿，最好于分娩 4 小时内就排尿，最多不超过产后 6 小时，如有尿意不能自排者，适时采取措施帮助排尿，如热敷下腹部、温开水冲洗外阴、按摩膀胱等。产后 6 小时有尿仍不能自排者，应给予相应处理，必要时导尿。24~48 小时排大便，增加粗纤维饮食的摄入，多饮水果、蔬菜，保持排便通畅，必要时给予粪便软化剂。

5. 会阴护理　保持外阴清洁，协助和指导产妇更换消毒卫生巾；发现伤口红、肿、硬结者通知医生及时处理，可用 50% 硫酸镁湿热敷或红外线照射等理疗方法；有侧切伤口者，指导健侧卧位，以保持伤口清洁干燥。

6. 专科护理

（1）生命体征的观察及护理:产后1周内应注意体温变化,每天测量2次,同时监测脉搏、血压的变化。对高血压、心血管系统疾病患者应遵医嘱增加监测次数,发现异常情况时及时处理。

（2）子宫复旧与恶露的观察及护理:产后1周内应在每天同一时间手测宫底高度,以了解子宫复旧情况。测量前嘱产妇排空膀胱,取仰卧位,两腿屈曲放松。先按摩子宫使其收缩后,再测耻骨联合上缘至宫底的高度,可用皮尺测量(以厘米表示),也可以体表标志表示,如脐下几横指、耻骨联合上几横指等。同时观察恶露的量、颜色及气味。若子宫复旧不全,恶露增多,色红且持续时间延长时,应行B型超声、血常规、血hCG检查等,排除异常情况,并及早给予子宫收缩药,同时建议产妇饮食中注意避免用活血、逐瘀等中成药。若合并感染,恶露有腐臭味且有子宫压痛,血象高者应给予抗生素控制感染,并根据细菌培养联合药敏试验结果调整抗生素。产后当天,禁止用热水袋外敷止痛,以免子宫肌肉松弛造成出血过多。

7. 产后避孕　避孕是选择合适的药具,用科学的方法影响受孕条件,达到不受孕的目的。避孕主要是抑制精子与卵子产生;阻止精子与卵子结合,使子宫环境不利于精子获能、生存或不适宜受精卵着床和发育。避孕方法可以是可逆的或永久的,目前我国常见避孕方法有宫内节育器、激素避孕、屏障避孕、绝育术、自然避孕、紧急避孕等。

由于分娩后妇女生殖道的解剖和生理功能逐渐恢复到未孕的状态需要6周时间,因此在产后6周内应严禁性生活,避免生殖道感染。哺乳期妇女有生理性闭经,在月经恢复以前容易忽视避孕的问题,导致意外妊娠,故在产后应重视避孕。在哺乳期内应选择不影响乳汁质量,对婴儿健康无不良影响的避孕方法。

（1）产后或哺乳期可选用的避孕方法:①避孕套:由于避孕套不影响乳汁的分泌,所以对于产后特别是哺乳期妇女,避孕套是比较好的避孕方式。②含孕激素避孕药物:产后6周以后可以选择含孕激素的避孕药物避孕,如长效避孕针、皮下埋植剂,该方法使用方便,不影响乳汁的质量,不良反应小。③宫内节育器:一般来说宫内节育器在阴道分娩3个月以后,剖宫产6个月以后可放置。但也可在分娩或剖宫产后立即放置,产后即刻放置宫内节育器需关注宫内节育器脱落的问题,如加入固定装置可以明显降低产后即刻放置宫内节育器的脱落率。对于哺乳期妇女放置宫内节育器,因哺乳期卵巢功能低下,子宫小而软等特点,在放置宫内节育器时应避免子宫穿孔,哺乳期闭经妇女在放置宫内节育器时应先排除妊娠以后才能放置。④外用杀精剂:可以选用外用杀精剂用于产后避孕。⑤哺乳闭经避孕：一方面哺乳为婴儿提供理想和无菌的营养品，可增加婴儿对一些疾病的免疫力；另一方面哺乳可抑制排卵，有避孕的效果。如果产后满 6 个月，月经复潮、开始给婴儿添加辅食，则需要选择其他避孕方法。

（2）产后或哺乳期不宜采用的避孕方法：由于长效或短效复方口服避孕药含有雌、孕激素的复合物，故哺乳期均不宜使用。复方口服避孕药能使乳汁分泌减少，并使乳汁内的蛋白质及脂肪含量减少，乳汁的营养成分受影响，所以在产后哺乳期内，月经恢复之前，不宜口服复方短效和长效避孕药。在哺乳期内由于阴道较干燥，不适用避孕药膜。产后或哺乳期也不宜选择安全期避孕的方法。

8. 产后活动　产后卧床休息时应在床上活动，如翻身、抬腿、收腹、提肛等，并尽早下床活动。

【健康指导】

1. 饮食起居　告知产妇居室应清洁通风，合理饮食，保持身体清洁。注意休息，至少 3 周后才能进行家务劳动。

2. 适当活动及产后康复锻炼　告知产妇产后尽早适当活动及产后康复锻炼的意义。可以结合产妇自身的情况，运动量由小到大，由弱到强循序渐进练习。

3. 出院后喂养　指导产妇充分知晓母乳喂养的重要性；教会产妇注意乳房卫生，上班的产妇可以挤出乳汁存放于冰箱内，婴儿需要时由他人哺喂，下班后及节假日坚持自己喂哺；告知产妇及家属如遇到喂养问题可选用的咨询方法，如医院的热线电话、保健人员、社区支持组织的具体联系方法和人员等。

4. 计划生育指导　产妇知道产后 42 天之内禁止性交，若产后已恢复性生活，应采取避孕措施，哺乳者以工具避孕为宜，不哺乳者可选用药物避孕。

5. 产后检查指导　告知产妇于产后 42 天带孩子一起来医院进行一次全面检查，以了解产妇全身情况，特别是生殖器官的恢复情况，婴儿发育情况。

（徐鑫芬）

# 第五节　新生儿母亲床旁护理

## 一、实施新生儿在母亲床旁护理的意义

1992 年以来，爱婴医院在中国各省市先后创立，遵照世界卫生组织促进母

乳喂养成功十条措施,各个爱婴医院中开设母婴同室病房,取消婴儿室,新生儿24小时和母亲在一起,起到了促进产妇下奶、保证按需哺乳、观察和护理新生儿、促进母婴情感联络和产妇心理健康的作用。在保证母婴同室的同时,新生儿24小时和母亲在一起,治疗和护理导致的母婴分离每天累计不超过1小时,因此,母婴同室的护理逐渐出现了新生儿在母亲床旁进行护理的模式,减少母婴分离时间,同时也保证了新生儿安全。

## 二、实施新生儿母亲床旁护理的硬件条件

### (一)母婴同室环境

以"母—婴"不分离式的床旁护理为模式,提供母亲、新生儿及整个家庭的参与模式和个性化临床护理支持与服务为基础,实现温馨、舒适、安全的产后病房休养为目的。

### (二)床位配置和床护比

产科设立母婴同室病房,取消婴儿室。产妇分娩后,同新生儿回母婴同室病房休养。病室内放置成人病床,每个病床配置一张新生儿床,母婴床单位面积不小于 $6m^2$。每对母婴(一张成人床,一张婴儿床)护士人力按照床护比1∶0.6配置。

### (三)相应的护理设施

新生儿护理在母亲床旁进行,由于取消了集中为新生儿沐浴、抚触、治疗和处理等,每一名新生儿的护理都是在母亲床旁进行,比以往的工作量加大,相应的护理设施应配备沐浴车、护理车、治疗车、抚触车等,方便护士操作,减轻护士的体力消耗。保证病房热水供应,方便产妇使用,室内有温控设备,如空调、暖气等保证室温适宜母婴休养,母婴同室温度以 22~24℃ 为宜。

## 三、新生儿母亲床旁护理的具体实施

母婴床旁护理是以家庭为中心的护理方式的体现,保证24小时母婴不分离,新生儿护理活动全部在产妇床旁进行,为新生儿安全及产妇按需哺乳提供条件。

### (一)产妇护理实施内容

1. 生活护理　按照护理级别要求实施生活护理,协助产妇进食、饮水、排泄。

2. 护理观察　严格按照护理规章制度进行工作,产前、产后根据不同情况实施针对性观察和护理,包括高危妊娠、产科合并症、产程进展、剖宫产术

后、产后、高危妊娠产后、孕产妇心理。

3. 母乳喂养　指导并告知母乳喂养的好处及有关知识，纠正不正确的喂奶姿势和含接姿势，鼓励和支持产妇在婴儿 6 个月以内进行纯母乳喂养。

4. 健康指导教育　有针对性、有计划地进行健康指导，涉及产前、产后、合并症、入室教育、出院健康指导、母乳喂养知识、新生儿护理技能及知识。

5. 护理技术操作　导尿、备皮、静脉取血、静脉抽血、皮试、肌内注射，会阴冲洗等。

6. 安全教育及防范　如产妇、新生儿身份识别，防火，防盗，防摔倒等。

7. 心理疏导　床旁护理的开展使护士有更多时间与孕产妇接触，及时了解孕产妇心理情况，及时开展心理护理。

**（二）新生儿在母亲床旁护理实施内容**

新生儿 24 小时同母亲在一起，对于新生儿的日常护理，应做好安排。每日晨护理交班、查房之后进行对母婴的观察和护理。产妇护理按照常规进行。白班护理人力配备充足，一般新生儿护理操作，如沐浴、抚触等安排在白班进行。

1. 新生儿护理内容

（1）母乳喂养：床旁护理开展使产妇可随时了解小儿的需求，便于产妇母乳喂养。护士帮助、指导、协助母乳喂养。

（2）观察与监测：护理人员观察和监测新生儿生命体征、母乳喂养、排泄、黄疸、体重变化、脐带脱落、精神状态等情况。床旁护理使产妇密切接触自己孩子，观察婴儿变化，及时发现问题并反馈给医护人员。

（3）安全：使用安全标识，各种标识填写正确、无遗漏。如新生儿系在衣服上的腰牌，脚上的腕带，电子床位图、病历上的有关记录等。

（4）操作：实施各种床旁护理操作，如接种疫苗、采集足跟血、口服给药、沐浴、抚触、脐部护理、测量体重、换尿布、测听力等。

2. 实施新生儿在母亲床旁护理

（1）沐浴：安排在上午进行。沐浴前，责任护士做好相关准备，如关闭门窗，检查室温是否在 26~28℃或使用暖灯等。准备新生儿沐浴用物，如清洁的衣服、一次性尿裤、沐浴液、润肤露、脐带消毒物品等。用沐浴车和新生儿家庭为新生儿准备的沐浴盆，打好沐浴用水（每个婴儿一个盆，不得混用），水量要达沐浴盆容量的 1/2~2/3，用水温计测温，水温控制在 39~41℃（由于沐浴水准备好后还要检查新生儿，测体重等，准备的水温稍高，沐浴时水温 38℃为宜）。在沐浴过程中，整个操作可以示范给产妇或家属，一边操作一边将新生儿沐浴的注意事项告诉产妇和家属,做到健康教育与操作同步完成。检查新生儿脐部有无渗血等,用75%消毒棉签将脐窝内的分泌物擦干净,暴露脐部,促进脐带残端干燥和脱落。沐浴之后,由医辅人员将沐浴车推出病室,倒掉沐浴水,清洁浴盆晾干备用。

(2)新生儿抚触:在做新生儿抚触时,可以给产妇一个娃娃(模型),让产妇跟着一起学,同沐浴一样,责任护士边做边将新生儿抚触的要领和注意事项告诉产妇。

(3)疫苗接种:新生儿回到母婴同室,责任护士核对新生儿腕带,完成与产房人员的交接,为符合接种条件的新生儿进行乙肝疫苗接种。24小时后,为符合条件的新生儿接种卡介苗,疫苗接种均在母亲床旁进行,接种完毕后,将接种疫苗后可能出现的反应和注意事项告诉产妇。

(4)听力筛查:新生儿住院期间进行听力筛查,如有异常,在告知产妇的情况下,带新生儿到听力筛查专用房间进行复测。

(5)采集足跟血:责任护士准备用物,带用物至新生儿床旁,与新生儿母亲核对新生儿腕带,告知产妇操作目的。为新生儿摆好体位,露出足部按照规范进行足跟血采集,如果操作中新生儿哭闹,应给予安抚。如果准备操作时产妇正在母乳哺喂新生儿,也可以让产妇继续哺喂,同时进行足跟血采集。新生儿吸吮可以减轻其痛苦。

(6)新生儿日常护理:观察生命体征、换尿布、观察臀部皮肤、喂药、加奶(采取乳旁导管加奶)等,均在新生儿母亲床旁进行。

## 四、母婴同室的健康教育实施

### (一)健康教育的制度

健康教育是护理工作的一个重要组成部分。向产妇及家属宣传健康知识,指导他们改变不健康的观念,教育学会自我护理的知识及技巧,以良好的心态应对生活中变化。

1. 责任护士对产妇制订健康教育计划,有针对性地进行健康指导,产妇入室后做好护理,同时根据产妇实际情况如简要介绍子宫收缩的特点,产后按时解小便的重要性,以后休养期间指导产后注意事项等。

2. 每日有计划地进行母乳喂养宣传教育及指导,至产妇出院时掌握母乳喂养相关知识及技巧。

3. 利用床旁教育便捷特点,开展形式多样的健康教育,可以利用教具进行教育,如抚触、沐浴时用模型娃娃讲解,母乳喂养教育时用乳房模型等,还可利用病房墙壁宣传板、宣传栏、宣传册,深入浅出地让产妇了解母婴护理知识。

4. 责任护士每日对前一日教育内容进行评价,评估产妇掌握情况,做到教育有记录,评价有记录,对前一日没有掌握的教育内容给予重新教育,直至掌握。

5. 床旁健康教育要结合个性化指导。护理人员根据产妇的文化程度,民族、宗教信仰等或有特殊要求的孕产妇及涉及隐私的问题,进行个别指导。

**(二) 健康教育的内容**

1. 产后健康教育　产妇分娩以后,身体疲惫,身体内环境需要进行比较大的调整,护士对产妇进行准确的身心评估,根据产妇需求分时段介绍注意事项。产后第一天告知子宫收缩、恶露排出的特点及母乳喂养的好处,早吸吮、按需哺乳的定义和重要性,母婴同室的好处,母亲正确的喂奶体位及婴儿含接姿势,如何保证充足乳汁、按需哺乳的重要性,分娩后的休息、饮食、卫生、活动指导。产后第二天检查并纠正母亲喂奶体位及新生儿含接姿势、新生儿抚触的方法及意义、新生儿生理性体重下降的正常范围及异常时指导、新生儿黄疸的发生原因及处理方法、新生儿沐浴的方法、脐带护理的方法、臀部护理的方法。产后第三天告知产后避孕的指导、什么是恶露持续时间、新生儿乙肝疫苗和卡介苗接种的注意事项、母婴分离时如何挤奶等。告知注意婴儿的卫生、皮肤护理,出现生理性的黄疸等正常生理情况的原因及应该如何应对,并注意观察新生儿各项体征的变化,自然分娩的产妇提倡早下床活动,促进子宫收缩,同时注意会阴部卫生。如是剖宫产产妇则告知注意手术切口处卫生,防止感染,下床活动的时间可以适当延长。

2. 出院健康教育　为产妇做出院指导,告知产妇注意会阴部卫生,注意产后避孕,坚持纯母乳喂养 6 个月,并调整好饮食,做到合理搭配。注意新生儿的喂养、观察大小便情况。嘱其出院 42 天后回医院复查,以了解产妇子宫复旧情况、婴儿的发育生长情况及婴儿计划免疫的情况,告知母乳喂养支持组织及热线电话等。

**(三) 评价健康教育的效果**

责任护士按照健康教育计划执行,并在工作中注意观察和了解健康教育的效果,如母乳喂养教育和指导后,第一天应对前一天的教育内容及产妇掌握的程度进行了解,如果产妇没有掌握或掌握不全面,应给予进一步教育。

**(四) 实施健康教育注意事项**

实施健康教育时,应根据产妇年龄、文化、职业、性格、病情上的差异,运用不同的沟通技巧,真诚的微笑和得体的问候,自然的交谈,措辞恰当有感情。

例如,在产妇入院时,护士可对其进行入院介绍,详细讲解有关入院的注意事项,母婴同室住院制度,并询问有关产妇的健康资料,在较短时间内,对产妇基本情况有初步的了解。进行有效的沟通可及时了解产妇心理活动,护理人员针对产妇的情况,具体给予心理护理。掌握好健康教育的时机,产妇疲劳或病情加重应让产妇休息,待到产妇体力恢复或需要具体指导时再进行。还可利用微信等通信工具,在产妇出院后继续延续护理,给予指导。

## 五、新生儿母亲床旁护理的益处

1. 产妇心理得到满足,促进母婴情感联系。
2. 减少母婴分离机会,满足了产妇及家属的需求。
3. 为产妇能够按需哺乳提供了条件,促进产妇下奶。
4. 消除新生儿安全隐患(减少抱错、丢失或交叉感染的机会)。
5. 产妇是婴儿最好的观察者和护理者,婴儿得到细致的观察和护理。
6. 对产妇健康教育实施的效果好,同时节约了护士的时间。
7. 产妇及家属对护理工作满意度提高。
8. 护士工作更加仔细和自律。

## 六、母婴同室工作中预防新生儿感染措施

1. 用过的新生儿被服、衣物等应单独放置,不得与产妇用过的衣物混放。
2. 新生儿出院后,床单位、外出转运车按终末消毒要求处理。
3. 母婴同室房间均备有手消毒剂,方便工作人员和产妇及家属使用。
4. 新生儿称体重时做到一婴一巾一消毒,体重秤每周定时用含氯消毒剂擦拭消毒一次。
5. 新生儿沐浴车、护理车等用后擦拭干净,每周定时用含氯消毒剂擦拭一次。
6. 新生儿专用梳子用后置于 0.5% 含氯消毒剂中浸泡 30 分钟后清洗、晾干备用。
7. 新生儿床内不应放置除新生儿用物以外的其他物品。
8. 新生儿沐浴要一婴一盆(使用公用沐浴盆时应一婴一袋),浴盆使用前后清洗并保持干燥,盆内无杂物。
9. 医务人员接触新生儿前后应洗手或用手消毒液消毒双手,家属接触新生儿前应洗手。
10. 如需加奶,加奶用物及盛放奶粉、专用剪刀的容器每周高压灭菌 2 次。

11. 新生儿如需人工喂养,应由医院统一提供消毒奶瓶,一用一消毒。

12. 新生儿口服药杯用后清洗干净,高压灭菌。

13. 如护理有皮肤感染新生儿或产妇有传染病的新生儿,先护理正常新生儿,最后再护理上述新生儿。

**(姜梅)**

# 第二章

# 产科疾病护理

## 第一节　异常妊娠患者的护理

### 一、先兆流产患者的护理

【疾病定义】

是自然流产发展的最初阶段,指妊娠 28 周前先出现少量阴道流血,常为暗红色或血性白带,无妊娠物排出,随后出现阵发性下腹痛或腰背痛。妇科检查宫颈口未开,胎膜未破,子宫大小与停经周数相符。经休息和治疗后症状消失,可继续妊娠;若阴道流血量增多或下腹痛加剧,可发展为难免流产。

【临床表现】

1. 停经后先出现少量阴道流血,常为暗红色或血性白带,量比月经量少,有时伴有轻微下腹痛、腰痛、腰坠胀感。

2. 妇科检查子宫大小与停经周数相符,宫颈口未开,胎膜未破,妊娠产物未排出。

【辅助检查】

1. B 型超声检查　对疑为先兆流产者,根据妊娠囊的形态,有无胎心搏动,确定胚胎或胎儿是否存活,以指导正确的治疗方法。若妊娠囊形态异常或位置下移,预后不良。

2. 妊娠试验　临床多采用尿早早孕诊断试纸条法,对诊断妊娠有价值。对于妊娠 12 周以前的早期流产,为进一步了解流产的预后,多选用各种敏感方法连续测定血 hCG 的水平,正常妊娠 6~8 周时,其值每日应以 66% 的增长,若 48 小时增长速度小于 66%,提示妊娠预后不良。

3. 孕激素测定　测定血孕酮水平,能协助判断先兆流产的预后。

4. 血常规及出凝血时间检查　了解有无贫血、感染及凝血功能异常。

【评估与观察要点】

1. 评估要点

（1）健康史：应详细询问停经史、早孕反应情况，了解妊娠期间有无全身性疾病、生殖器官疾病、内分泌功能失调，了解有无有害物质接触史等。对多次发生自然流产者还应详细询问既往发病的过程、时间。

（2）一般情况：评估患者面色、脉搏、血压、呼吸、体温等，评估有无贫血或感染迹象。

（3）阴道出血及腹痛情况：应评估阴道流血量、持续时间，有无组织物排出。询问腹痛的部位，性质和程度，以及腹痛与阴道流血出现时间及先后顺序。

（4）宫口扩张情况：妇科检查宫颈口是否开大，有无活动性出血，若宫颈口已开大，观察阴道内有无组织物堵塞，检查子宫大小是否与妊娠周数相符，有无触痛。检查时注意动作轻柔，先兆流产的孕妇若希望继续妊娠者，应避免不必要的妇科检查。

（5）先兆流产的预后：妊娠早期根据 B 型超声、孕酮、hCG 水平判断先兆流产的预后。

（6）心理状态：产妇是否因担心自己和胎儿的安危而焦虑、紧张、恐惧。

2. 观察要点

（1）患者生命体征：监测脉搏、血压、呼吸、体温情况，及时发现贫血、感染等情况。

（2）患者临床表现：观察阴道流血量、持续时间，有无组织物排出。注意倾听患者主诉，询问有无腹痛及腹痛的部位，性质和程度，阴道流血量增多或下腹痛加剧提示病情加剧。

（3）胎儿情况：有无胎心。

（4）药物疗效：保胎治疗后阴道流血及腹痛症状有无缓解。

（5）心理变化：有无焦虑、恐惧。

【护理措施】

1. 加强休息　先兆流产的孕妇应卧床休息，减少不必要的刺激，禁止性交，禁止灌肠，必要时遵医嘱给予对胎儿危害小的镇静剂，要保证充足的休息，告知卧床休息的重要性，并协助完成日常生活护理。

2. 加强营养合理饮食　加强营养有利于防治贫血，增加抵抗力，促进恢复。

3. 症状护理　注意观察阴道流血、腹痛情况，阴道分泌物有无异味，有无组织物排出等。出现腹痛加重、阴道出血量增多等异常情况应及时报告医生，及早处理。

4. 预防感染　应注意保持会阴清洁，及时更换会阴垫，必要时加强会阴护理，每日 2 次会阴擦洗。

5. 密切监测胎儿情况　定时听胎心，定期协助 B 型超声检查、孕酮、hCG 水平的监测，了解胎儿发育情况，避免盲目保胎。

6. 药物治疗护理　遵医嘱进行药物治疗，如黄体酮、维生素 E 或中草药、抑制宫缩药、对胎儿危害小的镇静剂等药物，观察用药后流产症状有无减轻。

7. 加强心理护理　建立良好的护患关系，耐心倾听患者主诉，讲解先兆流产的有关知识，减轻自责和不良情绪，增加其继续妊娠的信心。鼓励其家属给予患者心理支持，减轻患者的心理负担。

【健康指导】

1. 疾病知识教育　使患者和家属对先兆流产有正确的认识，掌握防治流产的相关知识。

2. 休息和活动指导　向孕妇讲解卧床休息的重要性，减少各种刺激。

3. 饮食指导　孕妇饮食中应多吃富含蛋白质和铁质的食物，保证孕妇和胎儿生长发育需要，同时，饮食也要均衡，防止便秘。

4. 用药指导　遵医嘱正确使用药物治疗，告知药物的作用。

5. 孕妇自我监测指导　关注胎儿发育情况，避免盲目保胎。

## 二、异位妊娠患者的护理

【疾病定义】

受精卵在子宫体腔以外着床称为异位妊娠，习惯上称为宫外孕。异位妊娠因受精卵在子宫体腔外种植部位不同而分为：输卵管妊娠、卵巢妊娠、腹腔妊娠、宫颈妊娠。异位妊娠是妇产科的常见急腹症，发病率为 2%，是孕产妇死亡原因之一。

【临床表现】

1. 停经　多数患者有 6~8 周停经史，若输卵管间质部妊娠则停经时间较长。也有 20%~30% 患者无停经史，会把异位妊娠的不规则阴道流血误认为月经，或月经延期仅数日而不认为是停经。

2. 腹痛　是输卵管妊娠的主要症状。胚胎在输卵管内生长发育，可使输卵管膨胀，表现为一侧下腹部隐痛或酸胀感。当发生输卵管妊娠流产或破裂时，孕妇会突感一侧下腹部撕裂样疼痛，常伴有恶心、呕吐症状。若血液聚积在直肠子宫凹陷时,会出现肛门坠胀感;若血液由下腹流向全腹时,疼痛可遍及全腹。

3. 阴道流血 当胚胎死亡后,有少量点滴状暗红色或深褐色阴道流血,一般不超过月经量,流血时伴有内膜碎片或蜕膜管型排出。

4. 晕厥与休克 输卵管妊娠破裂,可引起剧烈腹痛及腹腔急性出血,导致晕厥或休克。出血量愈多愈严重,但与阴道流血量不成正比。

5. 腹部包块 50%多的输卵管妊娠流产或破裂,形成血肿时间长,可使血凝固,与周围组织发生粘连而形成包块,包块大且位置高者,腹部触诊扪及。

【辅助检查】

1. hCG 测定 尿 hCG 方法便捷,适用于急诊患者,但灵敏度不高;血β-hCG 是诊断早期异位妊娠的重要方法,测定灵敏度高,阳性率一般可达80%~100%。

2. 超声检查 B 型超声检查有助于明确异位妊娠部位和大小,是诊断异位妊娠必不可少的。阴道 B 型超声检查较腹部 B 型超声检查率高。异位妊娠声像特点:宫腔内无妊娠物,宫旁可见轮廓不清的液性或实性包块,包块内见胎芽或胎心搏动,即可确诊为异位妊娠。

3. 后穹隆穿刺 方法简单、可靠,适用于腹腔内出血的患者。经阴道后穹隆穿刺抽出暗红色、不凝固血液,说明有腹腔内出血。陈旧性宫外孕,可抽出不凝固陈旧性小血块;若未能抽出血液,也不能完全排除输卵管妊娠。

4. 腹腔镜检查 是异位妊娠诊断的"金标准"。在确诊的同时可在腹腔镜下手术治疗。

5. 孕酮测定 输卵管妊娠时血清孕酮水平低,临床上有参考价值。

【评估与观察要点】

1. 评估患者月经史,月经是否规律;有无发生异位妊娠的高危因素,如盆腔炎、输卵管手术史、异位妊娠及辅助生育史。

2. 评估患者下腹疼痛的程度,有无肛门坠胀、头晕、四肢厥冷等症状。

3. 评估患者出血量,贫血的程度;大出血者,面色苍白、脉搏细速、血压下降等休克体征。观察腹痛和阴道流血情况有无加重或减轻。

4. 评估患者家属对异位妊娠的心理感受,观察其情绪反应,以及患者和家属对出血的恐惧程度,评估家庭对此次妊娠的态度。

【护理措施】

1. 急救护理 密切观察病情变化,对急性腹腔大出血要做到:

（1）去枕平卧，吸氧，记出入量，快速建立静脉通路，配合医生实施抢救，补液、输血及时补充血容量。按医嘱给药，做到及时、准确无误。

（2）做好术前准备工作，包括：备皮、配血、导尿。生命体征不平稳者每15分钟测量一次并记录。

2. 术后护理　严密观察生命体征并做好记录，做好各种引流管的护理，严密观察引流液的颜色和性质，准确记录引流量，及早发现术后出血；手术当日绝对卧床休息，术后鼓励患者多下床活动，促进排气，避免肠胀气和血栓的发生；做好饮食的健康教育，手术当日禁食禁水，术后未排气或排气不畅前，避免进食易产气食物，如甜食、豆制品、奶制品及萝卜汤等；术后24小时遵医嘱抽血查 β-hCG 并追踪结果，及早发现持续性异位妊娠。

3. 非手术治疗　全身用药，常用甲氨蝶呤（MTX）注射治疗，治疗机制是抑制滋养细胞增生，破坏绒毛，使胚胎组织坏死、脱落、吸收。

（1）注射前护理：遵医嘱为患者取血查 β-hCG、血常规及肝肾功能检查；监测生命体征是否平稳，观察患者有无剧烈的腹痛；准确测量身高、体重。测量前排空尿便，测量时仅穿内衣，不穿鞋。

（2）注射中护理：准确配制药物剂量，2人核对。深部肌内注射，缓慢推入药液；严格遵守三查八对和无菌操作原则。

（3）注射后护理：嘱患者在病室内活动，不可出病房。因注射 MTX 后仍存在异位妊娠部位破裂的可能；密切观察患者有无腹痛、阴道出血等情况，发现异常及时通知医师；嘱患者多饮水（1000~2000ml/d）、多排尿，以减轻药物的副作用；遵医嘱隔日抽血复查 β-hCG，观察下降程度，以对数下降较为理想。

4. 心理护理　建立良好的护患关系，讲解异位妊娠的有关知识；鼓励其家属给予患者心理支持，减轻患者的心理负担。

【健康指导】

1. 指导患者加强营养，注意休息；多进食高蛋白、高纤维素、高维生素食物，纠正贫血，提高机体抵抗力。

2. 注意外阴清洁，禁止性生活1个月。采取有效的避孕措施，异位妊娠有再次发生的可能性，下次妊娠及早来院就诊。

3. 保持良好的性卫生习惯，预防盆腔炎发生。

4. 定期随诊至血 β-hCG 正常，术后伤口拆线1周后方可淋浴，保持伤口的清洁卫生，及早发现伤口感染的问题，及时就诊。

### 三、先兆早产患者的护理

**【疾病定义】**

早产指妊娠 28 周至不足 37 周(196~258 日)间分娩者。早产可分为先兆早产和早产临产两个阶段。先兆早产指妊娠满 28 周后出现至少 10 分钟一次有规则或不规则宫缩,伴有宫颈管进行性缩短。

**【临床表现】**

先兆早产者首先出现子宫收缩,最初为不规则宫缩,常伴有少许阴道流血或血性分泌物,以后逐渐发展成早产临产,其临床过程和足月产相似。

**【辅助检查】**

1. B 型超声检查　确定胎儿大小,了解胎盘成熟度、羊水量,阴道超声检查宫颈长度 <25mm 或宫颈内口漏斗形成伴有宫颈缩短,提示早产风险大。

2. 胎心监护仪监测　了解宫缩、胎心、胎盘功能及胎儿宫内储备情况。

3. 阴道后穹隆棉拭子检测胎儿纤维连接蛋白(fFN)　用于预测早产或分娩的风险,fFN 阳性提示早产风险增加,阴性 1 周内不分娩的预测值达 97%,2 周内不分娩的预测值达 95%。

**【评估与观察要点】**

1. 评估要点

(1)健康史:详细评估可致早产的高危因素,如既往流产史、早产史或本次妊娠有阴道出血等,注意有无妊娠期并发症、合并症,有无外伤、精神创伤、感染等致病因素存在。

(2)宫缩及宫口情况:评估孕妇宫缩持续时间、间隔时间及强度,观察阴道流血量的多少,宫颈管缩短及扩张情况,注意观察有无前羊水囊,以了解是否破膜。

(3)胎儿健康情况:通过 B 型超声、胎心监护了解胎儿大小、宫内储备情况。

(4)孕妇心理状态:面对早产,孕妇和家属常均无思想准备,评估是否存在焦虑、害怕、恐惧等情绪反应。

2. 观察要点

(1)宫缩持续时间、强度及宫口扩张:一旦出现 20 分钟≥4 次且每次持续 30 秒的规律宫缩,并伴有宫颈管缩短≥75%,宫颈进行性扩张 2cm,以上者可诊断为早产临产。

（2）胎儿健康情况:遵医嘱定时监测胎心,胎心波动在 110~160 次 / 分属正常,教会孕妇自数胎动以及时发现胎儿窘迫。

（3）感染征象:孕妇有无体温升高,阴道分泌物有无异味,白细胞计数有无升高等。

（4）抑制宫缩药物的效果及不良反应。

【护理措施】

1. 卧床休息　宫缩频繁、无宫颈改变、fFN 阴性者适当减少活动强度,避免长时间站立;宫颈有改变的先兆早产者相对卧床休息;早产临产者需绝对卧床休息。卧床休息取左侧卧位,增加子宫血液循环,改善胎儿供氧。

2. 病情观察　出现早产临产、胎膜破裂、胎儿胎心异常等情况,及时报告医生进行处理。

3. 药物治疗的护理　先兆早产的主要治疗为抑制子宫收缩,与此同时还要积极控制感染、治疗合并症和并发症。护士除应及时按医嘱给予药物治疗外,还应明确所用药物的作用、用法,能观察药物疗效,并能判断药物的不良反应。常用的抑制子宫收缩的药物有:①利托君:为 β 肾上腺素受体激动剂,可激动子宫平滑肌 β 受体,从而抑制宫缩。常见不良反应为:心率加快,血压下降,血糖增高,血钾降低,严重时可出现肺水肿、心力衰竭危及孕妇生命。用药期间需密切观察孕妇主诉及心率、血压、宫缩变化,并限制静脉输液量(每日不超过 2000ml),以防肺水肿。②硫酸镁:镁离子直接作用于肌细胞,使平滑肌松弛,抑制子宫收缩。用法是 25% 硫酸镁 16ml 加入 5% 葡萄糖液 100ml,30~60 分钟内静脉滴注完,后以 1~2g/h 剂量维持,每日总量不超过 30g。用药过程中密切注意呼吸、膝反射和尿量。如呼吸 <16 次 / 分、尿量 <17ml/h,膝反射消失,应立即停药,并予钙剂拮抗。③硝苯地平:钙通道阻滞剂,阻滞钙离子进入肌细胞而抑制宫缩。常用硝苯地平 10mg 舌下含服,每 6~8 小时一次。也可首次负荷量给予 30mg 口服,根据宫缩情况再以 10~20mg 口服。用药时必须密切注意孕妇心率及血压的变化,对已用硫酸镁者应慎用,以防血压急剧下降。

4. 分娩期护理　早产不可避免时,遵医嘱预防性使用糖皮质激素如:地塞米松 5mg 肌内注射,每 12 小时 1 次,共 4 次,促胎肺成熟,降低新生儿呼吸窘迫综合征的发生,并做好接产准备,协助完成助产操作,做好抢救、护理早产儿的各项准备。

5. 心理护理　建立良好的护患关系,耐心倾听患者主诉,讲解先兆早产的有关知识,减轻自责和不良情绪,也要避免为减轻孕妇的负疚感而给予过于乐观的保证。鼓励其家属给予患者心理支持,减轻患者的心理负担。

【健康指导】

1. 疾病知识教育　孕妇良好的身心状况可减少早产的发生,做好孕期保健工作,告知孕妇早产的征象,发现异常应及时就诊。

2. 活动及饮食指导　指导孕妇加强营养,饮食均衡,防止便秘,保持平静的心情,避免诱发宫缩的活动,如举重物、性生活等。

3. 用药指导　做好抑制子宫收缩药物的健康教育,告知用药目的及药物的不良反应,出现不适及时告知医护人员。

4. 早产不可避免时,做好分娩期、产褥期知识教育和早产儿护理相关知识教育等。

## 四、过期妊娠患者的护理

【疾病定义】

孕妇平时月经规则,妊娠达到或超过 42 周(≥294 日)尚未分娩者,称为过期妊娠。过期妊娠发生率占妊娠总数的 3%~15%。过期妊娠时,胎儿窘迫、胎粪吸入综合征、过熟综合征、新生儿窒息、围生儿死亡、巨大儿、难产等情况发生率增加,并随着妊娠期延长而增加。

【临床表现】

1. 母体方面　孕妇超过预产期 2 周,没有临产症状。进入产程后由于胎儿过熟,颅骨钙化明显,可塑性差,造成产程延长和难产率增高,需手术助产的概率也增高,使母体产伤概率增加。

2. 胎儿及新生儿方面　当胎盘功能正常时,胎儿继续生长,体重增加可成为巨大儿,颅骨钙化明显,通过产道时不易变形,造成分娩困难,可造成胎儿颅内出血。胎儿娩出后表现为皮肤干燥起皱,松弛、脱皮(新生儿手脚心部位脱皮明显)、皮下脂肪减少显得身体瘦长、胎脂消失等胎儿过熟综合征表现。观察新生儿表现为头发浓密、指(趾)甲长,新生儿貌似"小老人"。

【辅助检查】

1. B 型超声检查　妊娠 20 周内,B 型超声检查对确定孕周有重要意义。妊娠 5~12 周内以胎儿顶臀径推算孕周较准确;妊娠 12~20 周内以胎儿双顶径、股骨长度推算预产期较准确。妊娠过期后,通过 B 型超声检查观察胎动、羊水量变化等帮助判断胎儿是否安全。

2. 根据妊娠初期血、尿 hCG 增高的时间推算孕周。

【评估与观察要点】

1. 健康史　了解以往月经情况,平时月经规律,周期为 28~30 日者,停经≥42 周尚未分娩者为过期妊娠。若月经周期 30 日以上,应酌情顺延预产期。了解早孕反应和胎动开始时间,帮助孕妇推算孕周。

2. 观察要点　①监测胎动:过期妊娠胎盘功能减退时,容易出现胎儿宫内缺氧,通过数胎动进行自我监护,如胎动明显减少提示胎儿宫内缺氧;②胎心监护:常规做无应激试验(NST),结果为无反应型需要进一步做缩宫素激惹试验(OCT),监测中如果多次出现胎心晚期减速,提示胎盘功能减退,胎儿明显缺氧。

3. 心理 - 社会状况　评估孕妇及家属是否因过期妊娠而紧张焦虑,是否能按照医务人员的建议自我监测胎动等。

【护理措施】

1. 帮助孕妇核对孕周　根据孕妇末次月经、早孕反应、胎动开始时间推算孕周,核实是否真正妊娠过期。

2. 教会孕妇自我监护方法　每日固定时间数胎动,每次 1 小时,每日 3 次。胎动明显减少要警惕胎儿宫内缺氧,给予吸氧或胎心监护等进一步处理措施。

3. 经医生核对孕周诊断为妊娠过期的孕妇,收入院进行观察和引产,应做好宫缩观察。胎膜破裂者,观察胎心、羊水量、羊水性状等。

4. 临产后观察　①严密观察产程进展:由于胎儿可能体重大,胎头颅骨可塑性变差,造成产程延长。应严密观察宫缩、宫口扩张、胎先露下降情况,并将检查结果及时告诉产妇,使其安心。产程进展出现异常时,告诉产妇下一步如何处理,以取得产妇配合。②胎心监测:是否有异常,如有异常可增加胎心监护次数。③羊水情况:注意胎膜破裂后羊水性状,是否出现胎粪污染等胎儿宫内缺氧征兆等。

5. 新生儿情况　由于过期妊娠,部分出现胎儿储备、胎盘功能减退等情况,胎儿耐受能力差,容易出现宫内缺氧和出生后窒息情况。新生儿娩出后,常规给予初步处理(保暖、摆正体位、吸引气道、擦干、给予触觉刺激),如新生儿能够完成正常过渡,则继续常规处理;如出现窒息马上进行复苏。观察是否有过熟综合征表现,如皮下脂肪减少、胎脂发干、身体瘦长、指趾甲过长等,并详细记录。

6. 经检查和监测不宜阴道分娩者,应做好剖宫产的产前准备。术后做好护理,促进产妇康复。

7. 过期妊娠的胎儿娩出时,发生新生儿窒息概率增加,胎儿娩出前,助产士应做好新生儿复苏人员和物品准备。

【健康指导】

1. 督促孕妇定期产前检查 按照医生要求定期产前检查,一般 36 周以后每周一次产前检查。监测胎心、胎儿体重、羊水量、胎盘功能等情况。

2. 自我监测胎动 每天 3 次,每次数一小时胎动次数。

## 知识链接

### 胎动计数方法

妊娠 32 周后每天计数胎动。计数胎动时,孕妇情绪平稳,环境安静,数胎动的时间相对固定。

孕妇在正餐后采取卧位或坐位计数胎动次数。每日早、中、晚共 3 次,每次 1 小时。将 3 次的胎动次数相加再乘以 4,得出 12 小时胎动计数,如果 12 小时胎动次数 >30 次,说明胎儿状况良好;如为 20~30 次,注意次日计数胎动次数;如小于 20 次,应及时去医院就诊,进一步做胎心监护,观察胎儿是否有异常情况。

3. 健康教育 向孕妇宣传引产知识和自然分娩相关知识,减少其紧张、焦虑情绪。详细解答孕妇和家属的问题,解除他们的疑虑,以取得配合。

4. 引产者护理 需要入院引产者,告知引产相关知识,引产成功后产妇进入产程,应教会产妇减轻疼痛的技巧,如改变体位、分散注意力、想象、暗示自己和给予镇痛措施帮助。指导产妇待产过程中多活动,利用体位改变促进胎先露下降,促进产程进展。

5. 剖宫产者护理 需要手术结束分娩者,做好术前、术后的健康教育。

6. 新生儿护理 新生儿出生后,如有过熟表现,产妇会表现担心身体状况,应宣传和指导产妇母乳喂养,让产妇知道母乳有利于新生儿生长发育,只要加强母乳喂养,新生儿很快就会有改观,不必过度担心。

7. 出院教育 包括母乳喂养、产妇自身护理、新生儿护理和观察等相关知识。

(张玲娟 秦瑛 姜梅)

# 第二节 妊娠特有疾病护理

## 一、妊娠剧吐患者的护理

### 【疾病定义】

妊娠剧吐,指孕妇妊娠 5~10 周频繁恶心呕吐,不能进食,排除其他疾病引起的呕吐,体重较妊娠前减轻≥5%、体液电解质失衡及新陈代谢障碍,需住院输液治疗者,发生率为 0.5%~2%。

### 【临床表现】

严重的早孕反应,临床上主要表现为持续的恶心呕吐,不仅影响孕妇的正常进食和食欲,同时伴有酸中毒及水电解质紊乱,甚至出现肝肾功能损害、黄疸、意识模糊、昏迷、并发 Wernicke(韦尼克)脑病甚至死亡。

### 【辅助检查】

1. 尿液检查 测定尿量、尿比重、尿酮体。

2. 血液检查 了解患者有无血液浓缩,电解质及酸碱平衡情况,判断病情严重程度,指导治疗。

3. B 型超声检查 确诊正常妊娠,排除葡萄胎。

4. 心电图 帮助发现有无低或高钾及心肌情况。

5. 必要时进行眼底检查及神经系统检查。

### 【评估与观察要点】

1. 健康史 询问患者年龄、婚育史,详细询问患者孕前孕后的体重指数、过敏史、免疫史、生活习惯、睡眠情况等,了解患者有无眼球震颤、步态不稳、精神症状、记忆力下降、意识障碍等,评估是否伴有其他慢性病史。

> **知识链接**
>
> #### Wernicke(韦尼克)脑病
>
> Wernicke 综合征,妊娠剧吐可致患者维生素 $B_1$ 缺乏,临床表现为眼球震颤、视力障碍、共济失调、急性期患者言语增多。以后逐渐精神迟钝、嗜睡,个别患者可发生木僵或昏迷。若治疗不及时,死亡率可达 50%。

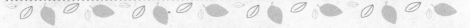

2. 观察要点 观察患者呕吐次数及呕吐物的颜色、质、量;严密监测患者的出入量及生命体征;评估患者的面色、皮肤等;严密观察患者是否出现神经系统改变,警惕并发 Wernicke(韦尼克)脑病。通过实验室检查来了解患者的电解质情况、有无酸碱紊乱及脏器损伤等。

3. 心理 - 社会状况 评估患者及家属是否因担心胎儿安危而存在焦虑、害怕、恐惧等情绪反应,是否具有足够信心。

【护理措施】

1. 一般护理 安静舒适的病房环境,可以减轻患者恶心、呕吐症状,要合理安排住院床位,尽量与同类患者间隔分开,避免因一人呕吐互相诱发呕吐。保持病房及床单位整洁,患者呕吐时要轻拍其背部,剧吐后要加强患者的口腔护理,保持口腔清洁,及时倾倒呕吐物,避免不良刺激,及时换洗被呕吐污染的衣服、被褥。呕吐时做深呼吸和吞咽动作,以抑制呕吐反射,避免呕吐。

2. 饮食指导

(1)多数患者见到食物时往往有一种恐惧心理,故呕吐频繁者,应禁食24~48 小时,使胃肠道适当休息,呕吐好转后适当进食,防止神经性厌食症的发生。

(2)进食方式和时间可以多样化,比如边听音乐边进食,和他人一起进食等,以转移其注意力,诱导其饮食;进食时间可以不要求规律,想吃就吃,可少食多餐,尽量避开在早晨或呕吐剧烈的时间段,可在起床前进食少量饼干或面包。

(3)根据患者饮食喜好,结合住院当时具体情况进行饮食指导,积极鼓励患者从少量、稀软、单一品种开始,循序渐进,随着病情好转逐渐过渡到正常饮食。

(4)鼓励多进食清淡、易消化的含丰富蛋白质和碳水化合物的食物,避免酸辣油腻以及有刺激性气味的食品。呕吐结束半小时可饮少量温热水或喝几口粥,再吃其他食品。

(5)尊重患者饮食习惯,吃自己特别喜欢的食品提高食欲。每隔 2~3 小时必须进食,少量多次,防止胃排空产生的不适感。

(6)严重不能进食患者可选择鼻饲管或中心静脉全胃肠外营养,确保孕妇及胎儿的营养供应。

3. 输液护理

(1)妊娠剧吐的主要治疗手段是静脉输液,可迅速给患者补充水分和电解质。禁食患者每日补液量不少于 3000ml,输液中应加入氯化钾、维生素 C

等,并给予维生素 $B_1$ 肌内注射。

(2) 妊娠剧吐患者普遍接受输液次数较多、输液时间长,静脉血管充盈度不够,而输注 10% 氯化钾溶液刺激血管,容易引起疼痛。所以护士在输液时要体谅患者的感受,耐心解释,沉着、熟练操作,尽量做到一针见血。

(3) 要严密观察静脉输液的速度,药物对血管有无刺激及是否出现药物不良反应、用药后恶心呕吐情况、患者的感受等,保持输液管道通畅。

4. 心理护理

(1) 妊娠剧吐患者常伴有精神紧张、抑郁,负面情绪易加剧呕吐症状,甚至影响胎儿的身体发育。

(2) 向患者介绍同病室病友,尽快消除陌生感,经常巡视病房,加强护患沟通,取得信任。

(3) 用通俗易懂的语言向孕妇讲解妊娠剧吐的发生、发展及转归特点,介绍治愈病例的治疗经过,让患者看到希望,增强患者的治病信心。特别是对第一次妊娠及每次妊娠都有妊娠剧吐反复发生的患者,过于担心胎儿健康及能否胜任母亲的角色,对怀孕和分娩产生恐惧,护士应详细解释情绪对孕妇及胎儿的影响。

(4) 可采用辅导减压技术帮助患者,引导患者回忆愉快的事情,讨论患者爱听的话题,看一些喜欢的书籍,指导患者运用呼吸放松法,以达到分散注意力,心情放松,减轻痛苦,促进食欲有利于改善母婴预后。

5. 运动指导 妊娠剧吐患者输液治疗时间一般为每天 5~10 小时,使用移动输液架,允许其下床活动,鼓励患者与家人及病友聊天。

6. 家属护理 耐心向家属解释患者目前的病情,告知不要过分惊恐和忧虑,避免这种负性情绪对患者的心理暗示,加重其呕吐症状,指导家属在陪护过程中使用鼓励性语言,协助患者逐渐康复。

7. 并发 Wernicke 综合征护理 眼球运动障碍患者易出现复视,容易造成看错目标,影响患者的生活质量,可采取遮盖一侧眼睛的方法,如戴加用不透光的覆盖物遮住一侧眼镜,以消除复视现象;对共济失调患者,应注意安全,行走时可借助辅助设备如拐杖,对不能下床者做好被动运动;对末梢神经功能减退者,防止烫伤,不宜穿过紧的鞋和袜。对出现记忆力减退等精神症状患者应做好监护,防止走失等意外发生;更严重的出现意识不清、昏迷者,应做好生活护理和保护性护理措施。

【健康指导】

1. 疾病知识指导 增加患者对妊娠反应的科学认识,告诉患者怀孕是正常的生理现象,不必存在恐惧心理,正常的妊娠反应是一种人体自我保护机制,一种排异反应,也是一种免疫反应,孕期中母体不断地排斥它和适应它,直到最后完全适应。并且告知患者紧张焦虑的不稳定情绪反而会刺激中枢系统,导致更严重的呕吐。

2. 生活指导

(1)保持愉悦的心情,适当运动,注意休息。

(2)保证妊娠期营养,根据体重变化增加热量和蛋白质摄入,指导家属根据每位患者的饮食喜好制订个人饮食计划,鼓励进食,餐后活动,想吃就吃。多食新鲜蔬菜和水果,增加膳食纤维,注意铁、钙、碘的摄入,食物多样化,粗细粮搭配,保证孕期营养均衡。

(3)指导患者孕期卫生,经常沐浴,尽量采取淋浴方式,水温不宜过高或过低,淋浴时间不宜过长。

(4)保持口腔清洁,饭后漱口,早晚用软毛刷刷牙。

(5)注意外阴清洁,每日清洗外阴 1~2 次,勤换内裤,减少性生活。

(6)尽量少到公共场所,避免接触有毒化学物质和放射性物质。

3. 延续性护理

(1)建立患者健康档案,使患者明确产前检查时间,定期进行电话回访并记录每次回访情况,了解患者出院后情况。

(2)可定期为患者提供一些育婴体验,如给患者看一些可爱的宝宝画报,参观母婴同室病房,观看新生儿沐浴、游泳等,感受初为人母的欣喜,激发孕妇自己当妈妈的意志。

(3)提供心理指导,告知保持乐观、积极的情绪可促进胎儿的生长发育。

## 二、妊娠期高血压疾病患者的护理

【疾病定义】

是妊娠与血压升高并存的一组疾病,包括妊娠期高血压、子痫前期、子痫,以及慢性高血压并发子痫前期和慢性高血压合并妊娠。

【临床表现】

1. 妊娠期高血压　妊娠期首次出现收缩压≥140mmHg 和(或)舒张压≥90mmHg,于产后 12 周内恢复正常;尿蛋白(-);产后方可确诊。少数患者可伴有上腹部不适或血小板减少。

2. 子痫前期

(1)轻度:妊娠 20 周后出现收缩压≥140mmHg 和(或)舒张压≥90mmHg

伴尿蛋白≥0.3g/24h，或随机尿蛋白（+），可伴有上腹部不适，头痛，视物模糊等症状。

（2）重度：血压和尿蛋白持续升高，发生母体脏器功能不全或胎儿并发症。出现下述任一不良情况可诊断为重度子痫前期：①血压持续升高：收缩压≥160mmHg和（或）舒张压≥110mmHg；②尿蛋白≥2.0g/24h或随机蛋白尿≥（++）；③血肌酐>106μmol/L；④血小板<100×10⁹/L；⑤肝功能异常：肝酶ALT或AST水平升高；⑥持续性头痛或视觉障碍或其他脑神经症状；⑦持续性上腹部疼痛，肝包膜下血肿或肝破裂症状。

3. 子痫　在子痫前期的基础上出现抽搐发作，或伴昏迷，称为子痫。

4. 慢性高血压并发子痫前期　高血压孕妇于妊娠20周以前无蛋白尿，若孕20周后出现蛋白尿≥0.3g/24h；或妊娠20周后突然出现尿蛋白增加，血压进一步升高，或血小板减少（<100×10⁹/L）。

5. 妊娠合并慢性高血压　妊娠前或妊娠20周前血压≥140/90mmHg，但妊娠期无明显加重，或妊娠20周后首次诊断高血压并持续到产后12周以后。

【辅助检查】

1. 血、尿检查　红细胞计数、血红蛋白、血细胞比容、全血黏度，以了解血液有无浓缩。重症者应测定血小板计数、出凝血时间，必要时测定凝血酶原时间、纤维蛋白原和鱼精蛋白副凝试验（3P试验）等，以了解有无凝血功能异常。电解质及二氧化碳结合力等测定，用于了解有无电解质紊乱及酸中毒。当尿蛋白≥2.0g/24h提示病情严重，尿比重≥1.020提示尿液及血液浓缩。

2. 肝、肾功能测定　丙氨酸氨基转移酶、血尿素氮、肌酐及尿酸等测定。必要时重复测定或作其他相关检查，以判断肝、肾功能情况。

3. 眼底检查　可反映本病严重程度，眼底的主要改变为视网膜动脉痉挛，动静脉管径比可由正常的2∶3变为1∶2，甚至1∶4。可见反光增强、絮状渗出物，严重时出现视网膜水肿、剥离，甚至出血，导致患者出现视物模糊、异物感，或突然失明。

4. 其他检查　心电图、超声心动图、脑血流图检查、脑CT或MRT检查，胎盘功能、胎儿成熟度检查等，可视病情而定。

【评估与观察要点】

1. 评估要点

（1）健康史：详细询问患者于孕前及妊娠20周前有无高血压，蛋白尿和（或）水肿及抽搐等征象，既往病史中有无原发性高血压，慢性肾炎及糖尿病等；有无家族史。此次妊娠中出现的异常现象时间及治疗经过。特别应注意有无头痛,视力改变,上腹不适等症状。

(2)身心状况:典型表现为妊娠20周后出现高血压、水肿、蛋白尿。根据病变程度不同,不同临床类型的患者有相应的临床表现。护士除评估患者一般健康状况外,需重点评估患者的血压,尿蛋白,水肿,自觉症状以及抽搐,昏迷等情况。

(3)胎儿健康情况:通过B型超声检查、胎心监护了解胎儿大小、宫内储备情况。

(4)孕妇心理状态:孕妇知道病情后常表现出担心和焦虑,因害怕胎儿受到损害而恐惧,一旦出现病情加重,家属会感到极为无助,要求医护人员确保母儿安全。孕妇及家属均需要不同程度的心理疏导。

2. 观察要点

(1)密切监测孕妇的血压、尿蛋白、水肿等情况。

(2)密切关注孕妇的自觉症状:当出现头晕、眼花、胸闷、恶心、呕吐等自觉症状时提示病情进一步发展,即进入子痫前期阶段,护士应高度重视并及时汇报医生。

(3)密切监测胎心、宫缩及阴道出血情况,及时发现胎儿窘迫并及时处理。

(4)抽搐与昏迷是子痫最严重的表现,护士应特别注意发作状态、频率、持续时间、间隔时间、神志情况以及有无唇舌咬伤、摔伤甚至骨折,窒息或吸入性肺炎等。

(5)密切观察硫酸镁、镇静剂的用药效果及毒副作用。

(6)观察并发症的发生,重症孕妇须注意有无胎盘早剥,凝血功能障碍、肺水肿、急性肾衰竭等并发症的发生。

【护理措施】

1. 一般护理

(1)创造清洁、安静的环境:保证充足睡眠(8~10h/d)。嘱孕妇取左侧卧位,避免平卧位。此外,精神放松,心情愉悦,也有助于病情的好转。

(2)调整饮食:指导孕妇进富含蛋白质(100g/d以上)、维生素、铁、钙及含锌等微量元素的食品。食盐不必严格控制,但全身水肿者应严格限制食盐摄入量。

(3)加强产前保健:增加门诊产前检查次数,加强母儿监测措施,密切注意病情变化;向孕妇及家属讲解本病相关知识,并告知孕妇治疗的重要性,取得其理解和支持;督促孕妇孕28周后每日自数胎动,监测体重。

2. 心理护理 妊娠期指导孕妇保持心情愉快,有助于抑制病情的发展。

讲解疾病知识和治疗方法,解除其思想的顾虑,增强信心,积极配合治疗。

3. 病情观察

(1)观察血压的变化:子痫前期孕妇每4小时测量血压一次或遵医嘱,特别注意舒张压的变化,如舒张压上升,提示病情加重;随时观察和询问孕妇有无头晕,头痛等征象。

(2)定时送检尿常规及24小时尿蛋白定量检查。

(3)每日或隔日测体重。

(4)定时检查眼底,直接评估小动脉的痉挛程度。

(5)注意并发症的发生,重症孕妇须注意有无胎盘早剥,凝血功能障碍、肺水肿、急性肾衰竭等并发症的发生。

4. 加强胎儿监护

(1)督促孕妇数胎动,注意听取胎心,及时发现胎儿窘迫,必要用胎心监护仪监测胎心变化有无异常。

(2)必要时间断给氧,给予10%的葡萄糖液加维生素C静滴,增加胎儿对缺氧的耐受能力。

5. 用药护理

(1)硫酸镁:注意观察有无硫酸镁中毒表现。发现后立即停止使用硫酸镁,并及时给予葡萄糖酸钙进行解毒治疗。

(2)镇静剂:应用冬眠药物时,嘱孕妇绝对卧床休息,防止直立性低血压。

(3)降压药:严密监测血压,大幅度降血压会引起脑出血及胎盘早期剥离;避免使用对胎儿有毒害作用的降压药;使用硝普钠时应注意避光。

(4)利尿药:大量利尿药可导致电解质丢失及血液更加浓缩,应及时遵医嘱补钠补钾等。

6. 分娩期护理 妊娠期高血压疾病孕妇的分娩方式应根据母儿情况而定。若决定经阴道分娩,在第一产程中,应密切监测产妇血压、脉搏、尿量、胎心及宫缩情况,发现血压升高或产妇出现头痛、视物模糊、上腹痛等征象时,应及时报告医师。在第二产程中,尽量缩短产程,避免产妇长时间用力,初产妇行阴道助产术。在第三产程中,应预防产后出血,在胎儿娩出后立即肌内注射缩宫素,及时娩出胎盘,注意观察血压变化,重视患者的主诉,产房观察2小时,待病情稳定后方可送进病房。

7. 产褥期的护理 分娩后24小时至10日内仍有发生子痫的可能,故不能放松治疗和护理;尽可能安排安静的休息环境,产后24~48小时内,每4小时测血压一次或遵医嘱,取得产妇家属的理解和配合,限制探视和陪护人员。

使用大量硫酸镁的产妇,产后易发生子宫收缩乏力,恶露较多,应严密观察子宫复旧情况,注意观察子宫收缩和阴道流血量;加强会阴护理,防止感染。

8. 子痫患者的护理

(1) 子痫孕妇应安排单间、暗室,保持绝对安静,以避免声、光等不良刺激诱发抽搐,一切治疗和护理操作尽量轻柔且相对集中,避免干扰孕妇。

(2) 应专人护理,准备好抢救设备;加用床挡,防止坠床受伤;用开口器于上、下臼齿间放置一缠好纱布的压舌板,用舌钳固定舌头以防咬伤唇舌或发生舌后坠,有义齿者需取出,防止脱落、吞入。

(3) 按医嘱立即给药:协助医生尽快控制抽搐,在抽搐时不宜先使用硫酸镁肌内注射,因为注射时的疼痛刺激即可诱发抽搐;用药时注意观察药物疗效及不良反应。

(4) 子痫发生后,首先保持呼吸道通畅,并立即吸氧。孕妇取头低侧卧位,以防黏液吸入呼吸道或舌头阻塞呼吸道,也可避免发生低血压综合征。必要时,用吸痰器吸出喉部黏液或呕吐物,以免发生窒息。在孕妇昏迷或未完全清醒时,禁止给予一切饮食和口服药,防止误入呼吸道。

(5) 严密监护:密切观察尿量,同时记24小时出入量,随时监测生命体征,及时按医嘱完成各项血、尿检验及特殊检查,及时发现脑出血、肺水肿,急性肾衰竭等并发症。

(6) 终止妊娠:妊娠期高血压疾病是孕妇特有的疾病,终止妊娠后病情可自行好转,故适时结束妊娠对母儿均有利。子痫发作者往往在抽搐时临产,应严密观察,及时发现产兆,并做好母婴抢救准备。

【健康指导】

1. 疾病知识教育 告知妊娠期高血压疾病的知识及对母儿的危害,使孕妇和家属正确认识和重视,加强自我监护,定期产前检查。

2. 休息和饮食指导 孕妇宜在清洁、安静环境下休息,采取左侧卧位以增加胎盘供血量,精神放松,心情愉悦,有助于病情的好转。指导孕妇进高蛋白质、高维生素的食品,全身水肿者应严格限制食盐摄入量。

3. 告知孕妇自我监测的方法 告知自我监测胎动的方法,告知子痫前期的临床症状,一旦出现及时告知医护人员。

4. 做好用药指导 告知解痉、镇静、降压药物的作用和不良反应。

5. 做好围生期的健康教育 包括产前指导、产程指导、产褥期护理、新生儿护理等。

6. 做好随访的健康教育,产后随访血压情况。

### 三、HELLP 综合征患者的护理

【疾病定义】

HELLP 综合征以溶血、肝酶升高及血小板减少为特点,常危及母儿生命。

【临床表现】

常见主诉为右上腹或上腹部疼痛、恶心、呕吐、全身不适等非特异性症状,少数可有轻度黄疸,查体可发现右上腹或上腹肌紧张,体重骤增、水肿。多数患者有重度子痫前期的基本特征,约 20% 患者血压正常或轻度升高,15% 患者可既无高血压也无明显的蛋白尿。

【辅助检查】

1. 血管内溶血　外周血涂片中见破碎红细胞、球形红细胞。血清总胆红素≥20.5μmol/L,血清结合珠蛋白 <250mg/L。

2. 肝酶升高　ALT≥40U/L 或 AST≥70U/L,LDH 水平升高。

3. 血小板减少　血小板计数 <100×10$^9$/L。根据血小板减少程度,将 HELLP 综合征分 3 级:Ⅰ级:血小板≤50×10$^9$/L;Ⅱ级:血小板在(50~100)×10$^9$/L;Ⅲ级:血小板在(100~150)×10$^9$/L。

LDH 升高和血清结合球蛋白降低是诊断 HEPPL 综合征的敏感指标,常在血清未结合胆红素升高和血红蛋白降低前出现。

【评估与观察要点】

1. 健康史　详细询问患者孕前及妊娠 20 周前有无高血压、蛋白尿和(或)水肿等现象;既往病史中有无原发性高血压、慢性肾炎及糖尿病;有无家族史。

2. 观察要点　此次妊娠经过,出现上腹部疼痛、恶心、呕吐等全身不适症状的时间及治疗经过。重点评估血压、蛋白尿、水肿、自觉症状,以及抽搐、昏迷等情况。评估肝功能及凝血功能的变化,有无皮肤瘀点、瘀斑、黄染、产后出血、血尿等异常情况。观察阴道出血及腹痛、子宫有无压痛、宫底是否升高,及时发现胎盘早剥。

3. 心理 - 社会状况　评估患者及家属是否存在焦虑、害怕、恐惧等情绪反应,是否存在担心病情严重而影响胎儿安危。

【护理措施】

1. 心理支持　该病病情重,孕妇难免产生恐惧、焦虑的情绪,告知孕妇及家属疾病的特点、发展与转归,耐心解释病情,及时将各项检查结果告知患者及家属,增加患者对本病的认识,使其能积极配合治疗护理,以取得满意疗效。

2. 一般护理

（1）将患者置于单人病房，保持室内空气清新，温湿度适宜，专人护理，避免声光刺激，保持床铺平整、清洁、干燥，床旁设置床挡；备好抢救用物和设备。

（2）产前患者尽量采取左侧卧位，床头抬高 20°~30° 以减轻妊娠子宫对下腔静脉的压迫，增加回心血流量，减轻水肿，同时改善子宫胎盘血液循环。定时翻身，严防压疮发生。每日 2 次给予患者吸氧（2~4L/min），加强对胎儿的监护，每 4 小时监测胎心 1 次，每日行胎心监护 1~2 次，指导孕妇自我监测胎动，如胎动减少或频繁，提示可能胎儿宫内缺氧，应及时行胎心监测，适时行 B 型超声检查。

（3）做好基础护理，同时应保持口腔、会阴部的清洁，预防院内感染的发生。留置导尿，观察尿量、尿色、性状，并准确记录 24 小时出入量。保证充足的休息与睡眠，睡前可口服地西泮 5mg 或肌注地西泮 10mg。密切观察患者血压变化，测血压每日 3~4 次，注意患者主诉，发现异常及时汇报医生。

3. 饮食护理　嘱患者摄入足够的蛋白质、蔬菜，补足铁和钙剂，少盐不限盐（全身水肿者应限制盐的摄入），饮食宜清淡可口，富含维生素。患者恶心、呕吐引起体力下降，出现疲乏、无力，鼓励患者少量多次进食，必要时静脉补充营养药物以补充体力。

4. 用药护理

（1）应用硫酸镁的护理：HELLP 综合征患者解痉、降压治疗仍首选硫酸镁。用法等同于妊娠期高血压疾病的使用。使用时应严密监测膝反射是否存在、呼吸≥16 次 / 分、尿量≥25ml/h 或≥600ml/24h。同时备好 10% 葡萄糖酸钙解毒，注意输注速度控制在 1~2g/h。

（2）应用肾上腺皮质激素的护理：肾上腺皮质激素可促进血小板的生成，改善纤维蛋白的沉积，降低血管通透性，减少出血和溶血。地塞米松 10mg 静脉注射，12 小时一次，产后继续应用 3 次，可使产前 HELLP 综合征患者病情相对稳定，提高血小板数量，降低肝酶和 LDH 值，增加尿量，延长期待治疗的时间，为促进胎儿肺成熟争取了时间。

（3）输注血液制品的护理：在输注血液制品时，应先输注冷沉淀、血小板易发生成分破坏的制品，新鲜血小板以患者能耐受的最大速度输入，因其放置 1 小时后会发生板球凝集而影响疗效；库存血应在室温中放置 15 分钟再行输入，以免发生低温反应。输血前应严格执行输血查对制度，并密切观察有无输血反应，注意控制输入速度，以免发生充血性心力衰竭。

5. 对症护理

（1）肝酶升高的护理：HELLP综合征患者均有不同程度肝酶升高，密切观察、记录有无黄疸，黄疸出现时间和黄疸情况。遵医嘱给予护肝治疗，纠正肝酶异常。皮肤干燥时，做好皮肤护理，每日温水擦洗。卧床休息，减少机体耗氧，减轻肝脏负担，增加肝血流量，利于肝细胞恢复。

（2）血管内溶血和血小板减少的护理：患者多有贫血、出血症状。皮肤黏膜出现瘀点、瘀斑时，应注意皮肤的清洁，为患者修剪指甲，避免搔抓，忌用乙醇和热水擦洗。减少活动，防止发生自发性出血。嘱患者用软毛轻柔刷牙，勿剔牙，口腔牙龈出血可用冰盐水漱口；鼻腔出血可用明胶海绵或肾上腺素棉球填塞；口唇干燥可涂润唇膏。静脉穿刺力求一针见血，拔针后充分压迫注射部位5~10分钟，观察患者皮肤、黏膜、巩膜有无出血点。

6. 产后护理 产后随时注意生命体征的变化，注意观察切口及阴道出血情况，切口渗血局部加压包扎；阴道出血多时，注意区分是宫缩乏力引起的出血还是凝血机制异常引起的出血。保持尿管通畅，观察尿色及尿量，血尿患者注意血尿程度。备足血源及纤维蛋白原。病情允许时，协助产妇给新生儿母乳喂养。

【健康指导】

1. 疾病知识指导 患者出院后应继续监测血压及肝、肾功能，观察子宫复旧及恶露情况，告知复查时间、目的和意义，叮嘱产妇按时检查。

2. 生活指导 产妇知道加强营养和适当活动的重要性，告知产妇注意产褥期禁止性生活及盆浴，注意避孕。出现产褥期感染迹象及时就诊。指导患者掌握母乳喂养方法及新生儿的护理知识。

3. 延续性护理 建立患者健康档案，定期电话随访，了解患者出院后状况。指导患者采取有效的避孕措施，血压正常2年后可再怀孕；再次妊娠有复发的可能，故怀孕后必须定期做产前检查。

## 四、妊娠期糖尿病患者的护理

【疾病定义】

妊娠合并糖尿病分两种，一种为原有糖尿病的基础上合并妊娠，另一种为妊娠前糖代谢正常，妊娠期才出现糖尿病，称为妊娠期糖尿病（GDM）。

【临床表现】

孕妇妊娠期间出现三多症状，即多饮、多食、多尿，或外阴阴道假丝酵母菌感染反复发作，孕妇体重增加，超过90kg，妊娠并发羊水过多或胎儿体重过大——巨大儿,应警惕合并糖尿病。但大多数妊娠期糖尿病患者无明显临床表现。

【辅助检查】

1. 血糖测定　空腹血糖≥5.8mmol/L,超过2次以上。

2. 糖筛查试验　目前在妊娠24~28周时,常规进行糖筛查试验。试验方法是将50g葡萄糖粉溶于200ml水中,孕妇5分钟内口服完,服后1小时血糖值≥7.8mmol/L为糖筛查阳性。需进一步做空腹血糖测定。空腹血糖值正常,则行葡萄糖耐量试验。

3. 葡萄糖耐量试验(OGTT)　孕妇禁食12小时后,口服葡萄糖75g。OGTT诊断标准:空腹5.1mmol/L,1小时10.0mmol/L,2小时8.5mmol/L,其中任何一血糖值达到或超过上述标准即可诊断为妊娠期糖尿病(GDM)。

4. 糖化血红蛋白检查　糖化血红蛋白与血糖控制的关系为:糖化血红蛋白4%~6%时血糖正常,6%~7%时为比较理想,7%~8%时控制一般,8%~9%时为血糖控制不理想。

【评估与观察要点】

1. 病史　了解孕妇有无糖尿病病史及病情发展情况,有无糖尿病的家族史。

2. 身体状况　询问本次妊娠经过是否顺利,有无糖代谢异常,了解有无反复发作的外阴阴道假丝酵母菌病,询问血糖控制和用药情况。

3. 产科检查情况　胎儿体重、是否有羊水过多、胎儿畸形等。

4. 心理状态　糖尿病母婴并发症多,了解孕妇及家属有无焦虑、恐惧以及他们对该疾病的认知情况。

【护理措施】

1. 妊娠期护理　加强孕期监测,增加产前检查次数。告知孕妇产前检查的重要性,并在孕12周之前每个月检查一次,孕中期每2周检查一次,孕晚期每周检查一次,增强孕妇依从性。

(1)血糖及尿常规检查:监测孕妇血糖,确保血糖保持在接近正常水平。每次产前检查时做尿常规检查,监测尿中酮体及尿蛋白情况。

(2)控制饮食:通过饮食控制,使孕妇的血糖控制在理想状态,并保证营养能提供孕妇和胎儿发育所需。

(3)适度运动:保持体重控制在理想范围,如孕前为正常体重指数范围,孕期体重增加在10~12kg比较理想。孕妇孕期中不宜采用剧烈运动,以散步、快走、孕妇体操等为宜,如孕前有游泳、做瑜伽等习惯,可在孕期中继续进行。

（4）合理用药：孕妇不宜口服降糖药物。使用胰岛素应遵医嘱给药，按时注射，使用后应观察患者对药物的不良反应、低血糖反应以及注射部位皮下组织情况。发现异常及时报告医生给予处理。

（5）胎儿监测：监测孕妇宫高和腹围，根据超声检查了解胎儿发育情况，有无胎儿畸形、羊水量、胎盘成熟度等。

2. 分娩期护理

（1）分娩期间严密监测血糖、尿糖和酮体变化，防止低血糖，及时调整胰岛素用量，加强胎儿监护。计划剖宫产的孕妇，手术日晨胰岛素按医嘱减量。

（2）严密观察产程进展，并通过定时听诊胎心音监测胎儿情况，有异常应使用电子胎心监护仪持续监测胎心变化。

（3）待产期间，鼓励产妇进食糖尿病患者饮食，保证热量供应。每 2 小时监测血糖、尿糖和尿酮体情况，以便及时调整胰岛素的用量，使血糖不低于5.6mmol/L。

（4）胎儿娩出后，遵医嘱给予缩宫素预防产后出血。

3. 产后护理

（1）严密观察产妇有无低血糖表现，如出汗、脉搏快等，如出现低血糖情况，应报告医生处理，并遵医嘱给予糖水口服或静脉注射 5% 葡萄糖。分娩后遵医嘱减少胰岛素的用量。

（2）观察子宫收缩、阴道流血情况。分娩后如母婴情况允许，应尽快实施母婴皮肤接触和早吸吮，促进宫缩和乳汁分泌，减少出血。同时应保持会阴部清洁，避免感染。

4. 新生儿护理　母亲是糖尿病的新生儿，出生后均按高危儿护理。注意给新生儿保暖，密切观察是否有低血糖情况，并早开奶或给予葡萄糖，预防新生儿低血糖。有条件者，应留取脐带血，进行血糖、胰岛素、胆红素、血细胞比容、血红蛋白等测定。

5. 心理护理　向孕产妇讲解有关妊娠期糖尿病的相关知识和治疗方法，以及血糖异常对母婴的影响，使孕妇配合治疗和护理。详细解答她们的疑问，解除顾虑，减缓紧张情绪。分娩结局异常时，如胎儿畸形或胎死宫内等，护士应及时给予安慰，鼓励家属陪伴产妇，减轻心理痛苦。

【健康教育】

1. 给患者讲解妊娠期糖尿病的相关治疗和护理方法。

2. 饮食控制方法　理想的饮食控制目标是：空腹和餐前 30 分钟血糖控制在 3.3~5.3mmol/L；餐后 2 小时和夜间血糖控制在 4.4~6.7mmol/L。

3. 孕期运动　孕妇应根据自身状况选择运动方式,如孕期仅血糖异常,可采取适合自己的运动,如散步、快走、游泳、瑜伽等。散步因不受条件限制,各孕期孕妇都比较容易做到,可每天散步 1~2 次,每次 30 分钟左右或根据自己感觉情况控制时间,于餐后 1 小时进行,以孕妇不感觉特别劳累或不出现宫缩等异常情况为宜。

4. 教孕妇数胎动　孕 28 周之后进行,孕妇每日早、中、晚各 1 小时计数胎动次数,监测胎儿情况,有异常及时到医院就诊。

5. 注意个人卫生　勤换内裤,勤洗外阴,保持干燥清洁,避免阴部感染。

6. 母乳喂养相关知识　患者使用胰岛素期间不影响母乳喂养,并且母乳喂养可帮助产妇控制血糖和减少胰岛素的用药剂量。

7. 避孕知识　产后采取有效的避孕措施,宜使用避孕套避孕。

## 五、妊娠期肝内胆汁淤积症患者的护理

### 【疾病定义】

妊娠期肝内胆汁淤积症(ICP)多发生在妊娠中晚期,是以皮肤瘙痒和黄疸为特征,以血清甘胆酸含量的显著增高、肝功能轻至中度损害并排除肝炎的一种妊娠期特发性疾病。

### 【临床表现】

1. 皮肤瘙痒　大多数患者皮肤瘙痒发生在妊娠晚期,80% 在 30 周之后出现,分娩后数小时或数日内迅速消失。瘙痒程度各有差异,一般呈持续性,日间轻,夜间加重。瘙痒一般起始于手掌和脚掌,之后逐渐向四肢近端延伸,甚至发展到面部。全身检查时可见皮肤上有抓痕。

2. 黄疸　10%~15% 患者出现轻度黄疸,一般不随着孕周的增加而加重。黄疸一般于分娩后数日内消退。

3. 皮肤抓痕　患者四肢皮肤可见因瘙痒所致的抓痕。

4. 消化道症状　一般无明显消化道症状,少数孕妇出现上腹部不适,轻度脂肪痢。

### 【辅助检查】

1. 血清胆汁酸测定　血清胆汁酸 >10μmol/L 可诊断;≥40μmol/L 提示病情较重。

2. 肝功能测定　天冬氨酸氨基转移酶、丙氨酸氨基转移酶。

### 【评估与观察要点】

1. 疾病史　询问患者孕产史,了解有无家族史,有无其他引起皮肤瘙痒、

黄疸和肝功能异常的疾病。

2. 一般状况 评估孕周,孕妇的生命体征。

3. 皮肤状况 评估皮肤瘙痒和皮肤完整性程度。对严重瘙痒的孕妇应了解有无失眠、疲劳、恶心、呕吐、食欲减退等症状。

4. 黄疸情况 评估孕妇皮肤、黏膜颜色,注意尿色,注意黄疸出现的时间、程度,有无发热、急性上腹痛等肝炎表现。

5. 胎儿情况 监测胎儿在宫内的情况。

6. 评估睡眠情况 患者是否因皮肤瘙痒而致睡眠不足。

7. 心理情绪状况 患者是否因担心自己病情发展和胎儿安危有焦虑以及因皮肤瘙痒而烦躁、情绪不稳定等情绪变化。

**【护理措施】**

1. 环境与休息 保持患者病室空气新鲜、安静、温度适宜,促进舒适,保持心情愉快。为患者安排小房间休息,避免被打扰。卧床休息时取左侧卧位。因患者皮肤瘙痒的特点是白天轻夜间重,因此叮嘱患者在白天皮肤瘙痒减轻时补充睡眠,为患者拉上窗帘,关门,减少探视等措施,创造睡眠环境。各种治疗和护理尽可能集中进行,晚上按时熄灯,让患者休息。

2. 病情观察 观察皮肤瘙痒的发展情况,有无其他继发症状。如孕妇黄疸加重预示病情发展,应报告医生处理。观察有无宫缩、阴道流血、流液等情况,出现早产征象或胎膜早破者应配合医生积极给予治疗和相应的护理措施,保障母婴有一个良好的分娩结局。

3. 保持皮肤完整 指导患者应对皮肤瘙痒的方法,避免搔抓和损伤皮肤,皮肤瘙痒时患者可使用压或轻拍的方法减轻瘙痒程度,护士可为患者安排看电视、听音乐、聊天等方法分散其注意力。注意患者指甲应剪短,指导患者穿棉质、透气、宽大的衣服。

4. 心理护理 讲解疾病的相关知识,患者和家属大多会担心疾病对母婴的影响,医务人员注意不对孕妇介绍疾病预后,避免其恐惧、紧张。对她们的疑问给予详细解答,告知治疗方法,使她们配合治疗。适时地关心和陪伴产妇,促进舒适和睡眠,可以减轻焦虑、烦躁等情绪。教会孕妇自数胎动方法,让其对胎儿自我监测,胎儿正常,也能使孕妇安心。

5. 指导患者放松 如听音乐、看电视、看书、聊天等分散注意力,鼓励家属陪伴患者。

6. 监测胎儿情况 定时听诊胎心,如胎心异常,可持续胎心监护,并通知医生处理。胎心异常时协助孕妇左侧卧位,给予氧气吸入,同时安抚孕妇。

7. 监测是否发生胎膜早破 肝内胆汁淤积时易发生胎膜早破,如发生胎膜早破应嘱咐患者立即卧床听取胎心是否正常,观察流出的羊水量、颜色等,记录破水时间,如有异常及时通知医生处理。胎头未入盆时,患者卧床休息,减少活动,避免发生脐带脱垂。

8. 用药护理 遵医嘱为患者使用保胎药、糖皮质激素、抗生素、缩宫素等,用药期间观察用药反应和效果。

9. 预防产后出血 患妊娠肝内胆汁淤积症时,肝内脂溶性维生素 K 合成减少,可造成凝血功能障碍,因此胎儿娩出后要及时给予缩宫素,注意子宫收缩和阴道出血情况。产后宫缩不佳时给予按摩子宫,遵医嘱给予缩宫药物等处理。仔细检查有无软产道损伤,如有损伤及时缝合止血。

10. 新生儿护理 胎儿娩出前做好新生儿复苏准备,新生儿根据分娩时的孕周给予相应的护理。如为早产,可能母婴分离,教会产妇和家属护理新生儿知识和注意事项。如新生儿在母亲身边,应母婴同室,在母亲床旁进行新生儿护理,同时示教产妇如何进行沐浴、脐部护理、臀部护理、更换尿布等方法和注意事项。

11. 促进母乳喂养 鼓励产妇母乳喂养,促进子宫收缩,减少出血和促进婴儿发育。

【健康教育】

1. 指导护理皮肤的方法 让患者了解减轻皮肤瘙痒的措施,如清洁皮肤时勿用肥皂擦洗,水温不宜过高。不要穿紧身衣和过多的衣服,棉质、透气、宽松的衣服可以保护皮肤和减轻皮肤瘙痒等。皮肤瘙痒时不能搔抓,以免皮肤破溃引起感染等。居室多通风,保持空气新鲜和温度适宜。

2. 饮食宜清淡,适当进食水果、蔬菜,补充各种维生素和微量元素,禁食高蛋白和辛辣食物,以免加重皮肤瘙痒。

3. 预防胎膜早破 患者了解双胎及妊娠合并肝内胆汁淤积时均易发生胎膜早破,能够按照医务人员的要求去做,预防胎膜早破,如注意卧床休息,活动时避免体位突然改变等。

4. 母乳喂养指导 患者分娩后,给予母乳喂养知识教育,如哺乳体位、促进乳汁分泌和挤奶的方法等。

5. 新生儿护理知识健康教育。

**（黄群 张玲娟 姜梅）**

# 第三节 妊娠合并内外科疾病护理

## 一、妊娠合并心脏病患者的护理

### 【疾病定义】

妊娠合并心脏病包括妊娠前已患有的心脏病、妊娠后发现或发生的心脏病,是妇女在围生期患有的一种严重的妊娠合并症。

### 【临床表现】

妊娠期(尤其是 32~34 周)、分娩期及产褥期(尤其是最初的 3 日内)均可能使心脏病患者的心脏负担加重而诱发心力衰竭,是孕产妇死亡的重要原因之一。妊娠合并心脏病在我国孕、产妇死因顺位中位居第二。

1. 有劳力性呼吸困难,经常性夜间端坐呼吸、咯血,经常性胸闷胸痛等症状。

2. 有发绀、杵状指、持续性颈静脉怒张。

3. 可有心包摩擦音、舒张期奔马律和交替脉等。

心脏病孕妇心功能分级:纽约心脏病协会(NYHA)依据患者生活能力状况,将心脏病患者心功能分为 4 级:

Ⅰ级:一般体力活动不受限制。

Ⅱ级:一般体力活动轻度受限制,活动后心悸、轻度气短,休息时无症状。

Ⅲ级:一般体力活动明显受限制,休息时无不适,轻微日常工作即感不适、心悸、呼吸困难,或既往有心力衰竭史者。

Ⅳ级:一般体力活动严重受限制,不能进行任何体力活动,休息时有心悸、呼吸困难等心力衰竭表现。

### 【辅助检查】

1. 心电图检查 提示各种严重的心律失常,如心房颤动、三度房室传导阻滞,ST 段改变,T 波异常等。

2. X 线检查 显示有心脏扩大,尤其个别心腔扩大。

3. 超声心动图(UGG) 可精确反映各心腔大小的变化,心瓣膜结构及功能情况。

4. 胎儿电子监护仪 监测评估胎儿健康状况,无应激试验、胎动评估预测宫内胎儿储备能力。

【评估与观察要点】

1. 评估

（1）健康史：询问患者有无不良孕产史、心脏病病史及与心脏病有关的疾病史、相关检查、心功能状态及诊疗经过、有无心衰病史等。

（2）了解患者对妊娠的适应状况及遵医行为：如药物的使用、日常活动、睡眠与休息、营养与排泄等，动态地观察心功能状态及妊娠经过。

（3）心脏病相关症状和体征：呼吸、心率、有无心功能受限、发绀、心脏增大征、肝大、水肿等。

2. 观察要点

（1）妊娠期：患者的睡眠、活动、休息、饮食、出入等情况，宫高、腹围及体重的增长是否与停经月份相符。胎儿宫内健康状况，胎心胎动计数。

（2）分娩期：宫缩及产程进展情况、胎心变化、患者有无心慌、胸闷等主诉。

（3）产褥期：产后出血和产褥期感染相关的症状和体征，有无早期心衰的临床表现。母体康复及身心适应状况。

【护理措施】

1. 孕前咨询　根据心脏病的类型、病变程度、心功能状态及是否有手术矫治史等综合判断是否适宜妊娠。心脏病变较轻，心功能Ⅰ～Ⅱ级，既往无心力衰竭，也无其他并发症者可以继续妊娠。

2. 妊娠期

（1）加强孕期保健：定期产前检查或家庭访视，在妊娠20周以前，应每2周进行1次产检，而在妊娠20周以后，尤其在32周后，应每周1次，发现早期心力衰竭表现，应立即住院。

（2）保证休息：避免劳累：保证充分休息，每日至少10小时睡眠。避免过度劳累和情绪激动。

（3）营养科学合理：限制过度加强营养，整个孕期体重不超过12kg为宜。适当限制钠盐摄入，不超过4~5g/d。

（4）预防和治疗诱发心力衰竭的各种因素：预防上呼吸道感染，纠正贫血，治疗心律失常。

（5）急性心力衰竭的紧急处理：①取坐位，双腿下垂，减少静脉血回流。②吸氧，开始时为2~3L/min，也可高流量给氧6~8L/min，必要时面罩加压给氧或正压呼吸。③遵医嘱用药。

3. 分娩期

（1）第一产程：严密观察产程进展，防止心力衰竭的发生；左侧卧位，避免仰卧,防止仰卧位低血压综合征发生。

（2）第二产程:避免用力屏气加腹压,缩短第二产程,减少患者体力消耗,帮助患者减轻疼痛,必要时使用药物镇痛方法;预防产后出血和感染。

（3）第三产程:胎儿娩出后,应立即在腹部放置沙袋,以防腹压骤降而诱发心力衰竭。

4. 产褥期 产后3日内,尤其产后24小时内仍是发生心力衰竭的危险时期,患者需充分休息并密切监护。在心脏功能能耐受的情况下,鼓励其早期下床适度活动,以减少血栓的形成。心功能Ⅰ~Ⅱ级的患者可以进行母乳喂养。

5. 健康教育与心理支持 及时为患者及家属提供监测胎儿的方法、产时和产后的治疗和护理方法,同时使家属能够了解患者目前的身心状况,妊娠的进展情况,以减轻她们的焦虑心理。

【健康指导】

1. 健康教育 休息时应采取左侧卧位,以防右旋的子宫压迫下腔静脉,或采取半卧位,减轻心脏负荷。

2. 注意个人卫生 产前和产后都要保持会阴部清洁、干燥,勤换卫生巾和内裤,保持清洁,避免感染。

3. 学会识别早期心力衰竭的征象 如轻微活动后即有胸闷、心悸、气短;夜间常因胸闷而需坐起呼吸,或需到窗口呼吸新鲜空气,应警惕考虑是心衰早期,需及时处理。

4. 采取有效的避孕措施,不宜再妊娠者,可在产后1周行绝育术。

5. 饮食指导 指导正确进食低脂肪、高蛋白、富含维生素和矿物质的饮食,应少量多餐,不宜进食过饱,多食蔬菜、水果,防止便秘。

## 二、妊娠合并甲状腺功能异常患者的护理

【疾病定义】

妊娠期间各种内分泌腺处于活跃状态,各器官、系统均会发生一系列生理变化,对甲状腺功能均会产生直接或间接的影响。

### 妊娠期甲状腺功能减退

甲状腺功能减退(简称甲减)妇女常出现无排卵月经、不孕,妊娠合并甲减最常见原因的是慢性淋巴细胞性甲状腺炎,由于机体产生的抗体引起甲状腺组织内弥漫性淋巴细胞浸润,导致甲状腺肿大,甲状腺功能减退。

【临床表现】

1. 有怕冷、疲乏、软弱、无力、嗜睡、神情淡漠、情绪抑郁、反应缓慢,还可

出现脱发、皮肤干燥、出汗少,虽食欲差但体重仍有增加。

2. 肌肉强直疼痛,可能出现手指和手有疼痛与烧灼感,或麻刺样异常感觉,心搏缓慢而弱,心音降低,少数有心悸、气促,声音低沉或嘶哑,深腱反射迟缓期延长。

3. 胎儿宫内发育迟缓。

4. 也有少数患者无明显的临床症状。

5. 甲状腺呈弥漫性或结节状肿大。

【辅助检查】

1. 血清促甲状腺激素(TSH)正常值标准为妊娠早期 0.1~2.5mU/L,妊娠中期 0.2~3.0mU/L,妊娠晚期 0.3~3.0mU/L。本病患者常超过妊娠期特异正常参考值上限。

2. 血清 $FT_4$ 一般低于妊娠期特异正常参考值下限。

3. 血常规检查甲减患者常有贫血(30%~40%)。

【评估与观察要点】

1. 健康史 了解其妊娠经过、临产指征、胎儿情况,甲减表现和黏液性水肿、昏迷等严重合并症先兆表现和既往史,精神心理状态、社会适应能力及社会支持情况,评估其身体健康状况。

2. 高危因素 评估是否有甲状腺疾病的个人和家族史,有甲状腺肿和甲状腺手术切除和 $^{131}I$ 治疗史,既往发现 TSH 增高或甲状腺自身抗体阳性者。

3. 妊娠前甲减观察要点 妊娠前逐步增加甲状腺激素剂量,使 TSH 水平维持在 <2.5mU/L,并且在妊娠后每 4~6 周随访一次。

4. 妊娠期确诊的甲减,不同阶段要维持不同的 TSH 水平,第 1 个三个月 <2.5mU/L,第 2 和第 3 个三个月 <3.0mU/L.

5. 观察用药后效果 患者有无心动过速、心律不齐、头痛、肌肉无力和痉挛、潮红、发热、呕吐、坐立不安、失眠、体重下降和腹泻等不良反应。

【护理措施】

1. 妊娠期 甲减孕妇易发生胎儿生长受限,孕期应加强监护。避免感染、精神刺激和情绪波动。避免甲亢危象发生。

2. 分娩期 甲减控制良好,除产科因素,鼓励进行阴道分娩。临产后给予精神安慰、减轻疼痛、吸氧,注意补充能量、缩短第二产程。

3. 产后哺乳问题 控制甲减的药物,左甲状腺素钠可以通过乳腺到达乳汁,但乳汁含量很少,故产后哺乳是安全的。

【健康指导】

1. 在注意休息和舒适的前提下,指导适当活动,以不疲劳为度,并注意活动安全。

2. 重点告知产妇及其家属,妊娠期甲减会损害后代的神经智力发育,增加早产、流产、低体重儿、死胎和妊娠期高血压疾病等风险,严格遵医嘱按时服药。

3. 卧床休息时尽量左侧卧位,减少子宫对腹腔血管的压迫,减少胎儿缺血缺氧的发生。

4. 饮食指导　提倡少量多餐,多喝水,进低脂肪、高蛋白、高维生素、高纤维素、低钠饮食。保持大便通畅,避免腹泻。

5. 分娩后应定期到医院复查,监测甲状腺功能水平等。

## 妊娠期甲状腺功能亢进

由于胎盘产生 hCG 及绒毛膜促甲状腺素(HCT)使甲状腺活性增加;雌激素增加促进肝脏甲状腺结合球蛋白(TBG)增多且降解缓慢,使妊娠甲状腺增大,血管丰富,对碘摄取增多,约 80% 孕妇较非孕状态增大 3 倍。临床出现类似甲亢怕热、多汗、食欲增强、心率加快等高代谢状态。妊娠期甲状腺功能亢进包括:甲状腺功能亢进者合并妊娠和妊娠期发生甲状腺功能亢进两种。妊娠期甲状腺功能亢进多为 Graves 病,主要由自身免疫过程和精神刺激引起,特征有弥漫性甲状腺肿和突眼。

【临床表现】

1. 心悸　休息时心率超过 100 次 / 分,食欲很好、在进食多的情况下孕妇体重未能按孕周增加,脉压增大 >50mmHg。

2. 怕热多汗,皮肤潮红,皮温升高,突眼,手震颤,腹泻。

【辅助检查】见表 2-1。

表 2-1　甲状腺功能实验室检查

| 检查项目 | 正常妇女 | 正常孕妇 | 合并甲亢孕妇 |
| --- | --- | --- | --- |
| 基础代谢率(BMR)(%) | <+15 | +20~+30 | >+30 |
| 血清总甲状腺激素(TT$_4$)(nmol/L) | 64~167 | 轻度增高 | 明显增高 |
| 血清三碘甲状腺原氨酸(TT$_3$)(nmol/L) | 1.8~2.9 | 轻度增高 | 明显增高 |
| 甲状腺素结合球蛋白(TBG)(mg/L) | 13~25 | 轻度增高 | 明显增高 |
| 血清游离 T$_3$(pmol/L) | 6.0~11.4 | 轻度增高 | 明显增高 |
| 血清游离 T$_4$(pmol/L) | 18~38 | 轻度增高 | 明显增高 |
| 促甲状腺激素(TSH)(mU/L) | 2~20 | 正常 | 明显减低 |

【评估与观察要点】

1. 病因和诱因　保证休息,避免劳累,避免感染、精神刺激和情绪的波动。

2. 评估胎儿成熟度　经评估若胎儿已成熟,应在控制甲亢的基础上适时终止妊娠,一般在孕 37~38 周住院监护,并注意预防甲亢危象。

### 知识链接

#### 甲亢危象的表现

发生甲亢危象时,患者可表现为高热 39℃以上、脉率 >140 次 / 分、脉压增大、焦虑、烦躁。大汗淋漓、恶心、厌食、呕吐等消化道症状,可伴脱水,休克,心律失常及肺水肿。

3. 孕期药物控制　分娩前应以药物控制,注意观察用药使血清 $FT_4$ 接近或者轻度高于参考值的上限。

4. 药物疗效及不良反应　观察用药后效果及有无皮疹或皮肤瘙痒、白细胞减少、严重的粒细胞缺乏症、味觉减退、恶心、呕吐、上腹部不适、关节痛、头晕、头痛、脉管炎等不良反应。

【护理措施】

1. 妊娠期　甲亢孕妇易发生胎儿生长受限,孕期应加强监护。避免感染、精神刺激和情绪波动。避免甲亢危象发生。

2. 分娩期　甲亢控制良好,除产科因素,鼓励进行阴道分娩。临产后给予精神安慰、减轻疼痛、吸氧,注意补充能量、缩短第二产程。

3. 产后哺乳问题　控制甲亢的药物:PTU 可以通过乳腺到达乳汁,但乳汁含量很少,24 小时内乳汁含量为母亲口服量的 0.007%,故产后哺乳是安全的。

【健康指导】

1. 孕前指导　已患有甲亢的妇女最好在甲状腺功能恢复正常后再考虑妊娠。

2. 避免加重甲亢的诱发因素,嘱孕产妇注意保暖,避免感冒受凉,保持个人卫生的整洁;尽可能不要到人群密集的场所,以防发生交叉感染。

3. 分娩前应以药物控制,告知孕妇和家属用药的意义,应严格遵医嘱按时服药。

4. 饮食指导以高热量、高蛋白、高糖和多种维生素为主,并多饮水,防止便秘。

5. 分娩后应定期到医院复查,监测甲状腺水平,调整药物剂量。

## 三、妊娠合并贫血患者的护理

【疾病定义】

由于妊娠期孕妇血容量增加,而且血浆的增加多于红细胞的增加,因此血液被稀释,出现妊娠期生理性贫血,当孕妇外周血红蛋白 <110g/L 及血细胞比容 <0.33,为妊娠期贫血。其中血红蛋白 <60g/L 为重度贫血。妊娠期可出现缺铁性贫血、巨幼细胞贫血、再生障碍性贫血,其中以缺铁性贫血最为常见。

【临床表现】

1. 轻者 无明显临床表现,可见孕妇皮肤、口唇黏膜、睑结膜稍显苍白。

2. 重者 孕妇可有头晕、心悸、气短、乏力、食欲差、腹胀、腹泻、皮肤黏膜苍白、毛发干燥、指甲薄而脆、口腔炎、舌炎等表现。

【辅助检查】

1. 血象 外周血涂片所见为小红细胞低血红蛋白性贫血。血红蛋白 <110g/L,红细胞 $<3.5 \times 10^{12}$/L,血细胞比容 <0.30,红细胞平均体积(MCV)<80fl,红细胞平均血红蛋白浓度(MCHC)<32%,而白细胞计数及血小板计数均在正常范围。

2. 血清铁浓度 正常妇女血清铁为 7~27μmol/L,如果孕妇血清铁 <6.5μmol/L,即诊断为缺铁性贫血。

【评估与观察要点】

1. 评估

(1)健康史:询问孕妇既往是否有月经过多、痔疮出血等慢性失血性疾病,有无长期偏食、妊娠早期呕吐、胃肠功能紊乱等导致营养不良病史。评估孕周是否接近足月、有无胎膜早破等。

(2)生命体征:测量脉搏、血压、呼吸、体温等是否正常。

(3)身体状况:评估患者是否存在头晕、乏力、心悸、气短、食欲缺乏、腹胀、腹泻等情况,评估皮肤黏膜是否苍白、毛发干枯、指甲脆薄以及口腔炎、舌炎等。是否因严重贫血而影响生活,使得活动受限,部分生活所需需要别人帮助。

(4)胎儿情况:监测胎心是否正常,胎儿发育是否正常(胎儿体重是否低于正常)。

(5)饮食情况:是否挑食或食欲减差。

（6）心理状态：患者是否因担心自己安危及胎儿发育而焦虑、烦躁或情绪低落等。

2. 观察要点

（1）患者生命体征：每日4次监测脉搏、血压、呼吸、体温，有无头晕、心悸、恶心等感觉。

（2）胎心变化：每日4次听诊胎心，如有异常及时给予氧气吸入，氧流量2L/min，帮助孕妇左侧卧位，通知医生处理。

（3）感染迹象：监测患者白细胞计数及分类，患者体温有无升高等感染迹象。

【护理措施】

1. 一般护理　患者住院治疗期间应多卧床休息，指导左侧卧位，间断吸入氧气。病室内保持经常通风、安静、整洁，保证患者有良好的休息环境。地面保持清洁、干燥，指导患者穿防滑和大小合适的鞋，避免摔倒。

2. 巡视患者　经常巡视患者，倾听患者主诉，询问是否有头晕、心悸、恶心、乏力等症状，并监测患者生命体征，发现异常及时通知医生处理。

3. 监测胎儿情况　定时听胎心，并告知孕妇胎心听诊结果，如有异常给予氧气吸入，及时报告医生进一步检查原因。教会孕妇自数胎动，监测胎儿宫内情况。

4. 保证生活所需　患者卧床或治疗期间，护士应协助满足患者所需，如上厕所、清洁身体等，将呼叫器及生活用品放在患者伸手可及之处，避免因如厕或起床等体位改变时引起的头晕跌倒。

5. 保持身体清洁　保持床单位干净、平整，指导孕妇保持会阴部清洁，勤换内衣裤，尤其是发生胎膜早破者，预防感染。

6. 治疗护理　遵医嘱给予患者药物治疗，讲解服用铁剂的注意事项和大便颜色变化。必要时遵医嘱为患者输血纠正贫血，输血期间注意输血反应。

7. 心理护理　孕妇可能因医生交代贫血对母儿的影响而感到自责和焦虑，护士应为孕妇讲解治疗方法，解答疑问，消除顾虑，使孕妇配合治疗。

8. 预防产后出血　分娩后，立即给予缩宫素帮助子宫收缩，严密观察子宫收缩和阴道流血情况，宫缩不佳时可以用按摩子宫的方法帮助收缩，有出血多的情况应报告医生处理，观察期间注意给产妇保暖。

9. 母乳喂养　产妇身体状况允许的情况下，协助产妇母乳喂养新生儿，通过早吸吮帮助乳汁分泌和促进子宫收缩。

10. 新生儿护理　产妇身体状况暂不能母乳喂养者，协助做好新生儿喂养及新生儿护理。

【健康教育】

1. 休息、卧位 孕妇应掌握卧床休息时,左侧卧位对保证胎儿供血、供氧的好处。

2. 预防跌倒 贫血患者容易在体位改变时发生跌倒,患者掌握改变体位时避免跌倒的方法,如起立时扶着床、椅子或墙上的把手等支撑物先站立,适应一下,没有头晕、心悸的感觉再活动。

3. 合理饮食 妊娠期贫血对母儿都有影响,因此孕妇应了解积极治疗和加强营养的重要性,孕妇居家时能做到饮食均衡,不偏食,多食用富含铁、维生素等食物,纠正贫血,保证母体生理、胎儿发育所需。

4. 药物治疗 孕妇知道妊娠期纠正贫血的重要性,能够遵照医嘱服药,积极配合治疗,并定期进行产前检查,监测贫血改善情况。

5. 个人卫生 产妇掌握清洁身体的方法,保持会阴部、伤口(腹部、会阴部)清洁卫生,促进身体舒适和伤口愈合。

6. 母乳喂养 鼓励产妇在身体允许的情况下进行母乳喂养。产妇了解母乳喂养对自身和婴儿的好处,掌握哺乳的正确体位、婴儿含接乳房的姿势、挤奶技巧等,避免乳房肿胀、乳头皲裂的发生,能实施母乳喂养。

7. 新生儿护理知识 产妇及家属掌握新生儿喂养、沐浴、更换尿布、脐带护理、臀部护理等技巧,能够给予新生儿正确的护理,保证新生儿正常成长。

8. 避孕知识 产妇了解有效避孕的相关知识,采用适合自己的有效避孕方法。

## 四、妊娠合并急性胰腺炎患者的护理

【疾病定义】

妊娠合并急性胰腺炎(APIP)是妊娠期常见的急腹症之一,多发生于妊娠晚期及产褥期,近年来发病率有增高的趋势。

急性胰腺炎(AP)是多种病因导致胰腺组织自身消化所致的胰腺水肿、出血及坏死等炎性损伤。临床上可分为轻症胰腺炎和重症胰腺炎。

妊娠合并急性胰腺炎多为轻症;重症占 10%~20%,具有发病急、并发症多、病死率高等特点,威胁母婴健康。

【临床表现】

1. 腹痛 突然发作的持续性上腹部疼痛常为本病的主要表现和首发症状。腹痛常较剧烈,多位于中左上腹、甚至全腹,呈持续性,阵发性加剧,可放射至腰背肩部。多伴有恶心、呕吐、腹胀、发热等。

2. 腹胀 腹胀与腹痛同时存在,是肠麻痹和继发感染后腹膜后的炎症刺激所致。炎症越严重,腹胀越明显。患者排便、排气停止。

3. 恶心、呕吐 该症状早期即可出现,呕吐往往剧烈而频繁,呕吐后腹痛不缓解。

4. 黄疸 20% 的妊娠期急性胰腺炎患者,可出现不同程度的黄疸,以轻至中度黄疸多见。

5. 出血坏死性胰腺炎者可继发麻痹性肠梗阻 患者常有烦躁不安、神志淡漠、谵妄、情绪低落等精神症状。严重者可出现休克症状。部分严重患者可发生呼吸衰竭和肾衰竭,表现为呼吸急促,尿少等症状。

6. 轻者仅为腹部轻压痛,重症者多有上腹部压痛、反跳痛和腹肌紧张,肠蠕动减弱或消失,腹部移动性浊音阳性,Grey-Turner 征,Cullen 征等。

【辅助检查】

1. 血、尿淀粉酶 血清淀粉酶是诊断急性胰腺炎的重要指标,一般于腹痛 8 小时开始升高,24 小时达高峰,3~5 日降至正常。尿淀粉酶变化仅供参考。血清淀粉酶出现早、维持时间短,尿淀粉酶出现稍晚、维持时间长。

2. 血脂肪酶 脂肪酶持续时间长,对发病后就诊较晚的急性胰腺炎患者有诊断价值,其灵敏度和特异性均优于淀粉酶。

3. 其他项目 如白细胞计数升高、高血糖、肝功能异常、低钙血症、血气分析异常等,C 反应蛋白增高(发病 48 小时 >150mg/ml)提示病情加重。

4. B 型超声检查 可发现胰腺肿大和胰周液体积聚。胰腺水肿时显示为均匀低回声,出现粗大的强回声提示有出血、坏死的可能。

5. CT 可见胰腺肿大,外形不规则,有明显低密度区,周围有不同程度的液体积聚。

6. MRI 主要在临床高度怀疑急性坏死性胰腺炎时使用。

【评估与观察要点】

1. 健康史 询问患者年龄、婚育史、疾病史,特别是否伴有肝胆疾病史。

2. 观察要点 观察腹痛部位、性质、程度、范围、持续时间及动态变化;产前注意监测胎心、胎动、宫缩、阴道流血和流液情况;观察生命体征变化及胃肠减压管道情况。

3. 心理 - 社会状况 评估患者及家属是否因担心胎儿安危存在焦虑、害怕、恐惧等情绪反应,是否具有足够信心。

## 【护理措施】

### （一）保守治疗

适应于急性胰腺炎全身反应期、水肿性及尚无感染的出血性坏死性胰腺炎。

1. 严密观察病情变化 观察患者神志、体温、脉搏、呼吸、血压的变化，重症患者需安置心电监护仪。严密监测血氧饱和度，患者若出现呼吸急促、发绀、血氧饱和度下降，提示呼吸窘迫，立即遵医嘱给予吸氧，必要时配合医生行气管插管、呼吸机辅助呼吸。

2. 腹部体征的观察 密切观察腹痛、腹胀、腹部压痛、反跳痛、肠鸣音、腹肌紧张及腹部皮肤色泽的变化，注意区分是胰腺炎所致的腹痛或是其他原因导致子宫收缩引起的腹痛。若出现剧烈腹痛，应考虑急性坏死性胰腺炎，应立即手术治疗。

3. 加强基础护理 根据患者具体情况制订周密的护理计划，指导患者卧床休息，保持病室安静，保证患者得到充分休息，促进组织修复和体力恢复。禁食、胃肠减压期间做好口腔护理，每天更换胃管、引流管并保持通畅，注意引流液的量、颜色、性状。保持床单位整洁干燥，更换汗湿的衣裤，勤翻身，排除压疮等使皮肤受损因素。

4. 营养支持护理

（1）妊娠合并重症急性胰腺炎患者由于禁食、胃肠减压、频繁呕吐等因素致营养失调，水电解质异常，更由于胎儿生长，需要足够的营养支持。

（2）早期采用TPN（全胃肠外营养，指患者所有营养素均经静脉途径提供），用连续输注法（输液泵）均匀地将TNA液（全营养混合液，指将患者每天所需的营养物质，在无菌环境中按次序混合入由聚合材料制成的输液袋或玻璃容器后再输注）通过中心静脉导管输入，使患者每日所需能量、氮量及其他营养物质的供应处于持续均匀状态。待患者胃肠功能逐渐恢复，血淀粉酶正常，约第5天试加肠内营养，营养液量由少到多，速度由慢到快，浓度由低到高逐渐滴入。当患者完全适应，开始行全肠内营养，同时恢复经口进食，开始由流质逐渐向半流质饮食，循序过渡直至正常饮食。

（3）期间注意无菌操作，严密监测患者血糖、血电解质、血尿淀粉酶等指标变化，详细记录24小时出入量。

5. 准确记录出入量 孕妇合并胰腺炎，由于禁食水，加之患者本身代谢高，要重视患者液体足够的摄入，并维持液体及电解质平衡，部分患者会合并肾衰竭，故准确记录24小时出入量非常重要，以判断机体液体及血容量状况和电解质丢失情况，视液体出入量情况及时予以补充剂控制，预防并发症出现。胰腺炎患者入量包括输液量、营养物质、鼻饲入量;出量包括尿量、粪便、呕吐物、胃液等。

6. 疼痛护理　严密观察患者腹痛的性质、部位、程度、范围及持续时间。指导并协助患者采取舒适体位,教会患者使用转移注意力、放松术、心理暗示等减轻疼痛的方法。疼痛剧烈者,在排除急性坏死性胰腺炎后,遵医嘱合理应用解痉、止痛剂。常用的有山莨菪碱、阿托品等。

7. 心理护理　由于妊娠合并急性胰腺炎病因复杂,起病急,病情进展快,临床症状明显,且多数患者对疾病相关知识缺乏了解,患者异常紧张、焦虑,可致 Oddi 括约肌痉挛,胰管内压力增高,致使胰液排出不畅,加重病情。详细讲解疾病的发病原因、疾病发展与转归、治疗措施等。并列举以往此类疾病治愈的典型病例,减轻其紧张、焦虑情绪,避免情绪因素加重和影响病情,促进疾病康复。

8. 产科护理　妊娠合并急性胰腺炎时,因胰液及血液渗出,可引起子宫收缩,多发生早产,亦可因长时间不协调子宫收缩、低血容量、重症感染等导致胎儿宫内窘迫及胎死宫内。

(1)监测胎儿情况,指导孕妇自数胎动,如出现胎心减弱、胎心率异常,胎动明显减少或异常增加,提示胎儿宫内窘迫,估计胎儿能存活的情况下,立即配合医生做好剖宫产准备。

(2)有早产征象给予硫酸镁保胎治疗、地塞米松促胎肺成熟时,给药速度宜缓慢,并密切观察患者反应,发现异常立即遵医嘱进行处理。

(3)行剖宫产术后,观察患者腹部伤口有无渗血、渗液、红肿等,及时更换切口敷料。注意子宫收缩情况、阴道出血及恶露排出的量和性状,及时更换会阴部护垫,给予冲洗会阴 1~2 次 / 天,保持会阴清洁。

(4)观察患者有无乳汁淤积,预防乳腺炎发生。

9. 并发症护理

(1)急性呼吸窘迫综合征:密切观察生命体征,脉搏氧饱和度及意识变化,保持呼吸道通畅,给予有效吸氧,保证激素类药物的及时输入,进行呼吸机辅助治疗者做好呼吸机相关护理。

(2)急性肾衰竭:留置导尿,准确记录 24 小时尿量,合理安排输液,维持水、电解质酸碱平衡,必要时进行血液透析。

(3)消化道出血:注意观察大便及胃肠减压管引流液,遵医嘱给予药物治疗。

(4)胰性脑病:严密观察患者有无言语障碍及肢体僵硬、昏迷等表现,发现异常立即上报,做好安全护理。

### (二) 手术治疗

适用于保守治疗失败者,胰腺组织发生坏死感染者,合并肠穿孔、大出血者。

1. 术前护理　密切监测患者病情变化,迅速好做术前准备,给予一定的心理护理。

2. 术后护理

(1) 病情观察:监测患者的生命体征,准确记录24小时出入量,给予持续心电监护,持续性低流量吸氧。

(2) 引流管护理:不同患者留置引流管的部位以及时间也具有较大的差异性,护理人员在引流管上标注管道名称及安置时间,并且妥善固定,保持引流管的通畅,严格记录引流液的色、质、量。

(3) 营养支持:观察患者的营养状况,如皮肤弹性、体重变化等,禁食期间,遵医嘱给予营养支持。若患者病情稳定,淀粉酶恢复正常,无不良反应发生,可由肠内外营养逐步过渡到经口进食。开始时,进食少量米汤或藕粉,再逐步加强营养。

(4) 心理护理:多数患者对手术常产生恐惧心理,针对患者不同的社会角色、性格、文化素质,疾病不同时期出现的不同症状给予个体化心理疏导。详细讲解疾病的发病原因、治疗措施、手术的注意事项、康复相关知识等。并列举以往此类疾病治愈的典型病例,减轻其紧张、焦虑情绪,避免情绪因素加重和影响病情,促进疾病康复。

【健康指导】

1. 生活指导

(1) 保持愉悦的心情,适当运动,注意休息,避免疲劳。

(2) 指导患者低脂、低蛋白饮食,少量多餐,避免暴饮暴食。

(3) 注意外阴清洁,每日清洗外阴1~2次,勤换内裤,减少性生活。

(4) 房间定时通风换气。

2. 延续性护理　指导患者建立健康的饮食习惯,定期产检,掌握急性发作时症状,采取积极有效的急救措施,掌握正确的胎儿监测方法,定期电话随访。

## 五、妊娠合并急性阑尾炎患者的护理

【疾病定义】

妊娠合并急性阑尾炎(AAP)是妊娠期常见的外科合并症之一,发生率为

0.05%~0.1%,以妊娠早中期多见。急性阑尾炎是由阑尾管腔阻塞、细菌入侵等多种原因引起的管腔内感染,临床上按疾病进展可分为急性单纯性阑尾炎、急性化脓性阑尾炎、坏疽性及穿孔性阑尾炎和阑尾周围脓肿。妊娠合并急性阑尾炎的临床表现不典型,炎症容易扩散,常发展到阑尾穿孔和弥漫性腹膜炎阶段,导致围产妇和围生儿病死率增高。

【临床表现】

1. 妊娠早期  症状及体征与非妊娠期基本相同。常有转移性右下腹痛,伴恶心、呕吐、厌食等胃肠道症状,以及下腹部压痛、反跳痛、肌紧张、肠鸣音减弱等腹膜刺激症状。当阑尾穿孔并发感染,甚至会出现弥漫性腹膜炎及败血症的表现。

2. 妊娠中、晚期  临床表现常不典型。常无明显的转移性右下腹痛。阑尾尾部位于子宫背面时,疼痛可位于右侧腰部。约80%的孕妇压痛点在右腹部,但位置偏高。孕妇的压痛、反跳痛及肌紧张常不明显,但白细胞计数可偏高。

3. 全身症状  早期仅有乏力、低热,炎症加重可有全身中毒症状,如寒战、高热、脉快、烦躁不安或反应迟钝。阑尾穿孔引起弥漫性腹膜炎时,可有心、肺、肾等器官功能不全的表现,炎症发展可致流产或早产,威胁母儿生命安全。

【辅助检查】

1. 实验室检查  了解患者血液中白细胞、中性细胞比率等数值,妊娠期白细胞计数 >$15 \times 10^9$/L 时有助于阑尾炎诊断

2. B型超声检查  常作为诊断阑尾炎首选的影像学检查,安全、方便、快捷。

3. MRI检查  组织分辨率佳,具有准确率高、相对安全等优点,MRI检查发现阑尾周围积液、脓肿形成、阑尾部分堵塞等征象,均提示阑尾可能存在炎症。

4. 腹腔镜检查  可以直接观察阑尾情况,对明确诊断具有决定性作用。

【评估与观察要点】

1. 健康史  详细询问病史,腹痛开始时间、部位、性质,有无规律,是否伴有发热、恶心、呕吐、腹泻等其他症状发生。患者末次月经时间,患者的孕产史。

2. 观察要点  观察腹痛的情况,如部位、时间、规律性,有无压痛、反跳痛、肌紧张。监测胎儿在宫腔内的状态、子宫收缩程度及阴道流血、流液情况。

3. 心理-社会状况 评估患者是否因疼痛、担心胎儿安危而存在紧张、焦虑,恐惧。应了解患者及家属对疾病及治疗的认知和心理承受能力及应对方式。

【护理措施】

1. 术前护理

(1)病情观察:加强巡视,观察患者精神状态,定时测量体温、脉搏、呼吸、血压;观察患者的腹部症状及体征,尤其注意腹痛的变化,患者体温一般低于38℃,高热则提示阑尾穿孔;如患者疼痛加剧出现腹膜刺激征,应及时通知医生。观察腹痛应注意鉴别此类腹痛与子宫收缩引起的腹痛。加强胎心、胎动的监测并详细记录。

(2)术前准备:做好血、尿常规,出凝血及肝肾功能检查,清洁皮肤,遵医嘱行手术区备皮,备皮范围上至剑突下,下至大腿内侧上1/3,两侧达腋中线,包括会阴及肛门部皮肤。行腹腔镜手术的患者要清洁脐部,其余同经腹手术的皮肤准备范围。做好药物过敏试验及记录,急诊手术患者入院后因禁食禁饮,按手术要求准备麻醉床、氧气及监护仪等用物。

(3)对症处理:疾病观察期间,患者禁食,按医嘱静脉输液,保持水电解质平衡,并用抗生素控制感染。为减轻疼痛,患者可取右侧屈曲被动体位,屈曲可使腹肌松弛。

(4)心理护理:由于急性阑尾炎发病于特殊时期,患者及家属的心理压力较大,护士应以细心、耐心、关心、友善的态度去开展护理工作,多抚慰患者,告知其一些成功的案例,消除其焦虑和恐惧心理,使其主动配合手术治疗与护理。

2. 术后护理

(1)一般护理:患者可取低枕平卧,术后6小时血压、脉搏平稳后改为半卧位,有利于呼吸和引流,鼓励患者术后在床上翻身,活动肢体,术后24小时可起床活动,促进肠蠕动恢复,防止肠粘连,同时可增进血液循环,加速伤口愈合,术后注意保暖,拍背帮助咳嗽,预防坠积性肺炎。

(2)密切观察生命体征:测量体温、脉搏、血压、呼吸并准确记录。严密监测胎心、胎动情况,避免早产、流产等意外情况的发生。同时注意观察患者腹痛及有无阴道流血情况,特别是在疼痛的鉴别上,确定患者疼痛的原因,如切口痛、宫缩痛或肠蠕动痛。尽量帮助患者减轻疼痛,如患者难以忍受,选择对胎儿没有影响的止痛药物。

(3)密切关注患者的心理状况:告知患者过激心理可增加患者的痛苦,其至产生紧张、焦虑、抑郁等情绪。

（4）饮食护理：患者手术当天禁食，给予静脉补液，术后第一天可进少量清淡流质，待肠蠕动恢复，逐步恢复经口饮食，正常情况下若进食后无不适，第3~4天可进易消化的普食。

（5）用药护理：合理使用抗生素，尽量选择对胎儿影响小的广谱抗生素，预防感染；同时遵医嘱给予抑制宫缩药及镇静药等保胎治疗，如黄体酮肌内注射，硫酸镁静脉滴注，注意输液滴数控制，注意用药安全、药物不良反应和患者主诉。

（6）保持切口处的干燥和清洁：有分泌物或汗湿时及时更换敷料。由于中晚期妊娠患者的腹壁张力较大，如果患者术后有咳嗽和腹胀等可增加腹内压，容易引起切口疼痛或切口裂开，应嘱患者咳嗽时用手按压切口。还应注意观察切口有无渗血、红肿、疼痛情况。若有引流管的患者，注意保持通畅，并妥善固定，观察引流液的色质量，做好记录。拆线可根据实际情况推迟1~3天。

3. 术后并发症护理

（1）切口感染：最常见的术后并发症。切口周围会出现红肿、触痛，患者感觉伤口疼痛，体温升高。一旦出现，可先试行穿刺抽出脓液，或于波动处拆线，排出脓液，放置引流，定期换药。

（2）出血：阑尾系膜的结扎线松弛，引起系膜血管出血。表现为腹痛、腹胀和失血性休克等。这时应对患者给予氧气吸入，镇静、平卧，立即补液输血，紧急再次手术止血。

（3）持续高热：术后5~7天体温升高，或下降后又上升，为腹腔内残留脓肿造成，患者会出现类似中毒症状，腹胀、腹痛，里急后重感，应及时通知医生进行处理，应用抗生素治疗并引流。

（4）粘连性肠梗阻：与局部炎症重、手术损伤、伤口异物、术后卧床等多种原因有关，应鼓励患者早期下床活动。

【健康指导】

1. 疾病知识指导　告知患者急性期手术治疗的必要性，过分的紧张、焦虑等负性情绪可能会加重病情进展，影响胎儿及孕妇的健康，并且强调合理的手术治疗不会增加流产、早产率及胎儿与孕妇的病死率，术后应合理安排休息运动，掌握正确的自我监测胎动的方法，定期复查及产检，出现腹痛及阴道出血等异常情况应立即就医。

2. 生活指导

（1）运动和休息：保持愉悦的心情，适当运动，注意休息。

（2）保证妊娠期营养：指导家属根据患者的饮食喜好制订个人饮食计划，多食新鲜蔬菜和水果，增加膳食纤维，注意铁、钙、碘的摄入，食物多样化，保证孕期营养均衡。

（3）指导患者孕期卫生：经常沐浴，尽量采取淋浴方式，水温不宜过高或过低，淋浴时间不宜过长。注意外阴清洁，每日清洗外阴，勤换内裤，减少性生活。

（4）遵医复查：定期产检，指导患者自我监测，关注胎动情况，如有异常应立即就医。

（5）减少感染：尽量少到公共场所，避免感冒，避免接触有毒化学物质和放射性物质。

3. 延续性护理

（1）建立患者健康档案，使患者明确产检时间，定期进行电话回访并记录每次回访情况，了解患者出院后情况。

（2）提供心理指导，告知保持乐观积极的情绪可促进胎儿的生长发育。

（黄群）

# 第四节　妊娠合并感染性疾病护理

## 一、妊娠合并梅毒患者的护理

【疾病定义】

梅毒是由苍白密螺旋体感染引起的慢性全身性传染病。妊娠合并梅毒是孕期发现或发生的活动性梅毒或潜伏梅毒。根据其病程分为早期梅毒与晚期梅毒。早期梅毒指病程在两年以内，包括：①一期梅毒（硬下疳）；②二期梅毒（全身皮疹）；③早期潜伏梅毒（感染 2 年内）。晚期梅毒指病程在两年以上，包括：①皮肤、黏膜、骨、眼等梅毒；②心血管梅毒；③神经梅毒；④内脏梅毒；⑤晚期潜伏梅毒。分期有助于指导治疗和追踪。

【传播途径】

根据其传播途径不同，分为后天梅毒与先天梅毒。

性接触为最主要的传播途径，占 95%。未经治疗者在感染后 1 年内最具传染性，随病期延长，传染性逐渐减弱，病期超过 4 年者基本无传染性，偶可经接触污染衣物等间接感染。少数患者通过输入传染性梅毒患者的血液而感染。

孕妇可通过胎盘将梅毒螺旋体传给胎儿引起先天梅毒。患梅毒的孕妇即使病期超过 4 年,螺旋体仍可通过胎盘感染胎儿。胎儿也可在分娩时通过软产道被传染。

【临床表现】

1. 早期梅毒 主要表现为硬下疳、硬化性淋巴结炎、全身皮肤黏膜损害(如梅毒疹、扁平湿疣、脱发及口、舌、咽喉或生殖器黏膜红斑、水肿和糜烂等)。

2. 晚期梅毒 表现为永久性皮肤黏膜损害,并可侵犯心血管、神经系统等多种组织器官而危及生命。

3. 潜伏梅毒(隐性梅毒) 系指梅毒未经治疗或用药剂量不足,无临床症状,梅毒血清反应阳性,没有其他可以引起梅毒血清反应阳性的疾病存在,脑脊液正常者。感染期限在 2 年以内为早期潜伏梅毒,2 年以上为晚期潜伏梅毒。

4. 先天梅毒

(1)早期先天梅毒:难以用其他疾病解释的各种皮疹、鼻炎、全身淋巴结大,可发生骨软骨炎、骨膜炎,多有肝、脾大,血小板减少和贫血。无硬下疳表现是先天梅毒的特征之一。

(2)晚期先天梅毒:一类是早期病变所致的骨、牙齿、眼、神经及皮肤的永久性损害。另一类是仍具活动性损害所致的临床表现,如角膜炎、神经性耳聋、神经系统表现异常、骨膜炎、指炎及皮肤黏膜损害等。

【对胎儿和新生儿的影响】

梅毒螺旋体经胎盘传给胎儿可引起流产、死胎、早产或先天梅毒。

【辅助检查】

1. 病原体检查 取早期病损处分泌物涂片,用暗视野显微镜检查或直接荧光抗体检查出梅毒螺旋体即可确诊。

2. 血清学检查

(1)非梅毒螺旋体试验:①性病研究实验室试验(VDRL);②快速血浆反应素(RPR)环状卡片试验;③甲苯胺红血清不加热试验(TRUST),可行定性和定量检测。抗体滴度高低可用于反映疾病的进展情况及疗效观察,有无复发或再感染,用于筛查和疗效判断。敏感度高而特异性低,感染 4 周即可出现阳性,但可出现假阳性,需进一步做确诊试验。

(2)梅毒螺旋体试验:①梅毒螺旋体颗粒凝集试验(TPPA);②梅毒螺旋体血凝试验(TPHA);③荧光梅毒螺旋体抗体吸附试验(FTA-ABS)。测定血清特异性 IgG 抗体,为确诊试验。该抗体终身阳性,故不能用于观察疗效、鉴别复发或再感染。

3. 脑脊液检查 脑脊液 VDRL 阳性、白细胞计数及蛋白测定等。怀疑神经梅毒应行脑脊液检查。

4. 先天梅毒 产前诊断先天梅毒很困难。B 型超声检查可以提示甚至诊断,胎儿水肿、腹腔积液、胎盘增厚和羊水过多等均支持有梅毒感染,但感染梅毒胎儿的 B 型超声检查也可正常。

【评估与观察要点】

1. 健康史 详细评估孕妇在妊娠早期的首次产检中是否进行过梅毒血清学的筛查,如筛查试验阳性的孕妇是否进行了梅毒螺旋体的确诊试验。如已确诊,是否采用青霉素进行了规范的驱梅治疗,治疗效果如何。是否有既往梅毒感染史,流产、死胎或死产史。如果是既往感染,是否进行过规范的治疗和随访。评估孕妇丈夫是否同时进行了检查和治疗。评估可能的感染途径,是否有高危行为,是否为高危人群。已确诊梅毒的孕妇,评估患者为早期梅毒还是晚期梅毒。

2. 观察要点 评估患者生殖器有无硬下疳或皮疹,有无其他梅毒症状、体征,B 型超声检查胎儿有无宫内异常情况,胎心监护是否正常,有无早产情况。

3. 心理 - 社会状况 评估患者及家属是否存在焦虑、害怕、恐惧等情绪反应,评估患者的文化程度,对疾病的认知情况。

【护理措施】

1. 梅毒早期筛查 护理妊娠合并梅毒多表现为隐性梅毒,无明显症状、体征,所有孕妇在首次产检时进行梅毒血清学检查。首先用上述 2 种方法中的一种方法进行筛查,若阳性,需立即用另一种方法进行验证,以明确诊断。诊断一旦明确,立即开始驱梅治疗。妊娠 20 周后出现死胎者均需做梅毒血清学筛查,有条件的医院建议在妊娠晚期再次筛查,及时发现和治疗妊娠合并梅毒患者,有利于减少先天梅毒的发生。

2. 心理护理 妊娠合并梅毒患者多数缺乏对疾病的基本认识,患者得知自己得了梅毒表现出羞耻感、自卑感,常有焦虑、抑郁,常担心对婴儿的不良影响,有些出现夫妻感情危机,承受巨大的社会和家庭压力,心理护理十分必要。建立良好的护患关系,用尊重、理解的态度进行交流,了解其心理需求,给予疏导。同时争取家属的理解和配合,使患者正确对待疾病,树立战胜疾病的信心。不要歧视和议论患者病情。

3. 疾病知识健康教育 根据患者的不同文化程度,进行疾病知识的讲解,告知梅毒的传播途径,对母婴的巨大危害,及早正规治疗的重要性,使患者认识到及早、正规、足量的治疗,不仅可以治愈梅毒,同时可避免母婴传播。患者丈夫必须同时进行检查,如感染需同时治疗,治疗期间避免性生活。

4. 用药护理 梅毒的治疗首选青霉素,在妊娠早期和晚期各进行一个疗程的治疗,对妊娠早期以后发现的梅毒,争取完成2个疗程治疗,中间间隔至少2周。梅毒患者妊娠时,已接受过正规治疗和随访则无需治疗。如果对上次治疗和随诊有疑问或本次检查发现梅毒活动征象者,应再接受一个疗程的治疗。用药原则为早期、足量,疗程规范。青霉素治疗一方面治疗孕妇,另一方面青霉素可通过胎盘屏障对胎儿进行治疗,改善妊娠结局,预防和减少先天梅毒的发生。

(1)孕妇早期梅毒:包括一、二期及早期潜伏梅毒,苄星青霉素240万U,分两侧臀部肌内注射,每周1次,连用2~3次;或普鲁卡因青霉素80万U,每日一次肌注,连用15日。

(2)晚期梅毒:包括三期及晚期潜伏梅毒,苄星青霉素240万U,分两侧臀部肌内注射,每周1次,连用3次。

(3)神经梅毒:青霉素G 300万~400万U,静脉注射,每4小时1次,连用10~14日;或普鲁卡因青霉素240万U,肌内注射,每日1次,加用丙磺舒500mg口服,每日4次,连用10~14日。

(4)先天梅毒:对先天梅毒儿应作脑脊液检查,以排除神经梅毒。①方案1:水剂青霉素,出生7天内,5万U/kg,每12小时1次,静脉滴注;出生7天后,5万U/kg,每8小时1次,静脉滴注;连续10天。②方案2:普鲁卡因青霉素5万U/(kg·d),肌内注射,连用10日。脑脊液正常者,苄星青霉素5万U/(kg·d),肌内注射,共1次。

**知识链接**

**梅毒各期的临床表现**

①早期先天梅毒:难以用其他疾病解释的各种皮疹、鼻炎、全身淋巴结大,可发生骨软骨炎、骨膜炎,多有肝、脾大,血小板减少和贫血。无硬下疳表现是先天梅毒的特征之一。②晚期先天梅毒:一类是早期病变所致的骨、牙齿、眼、神经及皮肤的永久性损害。另一类是仍具活动性损害所致的临床表现,如角膜炎、神经性耳聋、神经系统表现异常、骨膜炎、指炎及皮肤黏膜损害等。

5. 病情观察与护理　有部分患者在首剂治疗过程中,由于大量梅毒螺旋体被杀灭,释放异体蛋白,可能导致头痛、发热、肌肉痛等,称吉海反应,一般在用药数小时出现,并于 24 小时内消失,治疗前告知患者知晓,一般无需处理,如症状较重可就医。在治疗期间,对显性梅毒患者应注意观察皮肤黏膜损害处、皮疹、肿大淋巴结等症状或体征的改善,而隐性梅毒患者缺乏明显的症状和体征,主要通过梅毒血清学的变化,观察梅毒非螺旋体抗体滴度下降情况,确定治疗效果。

6. 母婴阻断的护理　患者在治疗期间应每个月进行非梅毒螺旋体检查,了解治疗效果。婴儿出生后,无论患者在孕期是否进行过治疗,均应在婴儿出生后进行梅毒血清学检查,进行非梅毒螺旋体试验定量评价,作为进行治疗和随访的对比依据。患者孕期未进行正规治疗、或采用非青霉素治疗的孕妇,婴儿出生后需进行预防性治疗。

7. 产时护理　分娩方式按产科指征,无需采用剖宫产预防母婴传播。产时注意减少侵入性操作,注意保护婴儿皮肤黏膜的完整。

8. 预防交叉感染　母婴被服、衣物、物品须单独使用,经消毒后才可再次使用。患者的血液、阴道分泌物、体液具有传染性,接触时必须戴手套,操作后立即洗手,方可接触其他患者。分娩时可采用一次性产包,所用敷料、垃圾作为感染性垃圾处理。

【健康指导】

1. 疾病知识指导　让患者及家属知晓梅毒的传播途径,避免以后的再感染。

2. 延续性护理　让患者及家属了解梅毒经充分治疗后,母婴均应坚持随访 2~3 年,第一年每 3 个月 1 次,以后每半年随访一次,包括临床表现和梅毒血清学检查。若在治疗后 6 个月内血清滴度未下降 4 倍,应视为治疗失败或再感染,需重新加倍剂量治疗,此外还应行脑脊液检查,确定有无神经梅毒。多数一期梅毒在 1 年内,二期梅毒在 2 年内血清学试验转阴。少数晚期梅毒血清非梅毒螺旋体滴度低水平持续 3 年以上,可诊断为血清学固定,但应定期复查,若滴度上升,则予复治。

## 二、妊娠合并病毒性肝炎患者的护理

【疾病定义】

病毒性肝炎是由多种肝炎病毒感染引起,以肝细胞变性坏死为主要病变的传染性疾病。根据病毒类型分为甲型(HAV)、乙型(HBV)、丙型(HCV)、丁型(HDV)、戊型(HEV)等。我国是乙型肝炎的高发国家,人群中约8%是慢性乙型肝炎病毒(HBV)携带者。妊娠合并病毒性肝炎有重症化倾向,而重型肝炎是我国孕产妇死亡的重要原因之一。

【病毒性肝炎对母儿的影响】

1. 对母体的影响

(1)妊娠期并发症增多:妊娠期高血压疾病的发生率增加,可能与肝脏对醛固酮的灭活能力下降有关。产后出血发生率增加,是由于肝功能损害使凝血因子产生减少致凝血功能障碍,尤其是重型肝炎常并发弥散性血管内凝血(DIC)。

(2)孕产妇病死率升高:与非妊娠期相比,妊娠合并肝炎易发展为重型肝炎,以乙型、戊型多见。妊娠合并重型肝炎病死率可高达60%。

2. 对围生儿的影响 妊娠早期合并急性肝炎易发生流产;妊娠晚期合并肝炎易出现胎儿窘迫、早产、死胎。新生儿死亡率增高。

3. 母婴垂直传播

(1)甲型肝炎病毒(HAV):一般不能通过胎盘屏障传给胎儿,故孕期不必终止妊娠,但妊娠晚期患急性甲肝可通过接触母血或粪便污染致新生儿感染。

(2)乙型肝炎病毒(HBV):孕妇患乙型病毒性肝炎极易使婴儿成为慢性乙型肝炎病毒携带者,母婴传播引起的HBV感染在我国约占婴幼儿感染的1/3,当孕妇血清中HBV DNA高滴度时(超过 $10^6$ copies/ml)母婴传播风险高。其方式有子宫内经胎盘传播,分娩时通过软产道接触母血或阴道分泌物传播,产后接触母亲的唾液及乳汁传播。

(3)丙型肝炎病毒(HCV):传播方式同乙肝,母婴传播率较乙肝明显低,国外文献报道发生率为4%~7%,孕妇血清中HCV RNA高滴度时(超过 $10^6$copies/ml)母婴传播风险高。

(4)丁型肝炎病毒(HDV):必须同时有HBV感染,和HBV相比,HDV的母婴垂直传播少。

(5)戊型肝炎病毒(HEV):目前已有母婴间传播的病例报道,传播途径与甲型病毒性肝炎相似。

【临床表现】

1. 急性感染或慢性感染活动期 孕妇出现不能用早孕反应或其他原因解释的消化系统症状,如食欲减退、恶心、呕吐、腹胀、右上腹疼痛、乏力、畏寒、发热等。部分患者有皮肤巩膜黄染、尿色深黄,孕中、早期可触及肝大,并有肝区叩击痛。妊娠晚期受增大子宫的影响,肝脏极少被触及。甲型、乙型、丁型病毒性肝炎黄疸前期的症状较为明显,而丙型、戊型病毒性肝炎的症状相对较轻。

2. 慢性无症状病毒携带者可无明显的症状和体征。

3. 重型肝炎表现

(1)消化道症状严重。

(2)皮肤、巩膜黄疸明显,血清总胆红素(TBil)>171μmol/L,或黄疸迅速加深,每日上升>17.1μmol/L。

(3)凝血功能障碍,或全身有出血倾向,凝血酶原时间百分活度(PTA)<40%。

(4)肝脏缩小,出现肝臭气味,肝功能明显异常,酶胆分离。

(5)出现肝性脑病症状。

(6)出现肝肾综合征,表现为尿少或无尿。

【辅助检查】

1. 血清病原学检查

(1)甲型病毒性肝炎:检测血清 HAV 抗体及血清 HAV RNA。HAV IgM 阳性代表近期感染,HAV IgG 在急性期后期和恢复期出现,属保护性抗体。

(2)乙型病毒性肝炎:检查血清中 HBV 标志物,主要是"乙肝两对半"和 HBV DNA。

"乙肝两对半"检测的指标为:①乙型肝炎表面抗原(HBsAg):该指标阳性是 HBV 感染的特异性标志,其滴度高低与乙型病毒性肝炎传染性的强弱相关。②乙型肝炎表面抗体(HBsAb):是保护性抗体,该指标阳性表示机体有免疫力,不易感染 HBV。接种 HBV 疫苗后,HBsAb 滴度是评价疫苗效果的指标。③乙型肝炎 e 抗原(HBeAg):是 HBV 基因编码的蛋白,在 HBV 感染肝细胞进行病毒复制时产生。滴度高低反映传染性的强弱。在急性 HBV 感染的恢复期,HBeAg 是第一个转阴的标记物,如果 HBeAg 存在的时间超过 12 周,将被视为慢性感染。④乙型肝炎 e 抗体(HBcAb):阳性表示血清中病毒颗粒减少或消失,传染性减弱。⑤乙型肝炎核心抗体(HBcAb):HBcAb 分为 IgM 和 IgG 型,IgM 阳性见于急性乙型病毒性肝炎及慢性肝炎急性活动期,IgG 阳性见于病毒性肝炎恢复期和慢性 HBV 感染。

HBV DNA 是病毒复制和传染性的直接标志,HBV DNA 定量检测主要用于判断传染性大小和观察抗病毒药物的疗效。

(3)丙型病毒性肝炎:HCV 抗体阳性,是 HCV 感染的标志,抗 HCV 不是保护性抗体,HCV RNA 滴度高低反映传染性大小。

（4）丁型病毒性肝炎：HDV 抗体阳性。HDV 是一种缺陷的嗜肝 RNA 病毒，需依靠 HBV 的存在而复制和表达，伴随 HBV 引起肝炎，需同时检测血清中的 HDV 抗体和"乙肝两对半"。

**知识链接**

### 乙型肝炎血清学抗原、抗体及其临床意义

| 项目 | | 阳性时临床意义 |
|---|---|---|
| 乙肝表面抗原 | HBsAg | HBV 感染的特异性标志 |
| 乙肝表面抗体 | HBsAb | 表示机体有免疫力 |
| 乙肝 e 抗原 | HBeAg | 病毒复制，数值高低反映传染性的强弱 |
| 乙肝 e 抗体 | HBeAb | 感染恢复期，传染性减弱 |
| 乙肝核心抗体 | HBcAb | 急、慢性感染或既往感染 |

（5）戊型病毒性肝炎：由于 HEV 抗原检测困难，而抗体出现较晚，在疾病急性期即使抗体阴性也不能排除感染，需反复检测。

2. 肝功能检查　主要包括丙氨酸氨基转移酶（ALT）、天冬氨酸氨基转移酶（AST），其中 ALT 是反映肝细胞损伤程度最常用的敏感指标，表示肝细胞有损伤。AST 明显升高，反映肝细胞病变严重。总胆红素升高在预后评估上较 ALT、AST 更有价值。胆红素持续升高而转氨酶下降，称为"胆酶分离"，提示重型肝炎的肝细胞坏死严重，预后不良。

3. 凝血功能　凝血酶原时间百分活度（PTA）的正常值为 80%~100%，低于正常表示凝血功能下降，<40% 是诊断重型肝炎的重要指标之一。PTA 是判断病情严重程度和预后的主要指标，较转氨酶和胆红素具有更重要的临床意义。

4. 影像学检查　主要是 B 型超声检查，必要时可行磁共振成像（MRI）检查，主要观察肝脾大小，有无肝硬化存在，有无腹腔液等。

【评估与观察要点】

1. 健康史　评估患者有无与肝炎患者密切接触史，半年内是否接受输血、血制品史，乙肝、丙肝有无既往史或家庭史。但也有部分患者并无病毒性肝炎密切接触史，既往、孕期肝功能是否进行过定期检测，肝功能是否异常，HBV DNA、HCV RNA 的滴度水平，评估母婴传播风险，对 HBV DNA≥$10^6$copies/ml 的孕妇在孕期是否进行抗病毒治疗。

2. 观察要点 评估患者肝炎病毒感染的分型；有无乏力、食欲缺乏、恶心、呕吐、腹部不适、右上腹疼痛、腹胀、腹泻等消化系统症状。评估有无皮肤和巩膜黄染、尿色深黄，有无肝脾大、肝区叩击痛。肝功能检查情况，凝血功能是否异常，B 型超声检查有无肝硬化情况。

3. 心理 - 社会状况 评估患者及家属是否存在焦虑、自卑、恐惧等情绪反应，评估患者家庭对疾病的认知情况。

【护理措施】

1. 妊娠早期乙型、丙型肝炎筛查 乙型、丙型肝炎易发展为慢性肝炎，由于病情隐匿，无明显体征，症状也无特异性，妊娠早期常规筛查 HBsAg、抗HCV，对及时发现慢性感染者意义重大。对 HBsAg 阳性、抗 HCV 阳性孕妇，加强孕期管理，定时检查肝功能，ALT、AST 检查异常者及时保肝治疗，病情加重者及时收住院治疗。

2. 心理支持 由于肝病可发生传染，急性期需进行隔离。乙肝、丙肝不仅可通过血液、体液传播，并且可发生母婴传播，一旦发展为重型肝炎将明显增加母婴的不良风险，易出现焦虑及自卑心理。护士应讲解肝病治疗对保障母婴健康的重要性，详细介绍母婴阻断的知识，减轻患者的焦虑，鼓励家属给予心理支持，减轻患者的心理负担。

3. 合并非重症肝炎的护理

（1）病情观察与护理：观察患者有无消化道症状及轻重，观察治疗的效果。注意皮肤、巩膜有无黄染，尿色是否明显变黄。

（2）休息与营养支持：急性期卧床休息，慢性肝炎及无症状的乙肝、丙肝病毒携带者，应适当休息，避免劳累。急性期患者常有食欲缺乏，饮食易清淡易消化，避免油腻。疾病恢复期或慢性病毒携带者，一般都有低蛋白，应加强营养，多食优质蛋白、新鲜水果和富含纤维素的蔬菜，有保护肝脏及促进胎儿生长发育的作用。

（3）产时护理：将患者安排在隔离产房，分娩方式以产科指征为主，避免产程过长，产时减少侵入性操作，如牵拉困难的产钳、胎头吸引术，避免新生儿皮肤损伤，减少母婴传播，密切观察产后出血，产后做好消毒隔离工作。

4. 合并重症肝炎的护理

（1）早期识别：及时发现重症患者，转往治疗条件好的三级或专科医院，住院治疗。

（2）严密观察病情变化：患者严格卧床休息，严密观察生命体征和病情变化，准确记录出入量，注意观察尿色、尿量。

（3）合理饮食：给予低脂肪、低蛋白、高糖饮食，限制蛋白质的摄入，蛋白质每日入量 <0.5g/kg，遵医嘱给予调节肠道的药物，保持大便通畅，减少血氨的生成。

（4）药物治疗：给予保肝药物、高血糖素、胰岛素、葡萄糖、人血白蛋白，改善氨基酸代谢异常，促进肝细胞再生。补充凝血因子改善凝血功能状态，给予退黄药物治疗。

（5）胎心监护：注意胎动，胎心监护密切监测有无胎儿宫内窘迫，观察有无早产征兆，早产不可避免时，遵医嘱预防性使用糖皮质激素促胎肺成熟，降低新生儿呼吸窘迫综合征的发生。

（6）产时护理：经积极治疗 24 小时无好转，迅速剖宫产终止妊娠，术前补充凝血物质、血浆、备血。如已临产，防止产程过长，宫口开全，可行胎头吸引或产钳助产，避免产道严重损伤，密切观察产后出血情况，积极处理。

（7）做好抢救准备：做好新生儿抢救、早产儿护理等各项准备。

5. 乙肝母婴阻断护理

（1）妊娠晚期抗病毒药物母婴阻断：血清 HBV DNA ≥ $10^6$copies/ml 的孕妇，在妊娠 24~28 周时进行抗病毒治疗，可明显降低胎儿宫内感染风险，在充分告知，知情同意下使用。主要采用核苷类似物为主，如拉米夫定、替比夫定、替诺福韦酯，选择一种使用，服至产后 42 天。抗病毒药需在医生指导下使用，每天按时服药，保持有效的血药浓度，防止漏服，避免病毒发生变异和母婴阻断失败，用药期间检测肝、肾功能、肌酸激酶，及时发现药物不良反应。

（2）新生儿出生后免疫阻断：出生后尽早肌内注射高效价乙肝免疫球蛋白（HBIG），一般不超过 24 小时，最好在 12 小时内，剂量 100~200U，同时在不同部位接种重组酵母乙肝疫苗 10μg（常在右上臂三角肌），出生 1 个月、6 个月时分别再次接种第 2 针和第 3 针乙肝疫苗（0、1、6 方案）。

（3）婴儿随访：3 针乙肝疫苗完成 1 个月后需随访，检测血清中 HBV 标志物（乙肝五项和 HBV DNA），以判断免疫是否成功，同时了解体内抗 HBs 产生情况。如 HBsAg 阴性，抗 HBs 阳性，阻断成功；如 HBsAg 阴性，但如抗 HBs<100mU/ml，表示免疫成功，但免疫保护力较弱，需再次注射乙肝疫苗，1~2 个月后检查免疫效果。及时免疫加强，有利于避免产后感染。

6. 喂养方式的指导

（1）肝炎急性期、重症肝炎禁止哺乳，以免加重肝病。慢性肝病在肝炎活动期，如果产妇 ALT、AST 明显升高，尽管母乳喂养不增加婴儿母婴传播风险，但母乳喂养不利于母亲睡眠、康复，建议采用工人喂养。

（2）近年更多研究表明乙型肝炎产妇在婴儿出生后立即进行主、被动免疫后可以进行母乳喂养，无需检测乳汁中 HBV DNA，HBeAg 阳性、HBV DNA 高水平的产妇母乳喂养也不增加乙肝母婴传播风险。丙肝产妇分娩的婴儿由于无特异的免疫方法，血清 HCV RNA 阴性者母婴传播风险低，可遵照其意愿采用母乳喂养，血清 HCV RNA 高病毒载量者，建议采用人工喂养。

（3）乙肝患者采用母乳喂养时，必须在联合免疫条件下，纯母乳喂养或混合喂养均可。由于血清 HBV DNA 高滴度母亲（HBV DNA≥$10^6$copies/ml）免疫阻断不完善，建议加强婴儿 HBV 血清学的监测和免疫保护。每次哺乳时间不宜过长，避免乳头皲裂和乳腺炎发生。也可根据随访结果对母乳喂养时间进行指导，有利于减少母婴传播。

（4）孕期抗病毒药治疗的患者产后 42 天产检，确定是否停药，停药后可行母乳喂养。

7. 回奶护理　不宜哺乳的患者分娩后立即进行回奶治疗，回奶时不宜使用对肝脏有损害的药物如雌激素，最常使用芒硝外敷，或炒麦芽冲饮。

8. 产褥期护理　指导患者预防产后感染，注意保持会阴清洁，及时更换会阴垫。监测患者体温、血常规，分泌物性质、颜色、气味等，及时发现感染征象，按医嘱选择对肝脏损伤小的抗生素预防感染，给予保肝药物治疗，保证休息。

【健康指导】

1. 疾病知识指导　根据患者肝炎类型向产妇和家属介绍肝病的临床特点，传染途径，乙肝的家庭成员预防乙肝的方法就是接种乙肝疫苗，夫妻一方如为乙肝，另一方需注射乙肝疫苗，如为丙肝，可使用避孕套防止交叉感染。慢性肝炎患者需定期复查肝功能，乙肝大三阳患者每 3~6 个月复查、小三阳患者建议 6~12 个月复查一次。

2. 生活指导　指导慢性肝炎患者加强营养，生活规律，注意休息，避免饮酒，适当锻炼，保持心情愉快，提高机体免疫力，有益于病情稳定。

3. 延续性护理　使患者和家属知晓消毒隔离的方法，不能共用牙刷，乙肝、丙肝患者避免口对口地喂养婴儿，注意保护婴儿皮肤、黏膜完整，如婴儿皮肤黏膜有破损，避免与母亲血液、体液的暴露。婴儿在 3 针乙肝疫苗完成后，抗 HBs 高低存在极大的个体差异，并且随着年龄增长抗 HBs 值在婴儿 1~3 岁时会快速下降，建议加强对婴儿的随访和免疫保护。指导患者做好避孕，复方避孕药因含雌激素，应避免使用，凡有血小板减少和凝血功能异常患者不宜放置节育环，可采取工具避孕。

### 三、妊娠合并获得性免疫缺陷综合征患者的护理

【疾病定义】

获得性免疫缺陷综合征(AIDS),又称艾滋病,是由人免疫缺陷病毒(HIV)感染引起的慢性传染病。HIV 引起 T 淋巴细胞损害,导致持续性免疫缺陷,多个器官出现机会性感染及罕见恶性肿瘤,最终导致死亡,是主要致死性传染病之一。

【传播途径】

HIV 存在于感染者的血液、精液、阴道分泌物、泪液、尿液、乳汁、脑脊液中。艾滋病患者及 HIV 携带者均具有传染性。传播途径:①性接触直接传播;②血液传播:吸毒者共用注射器,接受 HIV 感染的血液、血制品,接触 HIV 感染者的血液及黏液等;③母婴传播(包括产前、产时、产后)。

【对母儿的影响】

1. 大多数 HIV 感染孕妇无临床症状,仅少数有相关症状或为艾滋病。妊娠期因免疫功能受抑制,可能影响感染 HIV 病程,加速 HIV 感染者从无症状发展为艾滋病,并可加重 AIDS 及相关综合征的病情。

2. 目前认为 HIV 感染如无症状,并不增加流产、早产的发生率,也不影响新生儿体重,但艾滋病期有可能导致早产和低体重儿,新生儿病死率增高。

3. 未发现 HIV 感染增加先天畸形的发病率。

4. 母婴传播 可经胎盘感染胎儿,宫内感染为HIV垂直传播的主要方式;分娩过程中经产道感染;产后母乳喂养经乳汁感染。

【临床表现】

1. 急性期 部分患者在感染 HIV 初期无临床症状,但大部分在 HIV 感染后的 6 日~6 周可出现 HIV 病毒血症和免疫系统急性损伤所产生的临床症状,主要表现发热、乏力、咽痛、全身不适等上呼吸道症状;可有头痛、皮疹、淋巴结肿大等。从感染 HIV 至抗体形成的时期,称为窗口期,窗口期 HIV 抗体检测阴性,但具有传染性。

2. 无症状期 临床常无症状和体征。此期长短不一,短则几个月,长达 17 年,平均 6~8 年。无症状期 HIV 抗体阳性,由于 HIV 在感染者体内不断复制,免疫系统受损,CD4$^+$T 淋巴细胞逐渐下降,同时具有传染性。

3. 艾滋病期 此期主要表现 HIV 相关症状、各系统机会性感染及肿瘤。HIV 相关症状主要表现为持续 1 个月以上的发热、腹泻、体重下降,持续性淋巴结肿大,常合并各种条件性感染(如口腔念珠菌感染、卡氏肺囊虫肺炎、巨细

胞病毒感染、疱疹病毒感染、弓形虫感染、隐球菌脑膜炎及迅速进展的活动性肺结核等);恶性肿瘤(常见为皮肤黏膜的卡波西肉瘤、淋巴瘤等)。

【辅助检查】

1. 流行病学史　①不安全性生活史,同性恋或异性恋者有多个性伴侣史,或配偶、性伴侣 HIV 抗体阳性;②静脉吸毒者;③输入未经 HIV 抗体检测的血液或血制品;④与 HIV/AIDS 患者有密切接触史;⑤ HIV 抗体阳性者所生子女。

2. 实验室检查

(1) HIV 抗体检测:初筛试验有酶联免疫吸附试验和颗粒凝集试验,确认试验有免疫印迹试验。感染初期 HIV 抗体阴性,2~3 个月后,最长 6 个月 HIV 抗体阳性。

(2) 病毒载量测定:检测每毫升血浆中 HIV RNA 的拷贝数(copies/ml)。数值高低可反映机体的传染性大小。

**知识链接**

### 病毒载量与传染性

当 HIV RNA 检测不到时,其传染性低,HIV RNA 数值越高,传染性越强。

(3) 病毒相关抗原检测:检测 HIV 相关抗原 p24。少数人感染初期血液 HIV p24 抗原阳性。

(4) $CD4^+T$ 淋巴细胞:反映机体的免疫功能状态。急性期周围血白细胞及淋巴细胞总数起病后下降,以后淋巴细胞总数上升,CD4/CD8>1,艾滋病期 $CD^+T$ 淋巴细胞总数 $<200/mm^3$,或 $200~500/mm^3$。

【评估与观察要点】

1. 健康史　与 HIV 感染者有不安全性生活史,或有注射毒品、输血史,或患者丈夫为 HIV 感染者。

2. 观察要点　评估患者 HIV 感染时间,患者目前临床表现,病毒载量水平,免疫功能状态,孕期诊断时间,是否在孕期进行抗病毒药物治疗,治疗的药物名称,药物治疗的依从性,是否有药物副作用,胎儿的宫内状态。

3. 心理 - 社会状况　评估患者及家属是否存在焦虑、害怕、恐惧等情绪反应,家人对妊娠合并 HIV 感染对母婴影响的认识,家人是否知晓,有无来自家庭、社会的歧视。

【护理措施】

1. 心理支持　护理人员应以耐心、诚恳的态度对待患者,不能歧视。建立良好的护患关系,了解患者对疾病的认知情况,心理状况,为其提供表达情感的机会和环境,协助其应对压力,帮助其战胜恐惧,指导家人给予关爱和支持。

2. HIV 感染筛查　在妊娠早期首次产检时行 HIV 抗体检测,如 HIV 抗体阳性,采用另外一种敏感试剂再次检测,如仍为阳性,将血标本送至确诊中心进一步确诊。患者一旦诊断,充分告知 HIV 感染对于母婴的高度危害,建议其终止妊娠;经充分告知患者仍要求继续妊娠,在妊娠 14~16 周开始抗病毒治疗进行母婴阻断。

3. 病情观察与护理　多数孕妇为无症状携带者,并无明显的临床症状;90% 的患者在艾滋病期会出现 HIV 感染相关症状和各种机会性感染,注意观察 HIV 的相关症状,有无感染的征象,有无发热、腹泻、咳嗽等,注意倾听患者的不适主诉,及时报告医生。

4. 母婴阻断护理

(1) 母婴阻断药物治疗:常使用抗病毒药包括齐多夫定(ZDV),拉米夫定(3TC),司他夫定(d4T),依非韦伦(EFV),奈韦拉平(NVP),等。无论 $CD4^+T$ 淋巴细胞计数如何,采用三联抗病毒药物进行母婴阻断,提高抗病毒治疗效果,减少耐药性的发生。

(2) 孕期提供持续的咨询指导:提供患者用药依从性的支持,确保患者因不严重的副作用而停药。药物的副作用主要有头痛、贫血、恶心、呕吐、腹泻,血糖血脂升高,肝肾毒性。定期查血、尿常规,肝、肾功能,及时发现药物的副作用。孕期每 3 个月和产后 4~6 周查 $CD4^+T$ 淋巴细胞计数,孕晚期查病毒载量,明确分娩方式。

(3) 分娩方式:孕期未进行抗病毒治疗或经治疗产前 HIV RNA>1000copies/ml(c/ml),可考虑在孕 38 周选择性剖宫产。孕期正规抗病毒治疗,且 HIV RNA<1000copies/ml,可阴道分娩。

(4) 安全分娩:产程中减少阴道检查次数,避免产程延长,可使用催产素缩短产程,避免人工破膜,避免损伤性操作,如侧切、产钳、胎头吸引,减少产后出血发生。手术和接产中工作人员严格防护,戴护目镜,防止喷溅,避免职业暴露。

(5) 婴儿出生后阻断及随访:婴儿出生后 6~12 小时尽早开始抗病毒治疗,

药物是奈韦拉平（NVP）或齐多夫定（ZDV），治疗直至出生后 4~6 周，治疗后婴儿进行随访，要求婴儿随访到 18 个月，以明确阻断治疗是否成功。

（6）喂养方式：由于母乳喂养增加母婴传播风险，产后避免母婴喂养，提倡人工喂养，杜绝混合喂养。对坚持母乳喂养者，采用纯母乳喂养，时间不超过 6 个月，6 个月后及时转变为人工喂养，杜绝混合喂养的过渡。母乳喂养过程中，指导患者继续抗病毒药物治疗。产妇乳头皲裂、乳腺炎等避免喂养。

5. 休息与营养支持　注意休息，进食高能量、高蛋白饮食，提高机体抵抗力，鼓励其增强体质，延长生存时间。

6. 保护性隔离　用物严格消毒，防止交叉感染。

【健康指导】

1. 疾病知识指导　使其知晓传播途径，防止疾病播散。知晓疾病分期、可能出现的各种机会性感染，出现相关并发症时及时就医。

2. 生活指导　指导患者加强营养，劳逸结合，增强体质，注意个人卫生和环境清洁，防止感染。

3. 延续性护理　指导患者做好避孕措施，避免再次妊娠。如伴侣未感染 HIV，性生活时采用避孕套预防感染。告知患者 HIV 感染虽无法治愈，但抗病毒治疗可明显延长生存期限。定期随访检查，了解机体免疫状况，遵医嘱适时进行抗病毒治疗，延长生命。

（汪雪玲）

# 第五节　胎儿异常与双胎妊娠护理

## 一、双胎妊娠患者的护理

【疾病定义】

一次妊娠子宫腔内同时有两个胎儿时称为双胎妊娠（twin pregnancy）。分为双卵双胎和单卵双胎。双胎妊娠时，由于子宫膨大，压力高，容易发生胎膜早破、早产、脐带脱垂、胎盘早剥、产后出血等并发症。

【临床表现】

双胎妊娠时，通常孕妇恶心、呕吐等早孕反应较重；妊娠中期后体重增加迅速，腹部增大明显，下肢水肿、静脉曲张等压迫症状出现早且明显，妊娠晚期常有呼吸困难，活动不便。孕妇自述多处有胎动，而非固定于某一处。

【辅助检查】

1. 产前检查　有下列情况应考虑双胎妊娠：

（1）子宫比孕周大，羊水量也较多。

（2）孕晚期能在腹部触及多个小肢体和两个胎头。

（3）胎头较小，与子宫大小不成比例。

（4）在不同部位听到两个频率不同的胎心，同时计数1分钟,胎心率相差10次以上,或两胎心音之间隔有无音区。

（5）孕中晚期体重增加过快,不能用水肿及肥胖进行解释者。

2. B型超声检查　在妊娠7~8周时见到两个妊娠囊,孕13周后清楚显示两个胎头光环及各自拥有的脊柱、躯干、肢体等,对中晚期的双胎诊断几乎达100%。

3. 多普勒胎心监测仪　在妊娠12周后听到两个频率不同的胎心音。

【评估与观察要点】

1. 评估要点

（1）健康史:询问家族中有无多胎史、孕妇的年龄、胎次,孕前是否使用促排卵药;了解本次妊娠经过及产前检查情况等。

（2）身体评估:孕妇的早孕反应程度,食欲、呼吸情况,以及下肢水肿、静脉曲张程度。

（3）胎儿评估:根据B型超声、胎心监护评估胎儿大小、胎儿宫内储备情况等。

（4）评估孕妇对双胎妊娠的接受情况及角色转变情况。

（5）评估终止妊娠的指征。

2. 观察要点

（1）孕妇的一般情况:宫高、腹围和体重,血压、呼吸、水肿、静脉曲张等压迫症状。

（2）孕期并发症:包括羊水、胎盘位置、血红蛋白等指标,及时发现妊娠期高血压疾病、羊水过多、前置胎盘、贫血等并发症。

（3）胎儿健康情况:及早发现胎儿畸形、胎儿生长受限、双胎输血综合征等。

（4）产后情况:子宫收缩和出血情况。

【护理措施】

1. 一般护理

（1）增加产前检查的次数,每次监测宫高、腹围和体重。

（2）保证休息,尤其妊娠最后 2~3 个月,卧床休息,避免平卧位,采取左侧卧位,增加子宫胎盘供血,减少早产机会。

（3）加强营养,注意补充铁、钙、叶酸等,以满足妊娠的需要。

2. 心理护理　帮助双胎妊娠孕妇完成角色改变,保持心情愉悦,积极配合治疗。

3. 病情观察　一旦发现压迫症状明显、腹部过度膨胀、呼吸困难、严重不适等情况,立即报告医生处理。

4. 产程观察　产程中严密观察胎心、宫缩情况,及时发现脐带脱垂或胎盘早剥等并发症。

5. 产后护理

（1）产后严密观察子宫收缩及阴道出血情况,严密观察生命体征,建立静脉通道,遵医嘱预防使用促进子宫收缩的药物,发现异常及时配合处理。

（2）产后腹部放置沙袋,并以腹带紧裹腹部,防止腹压骤降引起休克。

（3）加强产后对新生儿的观察和护理。

【健康教育】

1. 孕期指导孕妇注意休息,加强营养,定期产检,告知孕妇双胎为高危妊娠,加强自我监护。

2. 产后加强产褥期健康指导,告知产后出血、感染的风险,指导产妇正确进行母乳喂养,选择有效的避孕措施。

## 二、胎儿生长受限患者的护理

【疾病定义】

胎儿生长受限（FGR 或 IUGR）指无法达到其应有生长潜力的小于胎龄儿（small for gestational age infant,SGA）。严重的 FGR 被定义为胎儿体重小于第 3 百分位,同时伴有多普勒血流的异常。

【临床表现】

胎儿生长受限根据其发生时间、胎儿体重及病因分为 3 类。

1. 内因性匀称型 FGR　属原发性胎儿生长受限,一般发生在胎儿发育的第一阶段(妊娠 17 周之前),胎儿在体重、头围和身长三方面均受限。其病因包括基因或染色体异常、病毒感染、接触放射线物质及其他有毒物质。新生儿特点为体重、身长、头径相称,但均小于该孕龄正常值。胎儿无缺氧表现。胎儿出生缺陷发生率高,围生儿死亡率高,预后不良。产后新生儿经常会出现脑神经发育障碍,伴小儿智力障碍。

2. 外因性不匀称型 FGR 属继发性胎儿生长受限,胚胎早期发育正常,至妊娠晚期才受到有害因素影响,如合并妊娠期高血压疾病等所致的慢性胎盘功能不全。胎儿常有慢性缺氧及代谢障碍。胎盘体积正常,但功能下降,伴有缺血缺氧的病理改变,常有梗死、钙化、胎膜黄染等,加重胎儿宫内缺氧,使胎儿在分娩期对缺氧的耐受力下降,易导致新生儿脑神经受损。新生儿外表呈营养不良或过熟儿状态,发育不匀称,身长、头径与孕龄相符而体重偏低。出生后躯体发育正常,易发生低血糖。

3. 外因性匀称型 FGR 为上述两型的混合型。其病因有母儿双方因素,多因缺乏重要生长因素,如叶酸、氨基酸、微量元素或有害药物影响所致,整个孕期均产生影响。胎儿各器官细胞数目减少,导致器官体积均缩小,肝、脾严重受累,脑细胞数也明显减少。胎盘小,外观正常。胎儿少有宫内缺氧,但存在代谢不良。新生儿的生长与发育常常受到影响。

【辅助检查】

1. B 型超声检查 胎儿生长测量:①测胎儿头围与腹围比值(HC/AC):比值小于正常同孕周平均值的第 10 百分位数,即应考虑可能为 FGR,有助于评估延缓不匀称型 FGR。②测量胎儿双顶径(BPD):正常妊娠早期每周平均增长 3.6~4.0mm,妊娠中期 2.4~2.8mm,妊娠晚期 2.0mm。若每周增长 <2.0mm,或每 3 周增长 <4.0mm,或每 4 周增长 <6.0mm,于妊娠晚期每周增长 <1.7mm,均应考虑 FGR 可能。③羊水量与胎盘成熟度:多数 FGR 出现羊水过少,胎盘老化的 B 型超声图像。

2. 彩色多普勒超声检查 脐动脉舒张期血流缺失或倒置对诊断 FGR 意义大。妊娠晚期脐动脉 S/D 比值≤3 为正常值,S/D 升高时也考虑 FGR 可能。

3. 抗心磷脂抗体(ACA)的测定 抗心磷脂抗体(ACA)与 FGR 发生有关。

【评估与观察要点】

1. 健康史 了解既往史、孕产史、家族史。既往有无胎儿畸形、死胎、死产、流产史,夫妻双方有无染色体异常,有无导致胎盘血流量减少、灌注量下降的妊娠合并症与并发症,孕期有无服用药物。了解孕妇年龄、地区、体重、身高、营养状况、经济状况,有无子宫发育畸形,有无吸烟、吸毒、酗酒等。

2. 观察要点 评估孕妇是否存在偏食、妊娠剧吐以及蛋白质、维生素及微量元素不足;观察孕妇有无妊娠并发症与合并症症状及临床表现。

3. 心理 - 社会状况 评估孕妇有无焦虑、抑郁等心理问题及对疾病的认识程度。是否因胎儿发育不良,担心胎儿安危而表现沮丧、郁闷,关注家属情绪及态度。

【护理措施】

1. 心理支持　责任护士主动与孕产妇及家属交流,给予心理安慰,讲解有关胎儿生长受限的知识,使产妇及家属对病情有一个正确的认识,积极配合治疗及护理。

2. 妊娠期护理

(1) 一般护理:注意休息,均衡膳食。建议孕妇左侧卧位,以增加母体心输出量及胎盘血流。

(2) 症状护理:定期测量子宫长度、腹围,若连续3周测量均在第10百分位数以下,为筛选FGR指标,预测准确率在85%以上;计算胎儿发育指数,胎儿发育指数 = 子宫长度(cm)−3×(月份+1),指数在 −3~+3 为正常,<−3提示可能为FGR;密切监测孕妇体重,每周增加0.5kg,若体重增长停滞或缓慢时,可能为FGR。

(3) 胎儿状况监测:胎儿监护应从确诊FGR开始或在28~30周以后。在多普勒血流正常的胎儿中,只要监护结果可靠,监护的频率通常为每周1次。如果多普勒血流发现异常,需要加强严密监护,应每周2次无应激试验(NST),监护频率取决于病情发展,直至分娩。

(4) 用药护理:β肾上腺素激动剂能舒张血管、松弛子宫,改善子宫胎盘血流,促进胎儿生长发育。硫酸镁能恢复胎盘正常血流灌注。丹参能促进细胞代谢、改善微循环、降低毛细血管通透性,有利于维持胎盘功能。低分子量肝素、阿司匹林用于抗磷脂抗体综合征对FGR有效。

(5) 营养支持:建议合理饮食,指导患者进食高蛋白、高维生素、富含微量元素的食物。

3. 分娩期护理

(1) 继续妊娠的指征:胎儿状况良好,胎盘功能正常,妊娠未足月、孕妇无合并症及并发症者,可以在密切监护下妊娠至足月,但不应超过预产期。

(2) 终止妊娠的指征:治疗后无改善,胎儿停止生长3周以上;胎盘老化伴有羊水过少等胎盘功能低下表现;NST、胎儿生物物理评分及胎儿血流测定等提示胎儿缺氧;妊娠合并症、并发症病情加重,继续妊娠危害母婴健康或生命者。一般在妊娠34周左右考虑终止妊娠,若未达34周,应促胎肺成熟后终止妊娠。

(3) 分娩时的护理:FGR胎儿对缺氧耐受力差,胎儿胎盘贮备不足,难以耐受分娩过程中子宫收缩时的缺氧状态,应吸氧并密切监测胎心变化,同时做好新生儿窒息复苏及剖宫产准备。

**知识链接**

**胎儿生物物理指标评分法**

　　生物物理评分是一项传统的通过 B 型超声实时观察胎儿受中枢神经系统调节的运动来判断胎儿在宫内有无缺氧的方法。包括无应激试验（NST）、胎儿呼吸运动、胎儿肌张力、胎动及羊水量，五项进行综合评分。每项 2 分，满分 10 分。评分≥8 分为健康胎儿，5~7 分为胎儿宫内窘迫可疑，应于 24 小时内复测或进一步评估，若仍 <6 分应终止妊娠；≤4 分时考虑胎儿缺氧，胎儿宫内窘迫，应及时终止妊娠。

　　4. 产褥期护理　分娩后根据新生儿出生情况进行处理。若新生儿窒息，即刻进行复苏，必要时转新生儿科进行治疗；若新生儿状况良好，应尽快实施早吸吮，促进宫缩，减少出血。

**【健康指导】**

　　1. 疾病知识指导　向孕产妇及家属讲解胎儿生长受限的相关知识，掌握自数胎动的方法，定期产检，发现异常应及时就诊。

　　2. 生活指导　指导孕妇妊娠期注意休息，加强营养；产褥期禁止盆浴及性生活，学会产前和产后保持会阴部清洁干燥，勤换卫生垫和内裤，避免感染；了解避孕知识，选择适合自己的避孕方法。

　　3. 延续性护理　妊娠期，指导孕妇掌握监测体重及数胎动的方法，定期产检，发现异常应及时就诊。分娩后，加强母乳喂养，促进新生儿生长发育。定期随访。

## 三、胎儿畸形患者的护理

**【疾病定义】**

　　胎儿先天畸形是出生缺陷的一种，指胎儿在宫内发生的结构异常。我国出生缺陷总发生率为 13.07‰，男性 13.1‰，女性 12.5‰，其发生顺序为无脑儿、脑积水、开放性脊柱裂、脑脊膜膨出、腭裂、先天性心脏病、21- 三体综合征、腹裂、脑膨出。临床上最常见的严重畸形有无脑儿、脊柱裂、脑积水。

**【临床表现】**

　　1. 无脑儿　是先天畸形中最常见的一种。系前神经孔闭合失败所致，是神经管缺陷中最严重的一种类型。表现为缺少颅盖骨，眼球突出呈"蛙样"面容,颈项短,无大脑,仅见颅底或颅底部分脑组织。若伴羊水过多常早产,不伴羊水过多常过期产。

2. 脊柱裂　是神经管缺陷中最常见的一种。表现为脊椎管部分未完全闭合的状态。

3. 脑积水　表现为脑积液过多地积蓄在脑室系统内(500~3000ml),致脑室系统扩张和压力升高,常压迫正常脑组织。常伴脊柱裂等畸形。严重的脑积水可致梗阻性难产、子宫破裂、生殖道瘘等。

【辅助检查】

1. B 型超声检查　诊断无脑儿准确率高,基本能早期发现。诊断脊柱裂时,隐形脊柱裂常难发现,较大的脊柱裂在 18~20 周是发现的最佳时机。脑积水:妊娠 20 周后,颅内大部分被液性暗区占据,中线漂动,脑组织受压变薄,胎头周径明显大于腹部周径。

2. 实验室检查　胎儿是无脑儿时,孕妇 $E_3$ 常呈低值,羊水甲胎蛋白(AFP)呈高值。胎儿脊柱裂畸形时,母血及羊水甲胎蛋白都高于正常。

【评估与观察要点】

1. 健康史　了解既往史、孕产史、家族史。既往有无胎儿畸形、死胎、死产、流产史,夫妻双方有无家族遗传病史。了解孕妇有无致畸生物、物理、化学等致畸物质接触史等。

2. 观察要点　腹部扪诊:无脑儿,胎头较小;脑积水,在耻骨联合上方可触到宽大、骨质薄、有弹性的胎头,且大于胎体并高浮,跨耻征阳性。阴道检查:无脑儿,可扪及凹凸不平的颅底部;脑积水,盆腔空虚,胎先露部过高,颅缝宽,颅骨软而薄,囟门大且紧张,胎头有如乒乓球感觉。

3. 心理 - 社会状况　评估孕妇有无焦虑、抑郁等心理问题及对疾病的认识程度。是否因诊断胎儿畸形而表现沮丧、郁闷,关注家属情绪及态度。

【护理措施】

1. 心理支持　主动与孕妇及家属交流,给予心理安慰,讲解有关胎儿先天畸形的原因,提供帮助,完成相关检查及遗传咨询,使孕妇及家属对病情有一个正确的认识,积极配合治疗及护理。

2. 妊娠期护理　规范产前检查,发现问题及时处理。

3. 终止妊娠护理

(1) 引产的护理:一经确诊,即应引产。在有生机儿之前引产,严密观察胚胎流出情况及出血;在有生机儿之后引产,按分娩接产护理。

(2) 分娩的护理:无脑儿因胎头小不能扩张软产道而致胎肩娩出困难,需耐心等待；伴有脑脊膜膨出造成分娩困难者，可行毁胎术，做好手术配合。脑积水头先露，可在宫口扩张 3cm 时行颅内穿刺放液，或临产前在 B 超监视下经腹行脑室穿刺放液，缩小胎头娩出胎儿，做好相关手术准备及配合。

（3）处理原则：以产妇免受伤害为原则。

4. 产褥期护理　分娩后重点关注产妇情况，高度注意情绪性产后出血。预防感染，应注意保持会阴清洁。应尽早回奶。

【健康指导】

1. 疾病知识指导　向孕妇及家属讲解胎儿先天畸形发生的相关知识，定期产检，在妊娠 18~24 周进行 B 型超声检查胎儿大结构筛查，发现异常应及时处理。

2. 生活指导　指导引产后产褥期内禁止盆浴及性生活，学会产前和产后保持会阴部清洁干燥，勤换卫生垫和内裤，避免感染；了解避孕知识，选择适合自己的避孕方法。

3. 延续性护理　帮助孕妇寻求遗传学相关咨询，必要时进行胎儿致畸相关病因学检查。引产后，及时回乳。定期随访。

## 四、胎儿窘迫患者的护理

【疾病定义】

胎儿窘迫指胎儿在子宫内因急性或慢性缺氧危及其健康和生命的综合症状。急性胎儿窘迫主要发生在分娩期，慢性胎儿窘迫发生在妊娠晚期，也可延续至分娩期并加重，表现为急性胎儿窘迫。

【临床表现】

1. 急性胎儿窘迫　急性胎儿窘迫主要发生在分娩期。多因脐带异常、胎盘早剥、宫缩过强、产程延长及休克引起。

（1）产时胎心率异常：产时胎心率变化是急性胎儿窘迫的主要征象。缺氧早期，胎心基线代偿性加快、晚期减速或重度变异减速；随产程进展，胎心基线下降 <110 次 / 分。当胎心基线率 <100 次 / 分，基线变异 ≤5 次 / 分，伴频繁晚期减速或重度变异减速时常提示胎儿缺氧严重，胎儿结局常不良，可随时胎死宫内。

（2）羊水胎粪污染：某些高危因素会增加胎粪排除的概率，10%~20% 的分娩中会出现羊水胎粪污染，羊水中胎粪污染不是胎儿窘迫的征象。出现羊水胎粪污染时，如果胎心监护正常，不需要进行特殊处理；如果胎心监护异常，存在宫内缺氧情况，会引起胎粪吸入综合征（MAS），造成不良胎儿结局。

（3）胎动异常：缺氧初期频繁胎动,继而减弱及次数减少,进而消失。

（4）酸中毒：胎儿头皮血气分析,若 pH<7.20,PO$_2$<10mmHg,PCO$_2$>60mmHg,可诊断为酸中毒。

2. 慢性胎儿窘迫 主要发生在妊娠晚期,常延续至临产并加重。多因妊娠期高血压疾病、慢性肾炎、糖尿病所致。

（1）胎动减少或消失：胎动减少为胎儿缺氧的重要表现,应予警惕,临床常见胎动消失 24 小时后胎心消失。

（2）产前电子胎儿监护异常：胎心率异常提示有胎儿缺氧可能。

（3）胎儿生物物理评分低：≤4 分提示胎儿窘迫,6 分为胎儿可疑缺氧。

（4）脐动脉多普勒超声血流异常：宫内发育迟缓的胎儿出现进行性舒张期血流降低、脐血流指数升高,提示胎盘灌注不足。严重病例出现舒张末期血流缺失或倒置,提示随时有胎死宫内的可能。

【辅助检查】

1. B 型超声 了解羊水情况、胎盘成熟度。

2. 胎心电子监护 正常胎心基线为 110~160 次/分。当胎心基线率<100 次/分,基线变异≤5 次/分,伴频繁晚期减速或重度变异减速。

3. 胎儿头皮血血气分析 pH<7.20（正常值 7.25~7.35）。PO$_2$<10mmHg（正常值 15~35mmHg）。PCO$_2$>60mmHg（正常值 35~55mmHg）,可诊断为胎儿酸中毒。

4. 胎儿生物物理评分 评分≤4 分提示胎儿窘迫,6 分为胎儿可疑缺氧。

5. 脐动脉多普勒超声血流检查 常用指标有收缩期最大血流速度与舒张末期血流速度比值（S/D）、搏动指数（PI）、阻力指数（RI）。

**知识链接**

**脐动脉血流参数**（使用彩色多普勒超声测量脐动脉血流）

脐动脉血流阻力情况是临床上常用于评价胎盘血流灌注情况的重要指标。正常时,S/D、PI、RI 均随着孕周增加而减低并具有明显的相关性,阻力升高,S/D、PI、RI 都将升高,预示子宫 - 胎盘血流灌注不足。

S/D 比值：指收缩期最大血流速度与舒张末期血流速度比值。

PI：搏动指数,PI=（S−D）/Mean（平均血流速度）。

RI：阻力指数,RI=（S−D）/S。

正常妊娠期间,脐动脉血流 PI、RI、S/D 与妊娠周数密切相关。在孕

24 周之前 S/D 为 4,妊娠晚期应降至 <3。脐动脉血流阻力升高与胎儿窘迫、胎儿生长受限、子痫前期有关。当脐动脉血流比值异常增高,提示胎盘功能受损,胎儿宫内窘迫。若舒张末期脐动脉血流消失进而出现反流,提示胎儿处于濒危状态。

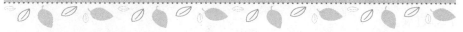

**【评估与观察要点】**

1. 健康史　现病史、既往史,孕产史;了解此次妊娠经过,有无妊娠合并症和并发症;查看历次产检资料及相关记录。

2. 观察要点

(1) 产妇情况:观察临产后产妇的休息、睡眠、进食及排泄情况,了解产妇有无疲劳、缺氧、呼吸困难等症状。了解孕产妇有无如下高危因素:母体血液含氧量不足,如先天性心脏病或心功能不全、肺功能不全、妊娠期高血压疾病、糖尿病等;母胎间血氧运输及交换障碍,如前置胎盘、胎盘早剥、脐带异常、宫缩剂使用不当、母体休克及应用麻醉剂抑制呼吸等;胎儿自身因素异常,如严重心血管疾病、畸形、母儿血型不合、宫内感染、颅内出血及脑损伤等。

(2) 胎儿情况:有无胎动异常,缺氧初期为胎动频繁,继而减弱及次数减少,进而消失;胎儿头皮血气分析,若 pH<7.20(正常值 7.25~7.35),$PO_2$<10mmHg(正常值 15~35mmHg),$PCO_2$>60mmHg(正常值 35~55mmHg),可诊断为胎儿酸中毒。胎儿生物物理评分≤4 分提示有胎儿窘迫。

(3) 胎儿心率变化:产时胎心率变化是急性胎儿窘迫的重要征象,正常胎心基线为 110~160 次 / 分。缺氧早期会出现代偿性加快、晚期减速或重度变异减速;随产程进展,尤其在较强宫缩下,胎心基线会下降至 <110 次 / 分。当胎心基线率 <100 次 / 分,若基线变异≤5 次 / 分,伴有频繁晚期减速或重度变异减速时提示胎儿重度缺氧,常结局不良。

(4) 羊水性状:胎儿可在宫内排出胎粪,10%~20% 的分娩中会出现羊水污染,羊水中胎粪污染不是胎儿窘迫的征象。但若同时出现胎心监护异常,则存在宫内缺氧,引起胎粪吸入综合征(MAS),造成不良胎儿结局。

3. 心理 - 社会状况　了解产妇的身心状态、自然分娩的信心及对胎儿安危的担忧。孕产妇及其支持系统对分娩的认识和期望,对胎儿窘迫的了解及知识需求。

【护理措施】

1. 心理支持 主动与孕产妇及家属交流,给予心理安慰,讲解有关胎儿宫内窘迫的原因,使孕产妇及家属对病情有一个正确的认识,积极配合。

2. 急性胎儿窘迫的护理

(1) 立即取左侧卧位,吸氧,停用缩宫素,阴道检查排除脐带脱垂,并评估产程进展。

(2) 遵医嘱进行对症处理和病因治疗,如抑制宫缩等。

(3) 若宫口未开全或预计短时间内无法阴道分娩者,立即行剖宫产,做好术前准备和剖宫产接产准备。

(4) 若宫口已开全,胎头双顶径已达坐骨棘平面以下,应尽快经阴道助娩。

(5) 做好新生儿复苏准备,娩出后即刻复苏。

(6) 若新生儿一般情况好,即开始母婴皮肤接触和早吸吮;若新生儿转新生儿科观察,则安慰好产妇,6 小时后开始挤奶,每 3 小时一次,每次 20~30 分钟,以保持泌乳,并将挤出的初乳送新生儿科供新生儿使用,促进康复。

(7) 产后观察子宫收缩,防止产后出血。

3. 慢性胎儿窘迫的护理

(1) 左侧卧位,定时吸氧,每日 2~3 次,每次 30 分钟。

(2) 遵医嘱积极治疗合并症、并发症,改善缺氧。

(3) 加强胎儿监护,注意胎动变化。

(4) 若孕周小,估计胎儿娩出后存活可能性小,应尽量保守治疗延长胎龄,同时遵医嘱使用药物促胎肺成熟。

(5) 若妊娠已接近足月或胎儿已成熟,应行剖宫产终止妊娠,做好术前准备及接产准备。

(6) 新生儿处理同急性胎儿窘迫。

(7) 产后观察同急性胎儿窘迫。

4. 用药护理

(1) 病因治疗:若为不协调性子宫收缩过强,或使用缩宫素不当引起宫缩过强过频,遵医嘱给予特布他林单次静脉或皮下注射,也可给硫酸镁或其他 β 受体兴奋剂抑制子宫收缩。

(2) 促胎肺成熟:地塞米松注射液 6mg 肌内注射,每 12 小时 1 次,共 4 次。妊娠 32 周后选用单疗程治疗。

【健康指导】

1. 疾病知识指导 向孕妇及家属讲解胎儿窘迫的相关知识与治疗护理

措施,讲解自测胎动的方法及意义,指导掌握自测胎动的方法,告知孕妇如何及早发现胎儿窘迫征象。

2. 生活指导 妊娠期,教会孕妇注意休息与活动,尽量取左侧卧位休息,改善子宫胎盘供血;分娩期,教会产妇保持活动和体力,进行分娩配合;产褥期,注意个人卫生,预防感染。

3. 延续性护理 指导产妇选择合适的避孕方式;指导产妇注意合理选择饮食;指导母乳喂养及产后康复训练。产后 42 天随访。

## 五、死胎患者的护理

【疾病定义】

死胎是指妊娠 20 周后胎儿在子宫内死亡。胎儿在分娩过程中的死亡,称为死产。

【临床表现】

胎儿死亡后约 80% 在 2~3 周内自然娩出,若死亡后 3 周仍未排出,退行性变的胎盘组织释放凝血活酶进入母体血液循环,激活血管内凝血因子,容易引起弥散性血管内凝血(DIC)。胎死宫内 4 周以上,DIC 发生机会增多,可引起分娩时严重出血。

【辅助检查】

1. 多普勒胎心听诊 听不到胎心。

2. B 型超声检查 无胎心搏动。

3. 凝血功能检查 纤维蛋白原 <1.5g/L。

【评估与观察要点】

1. 健康史 了解既往史、孕产史、家族史及本次妊娠情况。

2. 观察要点 是否出现胎动异常和胎动消失。

3. 心理 - 社会状况 评估孕妇有无焦虑、抑郁等心理问题及对疾病的认识程度。对诊断胎儿死亡而出现的沮丧、痛苦予以关心,同时应关注家属情绪及态度。

【护理措施】

1. 心理支持 主动与孕妇及家属交流,给予心理安慰,建议进行相关病理及染色体检查,尽力寻找有关胎儿死亡的可能原因,提供帮助,做好产后遗传优生咨询,使产妇及家属对病情有一个正确的认识,积极配合。

2. 引产的护理 一经确诊,即应引产。应根据孕周及子宫有无瘢痕,结合孕妇意愿,知情同意下选择引产方法。原则是尽量阴道分娩,剖宫产仅限于特殊情况下使用。

（1）米索前列醇引产：适用于 28 周前无子宫手术史者。方法：200~400μg，经阴道放置，每 4~12 小时 1 次。注意观察用药后反应，做好接产准备。

（2）经羊膜腔注入依沙吖啶引产：注意观察用药后反应，做好接产准备。

（3）高浓度催产素引产：多用于 28 周后的引产，应根据产科引产指南制定引产方法，遵医嘱用药并按常规进行观察及护理。

3. 产褥期护理 胎儿及附属物排出后，重点关注产妇情况，高度注意情绪性产后出血。预防感染，应注意保持会阴清洁，并尽早回奶。

4. 用药护理 若纤维蛋白原 <1.5g/L，血小板 <100×$10^9$/L 时，可用肝素治疗，剂量为每次 0.5mg/kg，每 6 小时给药 1 次，一般用药 24~48 小时后，可使纤维蛋白原和血小板恢复到有效止血水平。

5. 其他 备新鲜血，注意预防产后出血和感染。

【健康指导】

1. 疾病知识指导 向孕产妇及家属讲解胎儿宫内死亡的相关知识，配合完成相关病史收集，尽量找寻胎儿死亡原因。

2. 生活指导 指导引产后产褥期内禁止盆浴及性生活，学会保持会阴部清洁干燥，勤换卫生垫和内裤，避免感染；了解避孕知识，选择适合自己的避孕方法。

3. 延续性护理 帮助孕妇寻求遗传学相关咨询，完成相关病因学检查。引产后，及时回乳。定期随访。

（张玲娟　熊永芳）

# 第六节　胎盘与胎膜异常护理

## 一、前置胎盘患者的护理

【疾病定义】

正常妊娠时胎盘附着于子宫体部的前壁、后壁或侧壁。妊娠 28 周后，若胎盘附着于子宫下段、下缘达到或覆盖宫颈内口，位置低于胎先露部，称为前置胎盘。

前置胎盘的分类：

1. 完全性前置胎盘 胎盘组织将子宫颈内口全部覆盖，又称中央性前置胎盘。

2. 部分性前置胎盘　胎盘组织部分覆盖子宫颈内口。

3. 边缘性前置胎盘　胎盘附着于子宫下段,胎盘边缘到达宫颈内口处,但未覆盖宫颈内口。

【临床表现】

1. 无痛性反复阴道流血　一般发生在妊娠晚期或临产时无诱因的阴道流血,是前置胎盘的典型症状。出现阴道流血的时间、反复发作的次数、流血量等与前置胎盘的类型有关。完全性前置胎盘阴道出血时间比较早,一般在28周左右,出血次数频繁,量较多。边缘性前置胎盘初次出血的时间较晚,多在妊娠37周以后或临产后,出血量较少。部分性前置胎盘的出血情况介于两者之间。

2. 贫血、休克　由于反复或大量的阴道流血,患者可出现贫血。患者一般情况与出血量有关,贫血与出血量呈正比,大量出血可造成患者面色苍白、脉搏加快、细弱、血压下降等休克表现。

3. 胎位异常　胎先露高浮,常并发胎方位异常,以臀先露多见。

【辅助检查】

1. B型超声检查　可帮助明确子宫壁、胎盘、胎先露部及宫颈的位置关系,是诊断前置胎盘最有效的方法。因孕中期半数胎盘位置较低,孕晚期可随子宫下段的形成上移,因此B型超声检查诊断时要考虑孕妇的孕周。

2. 分娩后　部分可疑前置胎盘的病例,可在分娩后仔细检查胎盘与胎膜,结合产前阴道出血病史进行判断。前置胎盘出血时,有时可见胎盘母面附着有陈旧性血块;胎膜破口处距离胎盘边缘的长度≤7cm。

【评估与观察要点】

1. 评估要点

(1)健康史:询问孕妇生育史,是否有多次刮宫、分娩史、子宫手术史等,若妊娠晚期出现无痛性、无诱因性出血者,提示可能为前置胎盘。根据末次月经日期,再次核对孕周。

(2)一般情况:评估患者面色有无苍白、脉搏细速、血压下降等,有无因失血过多而出现的休克表现。

(3)出血量:询问阴道流血情况,出血次数及每次的出血量;监测患者血红蛋白,了解是否贫血。

(4)判断有无宫缩:如出现宫缩,注意宫缩的强度、间隔时间、持续时间有无异常。

（5）胎儿情况：通过四步触诊了解胎先露入盆情况、胎方位是否异常；胎心听诊了解有无异常情况。

（6）感染迹象：了解患者是否有体温升高、血常规白细胞计数及分类有无异常等感染表现。

（7）心理情绪状态：患者是否因担心病情发展对自己和胎儿的生命威胁而恐惧、焦虑、紧张等，评估家属对患者和疾病的态度。

2. 观察要点

（1）阴道出血：严密观察患者阴道出血次数、量，观察患者面色，注意倾听患者无头晕、心悸、胸闷等主诉。

（2）监测患者生命体征：每日 4 次监测脉搏、血压、体温情况，及时发现休克、感染等征象。病情严重时可给予心电监护，持续监测患者心率、呼吸、血压、血氧饱和度情况，观察是否异常。

（3）听诊胎心：监测胎儿情况，有异常时可以使用胎心监护仪动态监测胎心变化。

（4）排泄：是否有便秘现象。

【护理措施】

1. 需要立即终止妊娠的护理

（1）立即给患者吸氧、开放静脉通路、配血，做好输血准备。

（2）做好术前准备，同时安抚患者，减少紧张和恐惧情绪，配合抢救。

（3）监测患者生命体征和胎心率。

2. 期待疗法的护理

（1）一般护理：保持病室内环境空气清新和安静，孕妇绝对卧床休息，阴道流血未停止前禁止下床活动。禁止做肛查或阴道检查，以减少出血和感染。

（2）测量生命体征：严密监测血压、脉搏、呼吸、体温等情况。每日 4 次测量孕妇脉搏、血压、呼吸、体温，如有异常可增加测量次数或心电监护，并通知医生处理，同时给予患者氧气吸入。

3. 用药护理　孕周不足月时，遵医嘱应用保胎药，争取延长孕周，以增加胎儿出生后的存活概率。遵医嘱口服补血药纠正贫血，必要时输血。有感染迹象或预防感染使用抗生素等，用药同时注意用药反应和效果。叮嘱孕妇及家属不能随意调节静脉输液滴速，避免发生心衰和药物中毒。

4. 监测胎儿情况　定时听诊胎心；孕妇阴道流血多时，可使用胎心监护仪持续监测胎心情况；教会孕妇数胎动，自我监测胎儿情况。

5. 预防感染　分娩前和产后，应注意保持会阴清洁，及时更换会阴垫，保持会阴部清洁。禁止做阴道检查和肛查,以减少出血和感染机会;减少探视人数,家属和其他人禁止坐卧孕妇病床,保持床单位干净整洁。

6. 饮食与排泄 指导患者进食高蛋白、高维生素、高热量、富含铁的食物,纠正贫血,增加抵抗力,饮食中还要注意增加粗纤维的食物,防止便秘和腹泻,以免诱发宫缩。协助孕妇按照平时习惯定时排便,注意及时提供床上便器,患者排便时,其他人回避并注意遮挡和为其保暖。

7. 预防产后出血 胎儿娩出后,遵医嘱给予缩宫素并严密观察宫缩、阴道流血情况,发现异常及时报告医生处理。

8. 心理护理 倾听患者主诉,讲解前置胎盘的有关知识,耐心回答她们的问题,提供生活照顾,满足卧床期间需求。对贫血的患者,保证活动时安全,活动时有人陪伴、教会改变体位时避免晕厥和摔倒的技巧,避免发生意外情况。

【健康指导】

1. 健康教育卧床休息的重要性 患者卧床时知道采取左侧卧位,能够减少子宫对腹腔血管的压迫,减少胎儿缺血缺氧的发生。注意个人卫生,产妇能做到产前和产后保持会阴部清洁和干燥,经常清洗外阴、勤换卫生垫和内裤,保持清洁避免感染。

2. 预防晕厥和摔倒 贫血患者出血停止后,可以轻微活动。教会患者改变体位时的技巧,患者改变体位时能应用预防晕厥和摔倒的技巧,如起床时先慢慢坐起,无头晕、眼花、软弱等感觉后再慢慢起身走动,走动时扶着墙、桌、椅等做支撑物或有人搀扶。

3. 饮食指导 患者饮食中应多吃富含蛋白质和铁质的食物,保证孕妇和胎儿生长发育需要;同时,饮食也要均衡,防止便秘。

4. 自我监测胎动 孕妇可选择早、中、晚固定时间数胎动,每次1小时。将3次数得的胎动次数加在一起再乘以4,就是胎儿12小时内胎动的大概次数。正常胎动12小时不少于30次,过频或低于20次都为异常,应做进一步检查。

5. 母乳喂养 产妇了解母乳喂养对母婴的好处以及母乳喂养的正确技能,在实施母乳喂养时知道如何预防乳房肿胀、乳头皲裂、乳腺炎等。

6. 避孕知识 产妇了解避孕知识,能够选择适合自己的避孕方法,采取有效的避孕措施,避免多次人工流产、刮宫等对子宫内膜损伤的手术;避免多产、引产、剖宫产等,预防感染。

## 二、胎盘早剥患者的护理

【疾病定义】

妊娠 20 周后或分娩期,正常位置的胎盘在胎儿娩出之前,部分或全部从子宫壁剥离,称为胎盘早剥。

【临床表现】

1. 腹痛　妊娠晚期突发腹痛,疼痛为持续性。疼痛程度与胎盘剥离面积、胎盘后积血的多少有关,一般轻型胎盘早剥腹痛轻微或无腹痛。重型胎盘早剥者表现为突然发生的持续性腹痛,有的孕妇表现为腰酸或腰背痛,严重时孕妇可出现恶心、呕吐、面色苍白、四肢湿冷、脉搏细速、血压下降等休克症状。

2. 阴道流血　发生胎盘早剥时,阴道流血量与胎盘早剥的类型有关,孕妇贫血程度与阴道流血量不相符合。

### 知识链接

#### 胎盘早剥分型

(1)显性剥离:为底蜕膜出血,出血量少,较快停止,若出血继续,胎盘后形成血肿,促使胎盘剥离面积越来越大,血液冲破胎盘边缘胎膜与子宫壁间经宫颈流出,表现为外出血———阴道流血。

(2)隐性胎盘剥离:若胎盘边缘仍附着于子宫壁或由于胎先露入盆阻碍了血液从阴道流出———内出血。

(3)混合性出血:当内出血逐渐增多,胎盘后血肿越积越大,血液仍会冲出胎盘边缘与胎膜,形成混合型出血,或穿透胎膜进入羊水,形成血性羊水。

3. 子宫强直性收缩　胎盘重型剥离时,孕妇可出现强直性子宫收缩,表现为子宫收缩硬如板状,子宫压痛明显,子宫收缩间歇期不能放松,致使从腹部不能摸清胎位。若为轻型胎盘剥离,孕妇子宫可有收缩间歇期,腹部压痛不明显或仅有局部压痛。

4. 出血倾向　重型胎盘早剥时,可发生弥散性血管内凝血。表现为阴道出血不凝,孕妇皮下、黏膜或注射部位出血,部分可出现血尿、咯血及消化道出血倾向。

5. 胎死宫内　由于胎盘供血、供氧障碍,胎心和胎动消失,发生胎死宫内。

**【辅助检查】**

1. B 型超声检查 可了解胎盘位置、胎盘剥离程度及类型,并可明确胎儿大小和是否存活。

2. 实验室检查 全血细胞计数及凝血功能检查。重者检查患者肾功能、二氧化碳结合力;进行 DIC 筛选试验。

**【评估与观察要点】**

1. 评估要点

(1)孕周:仔细核对孕周,观察子宫大小是否与孕周相符。

(2)健康史:了解本次妊娠经过是否顺利,是否有妊娠期高血压疾病或慢性高血压病史、慢性肾炎、胎盘早剥病史、外伤史等。

(3)身体状况:评估孕妇妊娠晚期或临产时有无突发性持续性腹痛,有无恶心、呕吐、面色苍白、阴道流血等。

(4)宫底高度:严密观察宫底高度变化,观察时可在腹部摸清宫底位置,用圆珠笔或签字笔在宫底处画线做标记,观察宫底高度是否有升高,如宫底高度逐渐升高预示有内出血加重。

(5)白细胞计数及血红蛋白情况:监测评估有无急性贫血。

(6)生命体征:孕妇有无呼吸增快、脉搏加速、血压下降等休克症状。

(7)阴道流血:阴道有无流血、出血量,流出的血液是否凝结等。

(8)腹部检查:是否有子宫收缩,子宫收缩间歇期放松情况,有无压痛,是否能扪清胎方位。

(9)胎儿情况:听诊胎心,观察胎心是否异常。询问孕妇胎动情况,是否有胎动异常。

2. 观察要点

(1)子宫收缩和阴道出血:用手放在子宫底部,观察子宫放松情况。观察阴道有无出血,如有出血,观察出血量和血液是否凝结。

(2)孕妇主诉:注意倾听孕妇主诉,如对腹痛、恶心、眩晕等描述。

(3)监测生命体征:临床表现严重时,应持续监测孕妇呼吸、脉搏、血压、血氧饱和度等,如出现异常可能预示着孕妇失血过多。症状轻者应遵医嘱定时检查生命体征。

(4)胎心情况:使用胎心监护仪持续监测胎心变化,病情轻者应遵医嘱定时听胎心。

**【护理措施】**

1. 一般护理 孕妇要绝对卧床休息,保持环境安静,床单位整洁,取左侧卧位,给予氧气吸入。注意给孕妇保暖,医务人员应多陪伴孕妇,严密监测病情发展。

2. 治疗　开放静脉,遵医嘱补充血容量及凝血因子,必要时输血。病情危重者,一旦做出诊断,立即做好剖宫产手术前准备,抢救孕妇和胎儿生命。

3. 保持会阴清洁　由于孕妇腹痛无法做到及时更换会阴垫,护士应协助完成并保留会阴垫,以便充分评估出血量和预防感染。

4. 监测胎儿情况　定时听胎心或使用胎心监护仪持续监测胎心、胎动情况。

5. 安抚孕妇　由于持续和逐渐加重的腹痛,孕妇多会紧张和恐惧,护士或助产士给予孕妇安慰和陪伴,同时安抚孕妇家属。及时告知处理办法,取得孕妇配合,及早结束分娩,保证安全。

6. 预防产后出血　分娩后及时给予缩宫素,促进子宫收缩。没有发生产后出血者应严密观察宫缩和阴道出血情况,以及生命体征等,预防晚期产后出血。

7. 产褥期护理　应注意营养,多食用有助于补血的食物。保持会阴部清洁,防止生殖道感染。

8. 母乳喂养　根据产妇的身体情况指导母乳喂养,如胎儿死亡,应帮助产妇回奶,并安抚产妇。

9. 心理护理　医务人员在给予孕妇护理、治疗、抢救过程的同时,给孕妇及家属讲解胎盘早剥的相关知识、治疗方法,安抚她们,缓解心理压力和不安情绪,使其能配合治疗和抢救。

【健康指导】

1. 指导和帮助产妇母乳喂养,如暂时不能实施母乳喂养,产妇学会自己挤奶和知道挤出的母乳保存方法,以便身体恢复后或新生儿吸吮能力达到时,实施母乳喂养。

2. 个人卫生　产妇掌握如何保持身体清洁和保暖的方法,尤其是会阴部清洁,预防感染。

3. 合理饮食　产妇能做到如何保持营养,进食富含铁、维生素等食物,通过饮食纠正贫血。

4. 指导避孕　产妇针对自己的情况,能够选择适合、有效的避孕方法,如胎儿或新生儿死亡,知道下次怀孕的适宜时间(至少间隔 6 个月以上,剖宫产者,应至少间隔 3 年以上)。

### 三、胎膜早破患者的护理

**【疾病定义】**

临产前发生胎膜破裂,称为胎膜早破。

**【临床表现】**

孕妇突然感到有较多液体从阴道流出,有时可混有胎脂及胎便,无腹痛等其他先兆。阴道检查或肛查时,上推胎先露部,可见阴道流出液增加。如胎先露未入盆,孕妇改变体位时也会感觉有液体间断从阴道流出,使用阴道窥器暴露宫颈,可见羊水自宫腔内流出,即可确诊胎膜早破。部分孕妇仅感到外阴较平时潮湿。

**【辅助检查】**

1. 阴道液 pH 测定　正常阴道液偏酸性,pH 为 4.5~5.5,羊水为弱碱性,pH 为 7.0~7.5,若取得的阴道液 pH≥6.5,提示胎膜破裂。但如果流出的阴道液中混有血液、尿液、宫颈黏液、精液及细菌污染,可能会出现假阳性结果。

2. 阴道液涂片检查　取阴道后穹隆积液置于载玻片上,干燥后做镜检,若能看到羊齿植物叶状结晶,或用 0.5% 硫酸尼罗蓝染色,显微镜下见橘黄色胎儿上皮细胞,用苏丹Ⅲ染色见黄色脂肪小粒,均可确定为羊水。

3. 羊膜镜检查　可直接看到胎先露部,看见胎儿头发或其他部分,或看不到前羊水囊,即可诊断为胎膜早破。

4. B 型超声检查　监测到羊水量减少,可协助诊断。

**【评估与观察要点】**

1. 评估要点

(1) 健康史:询问孕妇,了解诱发胎膜早破的诱因,确定阴道流液的时间和评估羊水流出量。孕妇改变体位或增加腹压时是否有羊水流出,如有羊水流出应减少活动。是否有宫缩及感染迹象,如胎心加快,孕妇脉搏加快,体温升高等。

(2) 评估孕周:是否足月,如孕周距预产期较远,应尽可能保胎至足月或接近足月。

(3) 胎先露入盆情况:通过四步触诊评估胎先露是否入盆及入盆程度。

(4) 胎儿情况:听诊胎心率,是否在正常范围。询问孕妇胎动是否有异常。

(5) 睡眠情况:病情和环境改变对孕妇生活有影响,是否有睡眠不好等情况。

(6) 心理状态:是否因胎膜早破、出现宫缩或早产不可避免等感到紧张、恐惧等。

（7）评估自理能力：因需要卧床休养，孕妇生活自理能力受到限制，评估自理被限制程度。

2. 观察要点

（1）羊水性状：观察羊水流出量、颜色、气味，如流出的羊水颜色为黄绿色，说明胎儿宫腔内有缺氧情况；流出的羊水如有臭味，预示有宫内感染的可能，若为血性羊水，可能存在胎盘早剥等异常。

（2）宫缩情况：孕妇破膜后，观察是否有宫缩出现，如有宫缩可能会很快进入临产状态，若不足月，应遵医嘱使用抑制宫缩药物；若已经足月，应注意产程进展和孕妇及胎儿对宫缩的反应。

（3）胎心率情况：定时听诊胎心，发现有异常时可以进行胎心持续监测并通知医生处理。

（4）观察感染迹象：每日 4 次测量体温是否升高，白细胞计数及分类情况是否正常，及时发现感染迹象。

（5）观察用药反应：孕妇使用抗生素、保胎药、缩宫素等药物，注意用药后反应和用药效果。

【护理措施】

1. 一般护理 孕妇卧床休息，尤其是先露部高浮时，减少上身直立体位，如下床站立、走动、坐位、蹲位等。减少不必要的肛查或阴道检查，避免脐带脱垂发生和减少感染。卧床期间满足孕妇生理需求。保持病室内空气清新，每日开窗通风 2 次，每次 15~30 分钟，通风时注意为孕妇保暖。

2. 预防感染 保持外阴部清洁干燥，胎膜破裂 6 小时未临产者，给予会阴冲洗，每日 2 次，嘱咐孕妇勤换卫生垫和内衣裤，保持会阴部皮肤干燥，促进舒适。

3. 监测体温、脉搏变化 每日测体温、脉搏 4 次，详细记录体温、脉搏情况，如有体温升高、脉搏加快，可能有感染存在。

4. 严密监测胎儿情况 每日听诊胎心音 4 次，每次听诊 1 分钟，如有异常则增加听诊次数或持续监护，并通知医生处理。孕妇体温升高时可致胎心率加快。教会孕妇自数胎动，通过胎动次数间接判断胎儿在宫内的情况。

5. 严密监测临产情况 孕妇有无宫缩出现，宫缩间歇时间、持续时间和子宫收缩的强度，严密监测产程进展，宫口开大 2~3cm 送入产房待产。

6. 饮食与排泄 提供均衡饮食，保证母胎营养需求，同时适当增加富含维生素、膳食纤维的食物，促进肠蠕动，避免便秘。协助孕妇定时排便，提供床上便器。孕妇排便时周围人员回避,注意为孕妇遮挡和保暖。

7. 治疗护理　遵医嘱给予保胎或抗生素药物,询问药物过敏史,用药期间观察用药效果和反应。

8. 心理护理　由于突然胎膜破裂使分娩计划有可能提前,孕妇没有精神准备,难免出现紧张、恐惧,担心自己和胎儿的安全。了解孕妇和家属心理状态,介绍治疗方法,缓解孕妇紧张心情,并取得配合。

【健康指导】

1. 向孕妇介绍胎膜早破的相关护理知识,并解答孕妇及家属的疑问。如孕妇临产,给予分娩的相关知识介绍。

2. 预防感染的相关知识,如家属或探视者不坐卧孕妇的床,孕妇知道保持会阴清洁对于预防感染的重要性,做到勤换内裤及卫生垫等。

3. 孕周不足月需要保胎者,孕妇了解注意饮食平衡,补充充足的维生素、钙、铜、锌等营养素,保证母胎营养需要的膳食搭配。孕妇能做到定期产前检查,及时发现异常,配合医生治疗。

4. 孕妇了解保胎药物的机制,配合治疗,并遵守医务人员的要求,不随意调节输液滴速。

5. 孕妇知道如何正确自数胎动的方法,并通过自数胎动了解胎儿情况。

6. 如为分娩后,产妇掌握如何判断恶露是否异常,并知道何时需要就诊。

7. 母乳喂养相关知识和技能,产妇掌握母乳喂养的各种体位、新生儿正确含接姿势,能实施纯母乳喂养。

（姜梅）

# 第七节　羊水量与脐带异常护理

## 一、羊水过多患者的护理

【疾病定义】

羊水过多是指妊娠期间羊水量超过 2000ml。羊水量在数日内急剧增多,称为急性羊水过多;羊水量在数周内缓慢增多,称为慢性羊水过多。

【临床表现】

1. 急性羊水过多　较少见。多发生在妊娠 20~24 周。由于羊水急速增多,孕妇子宫明显增大,产生一系列压迫症状。检查见孕妇腹壁皮肤紧绷发亮,下肢及外阴可出现水肿或静脉曲张。子宫明显大于妊娠月份,胎位不清,听诊时胎心遥远。

2. 慢性羊水过多 较多见,多发生于妊娠晚期。临床上无明显不适或仅出现轻微压迫症状,产前检查时发现宫高及腹围增加过快,腹壁皮肤发亮、变薄,胎位不清,胎心遥远。

【辅助检查】

1. B 型超声检查:是重要的辅助检查方法。B 型超声诊断的标准有:

(1)羊水最大暗区垂直深度(AFV):≥8cm 诊断为羊水过多,其中 AFV 8~11cm 为轻度羊水过多,12~15cm 为中度羊水过多,>15cm 为重度羊水过多。

(2)羊水指数(AFI):≥25cm 诊断为羊水过多,其中 AFI 25~35cm 为轻度羊水过多,36~45cm 为中度羊水过多,>45cm 为重度羊水过多。

**知识链接**

### 羊 水 指 数

以脐水平线为标志,将子宫分为 4 个象限,测量各象限最大羊水池的最大垂直径线,四者之和为羊水指数(AFI),若用此法,AFI≥25cm 诊断为羊水过多,AFI≤5cm 诊断为羊水过少。

2. 胎儿疾病检查 羊水中甲胎蛋白平均值超过同期正常妊娠平均值 3 个标准差,有助于诊断胎儿神经管畸形、上消化道闭锁等。羊水细胞培养可排除胎儿染色体异常。

3. 其他检查 母体糖耐量试验,Rh 血型不合者检查母体抗体滴定度。

【评估与观察要点】

1. 健康史 了解孕妇年龄、有无妊娠合并症、有无先天性畸形家族史及生育史。

2. 观察要点 测量孕妇腹围、宫高、体重,重点观察孕妇有无因羊水过多引发的症状,如呼吸困难、腹痛、食欲缺乏等不适。

3. 心理 - 社会状况 孕妇及家属因担心胎儿可能有某种畸形,会感到紧张、焦虑不安,甚至产生恐惧心理。

【护理措施】

1. 心理支持 鼓励孕妇家人陪伴,并给予心理支持。对所处环境、治疗检查予以详细说明,使孕妇积极参加治疗和护理过程。教导孕妇放松技巧,例如:听音乐、看书,以保持情绪平衡与安宁,降低焦虑反应。

2. 一般护理

(1)嘱孕妇多卧床休息,采取左侧卧位,少活动。每日吸氧 2 次,每次半小时,以改善胎儿缺氧状况。

(2)避免刺激乳头及腹部,防止诱发宫缩导致早产。

(3)密切观察胎心音变化情况,教会孕妇自己计数胎动,若胎心 >160 次/分,<110 次/分,胎动 12 小时 <10 次,宫缩频繁,应立即通知医生,给予相应处理。

3. 症状护理

(1)有呼吸困难、心悸、腹胀等压迫症状的孕妇应取半卧位为宜,抬高水肿的下肢,增加静脉回流,减轻压迫。

(2)确诊胎儿畸形者,应尽快终止妊娠,实施引产术,以消除压迫症状。胎儿畸形、症状较轻的孕妇,可给予低盐饮食,遵医嘱酌情使用镇静剂。

4. 羊膜腔穿刺减压护理

(1)嘱孕妇排空膀胱,取半卧位或平卧位。

(2)B 型超声下行羊膜腔穿刺放羊水时,放水速度以 500ml/h 为宜,一次放羊水量不超过 1500ml。

(3)穿刺放水时应注意严格消毒预防感染,可遵医嘱予抗感染药物。

(4)密切观察孕妇血压、心率、呼吸变化及自觉症状,监测胎心,以防胎盘早剥。

5. 人工破膜护理

(1)操作前:护理人员应做好操作用物及输液、输血的准备。

(2)破膜后:应使羊水缓慢流出,可抬高孕妇臀部,防止脐带脱垂。

(3)放水时:注意从腹部固定胎儿为纵产式,边放水边腹部放置沙袋或加腹带包扎,防止腹压骤降引起休克、胎盘早剥。

(4)人工破膜后:需注意观察羊水的色、质、量、胎心、宫缩及有无阴道流血等情况,及早发现临产征兆及胎盘早剥、脐带脱垂等并发症。

6. 产后护理·产后遵医嘱及早使用宫缩剂,防止产后出血。仔细检查新生儿有无畸形,详细记录。因胎儿畸形引产者,应将胎儿送病理检查。

【健康指导】

1. 疾病知识指导　嘱咐孕妇定期产前检查,及早发现并积极寻找羊水过多的原因。及早发现是否合并胎儿畸形。如有合并胎儿畸形,应查明致畸原因。引产后,给予回奶处理,避孕半年以上再妊娠,并到优生门诊进一步检查。

指导产妇使用一些适合的避孕方法。

2. 生活指导　孕妇了解补充足量的维生素,新鲜水果和蔬菜,增加营养,多饮水,促进大便通畅的重要性;了解人工破膜后的注意事项,并且知道预防并发症的重要性;知道胎心监护的目的及自数胎动的重要性及方法。

3. 延续性护理　建立产妇健康档案,定期电话随访,了解产妇出院后的情况。为产妇提供个性化的指导,指导产妇正确的生活方式、避孕方式、异常症状的识别,提供心理疏导,提醒复查时间,有效促进产妇出院后的康复。

## 二、羊水过少患者的护理

【疾病定义】

羊水过少是指妊娠晚期羊水量少于 300ml 者。

【临床表现】

1. 症状　羊水过少的临床症状多不典型。孕妇于胎动时感腹痛,胎盘功能减退时常有胎动减少。有子宫紧裹胎儿感。临产后阵痛明显,且宫缩多不协调。

2. 腹部检查　宫高腹围较同期妊娠者小,合并胎儿生长受限更明显。子宫敏感,轻微刺激易引发宫缩。

3. 阴道检查　前羊膜囊不明显,胎膜紧贴胎儿先露部,人工破膜时羊水流出量极少。

【辅助检查】

1. B 型超声检查　是最重要的辅助检查方法。还能及时发现胎儿生长受限,以及胎儿泌尿系统的畸形。

(1) 羊水最大暗区垂直深度(AFV):≤2cm 为羊水过少,≤1cm 为严重羊水过少。

(2) 羊水指数(AFI):≤5cm 诊断为羊水过少,≤8cm 为羊水偏少。

2. 羊水量直接测量　破膜时以容器置于外阴处收集羊水,或剖宫产时用吸引器收集羊水。本方法缺点是不能早期诊断。

3. 电子胎心监护　羊水过少胎儿的胎盘储存功能减低,NST 可呈无反应型。子宫收缩致脐带受压加重,可出现胎心变异减速和晚期减速。

4. 胎儿染色体检查　需排除胎儿染色体异常时可做羊水细胞培养,或采集胎儿脐带血细胞培养,作染色体核型分析,荧光定量 PCR 法快速诊断。

【评估与观察要点】

1. 健康史　了解孕妇月经史、生育史、用药史、有无妊娠合并症、有无先天畸形家族史等,同时了解孕妇感觉到的胎动情况。

2. 观察要点　测量孕妇宫高、腹围、体重,B 型超声检查结果,了解孕妇子宫的敏感度,重点了解胎动情况。

3. 心理 - 社会状况　孕妇及家属因担心胎儿可能有畸形,常感到紧张无措、焦虑不安。

【护理措施】

1. 心理护理　即将分娩的孕妇心情既紧张、又焦虑,又兴奋,而在确诊羊水过少的孕妇则加重了对自身和胎儿安全、健康问题的担忧,责任护士应主动和孕妇沟通,倾听孕妇主诉,对其焦虑情绪给予安慰,消除思想负担,增强信心,使其配合产程中助产人员的工作。

2. 一般护理

(1)嘱孕妇休息时取左侧卧位,改善胎盘血液供应。

(2)间断吸氧,改善胎儿氧气供应;教会孕妇自我监测宫内胎儿情况的方法和技巧。

(3)可适当增加饮水量,提高循环血量,相对增加羊水量。

3. 病情观察

(1)护理人员应密切监听胎心音,每天胎心监护,也可重复 B 型超声检查,尽早发现有无胎儿畸形或是否存在胎儿宫内窘迫。

(2)定期测量宫高、腹围和体重,可以尽早发现羊水过少。

(3)破膜后,及时测量羊水量,观察羊水性状,注意有无出现因脐带受压而导致的胎心变化,及时通知医生。

(4)分娩时应做好一切抢救物品的准备,有羊水粪染时,及时新生儿清理口、鼻、咽分泌物,吸出含胎粪的黏液、羊水。

4. 新生儿窒息的护理

(1)积极配合医生按 ABCD 程序进行复苏:A. 清除呼吸道分泌物;B. 建立呼吸;C. 维持正常循环,可行体外胸外按压;D. 药物治疗,建立有效静脉通道,保证药物应用;在整个复苏过程中不断评价,评价新生儿对复苏措施的反应情况。

(2)保暖:应在 30~32℃ 的新生儿辐射暖台上进行抢救,维持体温 36.4~37.2℃。

(3)氧气吸入:在人工呼吸的同时给予氧气吸入。

(4)复苏后护理:复苏后还需要加强新生儿护理,保证呼吸道通畅,密切观察皮肤颜色、呼吸、心率、体温、肌张力,预防感染,做好重症记录。

**【健康指导】**

1. 疾病知识指导 向孕妇及其家属介绍羊水过少的可能原因,告知孕妇胎心监护的目的及自数胎动的重要性及方法。及早发现是否合并畸形,如有合并胎儿畸形,应查明致畸因素,避孕半年以上再妊娠,并到优生门诊进一步检查。指导产妇一些常用的避孕方法。

2. 生活指导 孕妇应学会加强营养,均衡饮食,可适当多饮水来增加血液循环,防止便秘,保持平静的心情,多卧床休息。

3. 延续性护理 加强对育龄妇女优生优育的宣传指导,做好产前筛查工作,嘱咐孕妇孕 3 个月建卡后进行定期系统保健检查。为孕妇提供个性化的指导,告知孕妇优生优育的重要性,避开有毒有害的工作、生活场所;告知正确的生活方式,为下一次妊娠做好准备。

## 三、脐带异常患者的护理

**【疾病定义】**

1. 脐带先露 胎膜未破时脐带位于胎先露部前方或一侧,称为脐带先露或隐性脐带脱垂。

2. 脐带脱垂 胎膜破裂,脐带脱出于宫颈口外,降至阴道内甚至露于外阴部,称为脐带脱垂。

3. 脐带缠绕 脐带围绕胎儿颈部、四肢或躯干者,称为脐带缠绕。

4. 脐带长度异常 脐带正常长度为 30~100cm,平均长度为 55cm。脐带短于 30cm 者,称为脐带过短;脐带长于 100cm 者,称为脐带过长。

5. 脐带打结 脐带打结有假结和真结两种。

6. 脐带扭转 胎儿活动可使脐带顺其纵轴扭转呈螺旋状,生理性扭转可达 6~11 周。

7. 脐带附着异常 正常情况下,脐带附着于胎盘胎儿面的近中央处。脐带附着于胎盘边缘者,称为球拍状胎盘。脐带附着于胎膜上,脐带血管通过羊膜与绒毛膜间进入胎盘者,称为脐带帆状附着,若胎膜上的血管跨过宫颈内口位于胎先露部前方,称为前置血管。

8. 脐血管数目异常 脐带只有一条动脉时,为单脐动脉。

**【临床表现】**

1. 胎先露部下降受阻 脐带缠绕、脐带过短等常见。

2. 胎儿窘迫 各类脐带异常者均可造成胎儿供血受影响,出现不同程度的胎儿窘迫。

3. 胎心率异常 大部分脐带异常者可出现频繁的变异减速或晚期减速。

【辅助检查】

1. B型超声检查 对于发生脐带缠绕、脐带附着异常及脐血管数目异常等异常情况时可早期发现。脐带缠绕时B型超声检查时可见缠绕处皮肤有明显压迹,脐带缠绕1周呈U形压迹,内含一小圆形衰减包块,并可见其中小短光条;脐带缠绕2周呈W形;脐带缠绕3周或3周以上呈锯齿形,其上为一条衰减带状回声。

2. 胎心监护 可及早发现胎心异常。如发现晚期减速或频繁的变异减速,应及时处理。

【评估与观察要点】

1. 健康史 全面收集病史,包括孕妇的一般病史及产科检查病史,了解孕妇有无孕期并发症,有无不良孕产史,目前及孕期的各项检查报告等。

2. 观察要点 重点观察此次妊娠产检情况,是否存在骨盆狭窄等异常情况,产前超声检查重点检查脐带有无异常,以及胎动情况及破膜后胎心监护的情况。

3. 心理-社会状况 评估孕妇及家属是否存在焦虑、害怕、恐惧等情绪反应,是否存在担心胎儿安危的情况。

【护理措施】

1. 心理护理 脐带异常如脐带脱垂等往往发生得极为突然,孕妇毫无心理准备,对突然的事件感到万分恐惧,担心胎儿的安危,加上医护人员紧张繁忙的检查及操作,使孕妇感到情况的严重性,从而加重其恐惧心理。因此护士应在处理病情的同时给予心理安慰,减轻其焦虑、恐惧心理,告知孕妇应积极配合医生,并能对胎儿意外正确处理。

2. 一般护理

(1)对于胎膜早破、初产头浮、胎位不正、多胎妊娠、羊水过多、产前检查B型超声显示脐带异常等,或者有发生脐带脱垂的高危因素者,应提高警惕。破膜后,立即听取胎心。临产后应经常监测胎心变化情况,胎心异常变化时行连续胎心电子监护,根据情况及时处理。

(2)对胎膜早破孕妇要加强宣传教育,尤其是先露高浮时,孕妇保持绝对卧床或头低臀高位,使之充分了解脐带脱垂的危险性。

(3)凡是自然或人工破膜时均应立即听取胎心,胎心异常时应行阴道检查了解宫颈情况,排除脐带脱垂及脐带先露。

(4)产程中发现胎心异常或胎心监护提示有胎儿宫内缺氧及脐带受压征

象,经改变体位不能缓解时,均应行阴道检查,了解是否有脐带问题。产程中必要进行阴道检查时,动作要轻柔,取得孕妇合作。手转胎位时不可将头上推太高,防止诱发脐带脱垂。

3. 脐带脱垂的护理及抢救

(1)疑似脐带先露者,应立即改变产妇体位,抬高臀部或者取侧俯卧位。

(2)明确的脐带脱垂,且胎心一直不能恢复者,需经阴道上托先露部,以减少对脐带的压迫,同时做好手术前准备。

(3)给予吸氧,持续胎心监护,同时通知主管医生。

(4)胎儿依然存活,且短时间内不能结束分娩者,迅速做好剖宫产准备。

(5)宫口已开全,先露部较低者,遵医嘱做好手术助产准备,迅速结束分娩,同时做好新生儿抢救的准备。

(6)胎心已消失,胎儿已死亡者,原则上采取阴道分娩。

(7)客观、及时、准确地做好病史记录,包括胎心变化和抢救过程。

【健康指导】

1. 疾病知识指导 嘱孕妇在孕中晚期注意数胎动,一般从出现缺氧到胎儿死亡至少需要 12~24 小时的时间。如果发现胎动过于频繁或者过于减少,要及时就诊。脐带扭转一般是胎儿胎动幅度过大引起的,发现及时不会引发悲剧。所以孕期,尤其是孕晚期孕妇要按规定时间做产前检查。

2. 生活指导 孕妇在孕期可适当活动,但不要剧烈运动,防止动作过大引起脐带缠绕等异常情况。如果发生胎膜早破,取头低臀高位,及时送到附近医院就诊。

3. 延续性护理 建立产妇健康档案,定期电话随访,了解产妇出院后状况。指导产妇采取有效的避孕措施,对于此次分娩是不良结局者告知孕前检查正常后再次怀孕,怀孕后必须定期做产前检查。如此次新生儿抢救成功者,教会产妇母乳喂养及新生儿的日常护理。

(黄群)

# 第八节 异常分娩护理

异常分娩又称难产,其影响因素包括产力、产道、胎儿及精神心理。这些因素相互影响又互为因果。

## 一、产力异常患者的护理

【疾病定义】

产力异常是指在分娩过程中,子宫收缩的节律性、对称性及极性不正常或强度、频率有改变。临床上子宫收缩力异常分为子宫收缩乏力(简称宫缩乏力)和子宫收缩过强(简称宫缩过强)两类,每类又分为协调性子宫收缩和不协调性子宫收缩。

【临床表现】

1. 协调性子宫收缩乏力　当宫缩高峰时,宫体隆起不明显,用手指压宫底部子宫肌壁仍可出现凹陷。

2. 不协调性子宫收缩乏力　产妇自觉下腹部持续疼痛、拒按、烦躁不安,严重者出现脱水、电解质紊乱、肠胀气、尿潴留,胎盘-胎儿循环障碍,出现胎儿宫内窘迫。产科检查:下腹部有压痛,胎方位触不清,胎心不规律,宫口扩张早期缓慢或停滞,潜伏期延长,胎先露部下降延缓或停滞。

3. 协调性子宫收缩过强　宫口扩张速度≥5cm/h(初产妇)或10cm/h(经产妇),产道无阻力,分娩在短时间内结束,总产程<3小时结束分娩,称为急产,以经产妇多见。

4. 不协调性子宫收缩过强　产妇烦躁不安,持续性腹痛,拒按。胎位触不清,胎心听不清。有时可出现病理缩复环、血尿等先兆子宫破裂征象。

【辅助检查】

1. 胎心电子监护　查看胎心电子监护中的宫缩曲线,根据曲线形态,判断产力异常的种类。

2. B型超声检查　报告子宫肌层变化及完整性、胎儿大小、胎盘及羊水情况。

3. 实验室检查　肝肾功能、电解质、血尿常规等。

【评估与观察要点】

1. 健康史　了解现病史、既往史、孕产史、家族史及本次妊娠情况。有无妊娠合并症和并发症,查看历次产检资料及相关记录。

2. 观察要点

(1)一般情况:包括产妇生命体征、休息、进食及排泄情况,了解产妇有无自述疲劳、宫缩间歇期无法休息或放松及无力感等虚弱症状;有无肠胀气、尿潴留等;评估疼痛水平及程度。

(2)子宫收缩:子宫收缩的频率,持续时间及强度,包括节律性、对称性和极性。①协调性子宫收缩乏力:子宫收缩具有正常的节律性、对称性及极性,但收缩力弱,持续时间短,间歇期长而不规律,宫缩<2 次/10分;②不协调性子宫收缩乏力:子宫收缩的极性倒置,宫缩的兴奋点不是起自两侧宫角部,而是来自子宫下段的一处或多处冲动,子宫收缩波由下向上扩散,收缩波小而不规律,频率高,节律不协调,宫缩时宫底部不强,而是子宫下段强,宫缩间歇期子宫壁也不能完全松弛,这种宫缩不能使宫口如期扩张,不能使胎先露部如期下降,属于无效宫缩;③协调性子宫收缩过强:子宫收缩节律性、对称性和极性均正常,仅子宫收缩力过强、过频(10分钟内宫缩≥5次,宫腔压力≥60mmHg);④不协调性子宫收缩过强:强直性子宫收缩,其特点是子宫强烈收缩,失去节律性,宫缩无间歇。子宫痉挛性狭窄环,子宫局部平滑肌呈痉挛性不协调性收缩形成的环状狭窄,持续不放松,称为子宫痉挛性狭窄环。

(3)产程进展:行阴道检查,了解宫颈口的扩张情况、长度、软硬程度、位置及先露部的位置。

(4)胎儿情况:胎心率、羊水性状、胎方位等。

3. 心理-社会状况 评估孕妇的身心状态、自然分娩的信心及对产痛的恐惧。孕产妇及其支持系统对分娩的认识和期望,对难产的了解及知识需求。有无焦虑、抑郁等心理问题及对不同类型产力异常的认识程度。对因产力异常带来的影响而出现的担心予以关心,同时应关注家属情绪及态度。

**【护理措施】**

1. 心理支持 产妇因担忧及精神紧张,使大脑皮质功能紊乱,待产时间长、睡眠减少、疲乏、膀胱充盈、临产后进食不足以及过多地消耗体力,致水及电解质紊乱等,均可导致产力异常,或与之互为因果。

2. 协调性子宫收缩乏力的护理

(1)关心安慰产妇,鼓励进食饮水,排空充盈的膀胱和直肠。宫缩间歇保持活动。

(2)加强子宫收缩:①人工破膜,宫口扩张≥3cm,无头盆不称,胎头已衔接而产程延缓者,可行人工破膜;②缩宫素静脉滴注:适用于协调性子宫收缩乏力、宫口扩张≥3cm、胎心良好、胎位正常、头盆相称者;③热水淋浴、自由体位等。

(3)产妇过度疲劳,地西泮静脉推注:常用剂量为10mg,缓慢静脉推注,与缩宫素联合应用效果更佳。

(4)如经加强宫缩的处理,试产2~4小时产程仍无进展,甚至出现胎儿宫内窘迫征象时,应及时行剖宫产术,作好手术相应准备。

（5）胎儿娩出后，立即给予催产素 20U 肌内注射或静脉滴注，以防因宫缩乏力所致产后出血。

（6）若产程长、破膜时间长及手术产者，给予抗生素预防感染。

3. 不协调性子宫收缩乏力的护理

（1）助产士重视产妇的心理状况，及时给予耐心、细致的解释和支持。

（2）指导产妇宫缩时做深呼吸及放松，稳定其情绪，减轻疼痛。

（3）缓解其不适，通常遵医嘱给予适当镇静剂，确保产妇充分休息。指导产妇休息时行左侧卧位。

（4）适当的活动有助于加强宫缩。

（5）若宫缩仍不协调或伴有胎儿窘迫、头盆不称等，应及时通知医师并做好剖宫产术和抢救新生儿的准备。

4. 协调性子宫收缩过强的护理

（1）有急产史的孕妇，应提前住院待产。经常巡视住院的孕妇，嘱其不要远离病房。

（2）一旦出现产兆，应卧床休息，并做好接生及抢救新生儿的准备。

（3）产妇主诉有便意时，先判断宫口开大及胎先露下降情况，以防分娩在厕所造成意外伤害。

（4）若存在产道梗阻或瘢痕子宫，遵医嘱给予宫缩抑制剂，立即做好剖宫产术术前准备。

（5）产后除观察宫体复旧、会阴伤口、阴道出血、生命体征等情况外，应向产妇进行健康教育及出院指导。

（6）新生儿如出现意外，需协助产妇及家属顺利渡过哀伤期，并为产妇提供出院后的避孕指导。

5. 强直性子宫收缩的护理

（1）提供缓解疼痛、减轻焦虑的支持性措施。鼓励产妇深呼吸，提供背部按摩。

（2）一旦确诊为强直性子宫收缩，应及时遵医嘱给予子宫收缩抑制剂，如 25% 硫酸镁 20ml 加于 5% 葡萄糖 20ml 内缓慢静脉推注（不少于 5 分钟），或肾上腺素 1mg 加于 5% 葡萄糖液 250ml 内静脉滴注。

（3）若合并产道梗阻或使用药物仍不能缓解，应立即做好剖宫产术术前准备。

6. 子宫痉挛性狭窄环的护理

（1）应认真寻找导致子宫痉挛性狭窄环的原因，及时纠正。

（2）停止阴道内操作及停用缩宫药物等。

（3）观察胎儿情况,在确定没有胎儿窘迫征象时,遵医嘱给予镇静剂如哌替啶 100mg 或吗啡 10mg 肌内注射,25% 硫酸镁 20ml 加于 5% 葡萄糖注射液 20ml 内缓慢静注,等待异常宫缩自然消失。

（4）当宫缩恢复正常时,可行阴道助产或等待自然分娩。若经上述处理子宫痉挛性狭窄环不能缓解,宫口未开全,胎先露部较高,或出现胎儿窘迫征象,应立即行剖宫产术。

（5）若胎死宫内,宫口已开全,可在麻醉状态下经阴道分娩,减少产妇痛苦,并以减少母体损伤为原则。

**【健康指导】**

1. 疾病知识指导　加强产前教育,让产妇及家属了解分娩过程,做好妊娠期心理调适,提前做好分娩准备,避免临产后精神紧张影响子宫收缩;帮助孕产妇建立正确的分娩观念,不迷信、不盲从,避免过早入院待产;有急产史的产妇,在预产期前 1~2 周不宜外出远走,以免发生意外,有条件者提前住院待产。

2. 生活方式指导　临产后,指导产妇休息、饮食、排尿及排便,加强入量管理;分娩时,鼓励产妇产程中采取自由体位待产和分娩;鼓励家属陪伴分娩,给予产妇情感和舒适的支持。

3. 延续性护理　患者及家属掌握产后注意事项,指导母乳喂养,促进产后康复。

## 二、产道异常患者的护理

**【疾病定义】**

产道异常包括骨产道异常及软产道异常,临床上以骨产道异常多见,产道异常可使胎儿娩出受阻。骨产道异常又称狭窄骨盆,是指骨盆径线过短或形态异常,致使骨盆腔小于胎先露部可通过的限度,阻碍胎先露部下降,影响产程顺利进展。软产道异常包括阴道、宫颈、子宫及盆底软组织。软产道异常也可导致异常分娩,但相对较少见。软产道异常可由先天发育异常及后天疾病引起。狭窄骨盆分为骨盆入口平面狭窄、中骨盆平面狭窄、骨盆出口平面狭窄、骨盆三个平面狭窄(均小骨盆)、畸形骨盆五大类。

**【临床表现】**

1. 骨盆入口平面狭窄

（1）胎头衔接受阻:一般情况下,初产妇在预产期前 1~2 周胎头已衔接,若骨盆入口狭窄时,即使已经临产胎头仍未入盆,初产妇呈尖腹、经产妇呈悬垂腹,经检查胎头跨耻征阳性。胎位异常的发生率是正常骨盆的 3 倍。

(2) 若已临产,根据骨盆狭窄程度、产力强弱、胎儿大小及胎位情况不同,临床表现不尽相同。①骨盆临界狭窄:若胎位、胎儿大小及产力正常,胎头常以矢状缝衔接,呈后不均倾势,可经阴道分娩。临床表现为潜伏期及活跃早期延长,活跃晚期产程进展顺利。若胎头迟迟不入盆,常出现胎膜早破及脐带脱垂,其发生率为正常骨盆的 4~6 倍。因胎头不能紧贴宫颈内口诱发反射性宫缩,常出现继发性宫缩乏力,致潜伏期延长,宫颈扩张缓慢。②骨盆绝对狭窄:即使产力、胎儿大小及胎位均正常,胎头仍不能入盆,常发生梗阻性难产。③梗阻性难产:产妇出现腹部拒按、排尿困难甚至尿潴留等症状。检查可见产妇下腹压痛、耻骨联合分离、宫颈水肿,甚至出现病理缩复环、肉眼血尿等先兆子宫破裂征象,若未及时处理则可发生子宫破裂。如胎先露部嵌入骨盆入口时间较长,可压迫组织造成血液循环障碍,组织坏死,可形成泌尿生殖道瘘。在强大的宫缩压力下,胎头颅骨重叠,严重时可出现颅骨骨折及颅内出血。

2. 中骨盆平面狭窄

(1) 胎头能正常衔接:潜伏期及活跃早期进展顺利。当胎头下降至中骨盆时,由于内旋转受阻,胎头双顶径被阻于中骨盆狭窄部位之上,常出现持续性枕横位或枕后位,同时出现继发性宫缩乏力,活跃期晚期及第二产程延长甚至第二产程停滞。

(2) 胎头受阻于中骨盆:胎头开始变形,颅骨重叠,胎头因受压致软组织水肿,产瘤较大,严重时可发生颅内出血,胎儿宫内窘迫。若中骨盆狭窄程度严重,宫缩又较强,可发生先兆子宫破裂及子宫破裂。强行阴道助产,可导致严重软产道裂伤及新生儿产伤。

3. 骨盆出口平面狭窄 常与中骨盆平面狭窄同时存在。若单纯骨盆出口平面狭窄则第一产程顺利,胎头达盆底受阻,第二产程停滞,继发性宫缩乏力,胎头双顶径不能通过出口横径。

4. 软产道异常 通过阴道检查,可发现阴道、宫颈、子宫的外观、结构异常。

【辅助检查】

1. B 型超声检查 胎先露部与骨盆关系,测量胎儿双顶径、腹径及股骨长,预测胎儿体重,判断能否通过骨产道。了解阴道、宫颈、子宫的外观、结构和功能有无异常。

2. 利用影像学技术,如 CT 和 MRI 检查可精确测量骨盆腔的大小,但临床未广泛应用,主要通过产科检查评估。检查内容包括:对角径、中骨盆前后径、出口前后径、坐骨结节间径及耻骨弓角度、骶岬是否突出、坐骨切迹宽度、坐骨棘内突程度、骶凹弧度及骶尾关节活动度等。

【评估与观察要点】

1. 健康史　询问产妇有无佝偻病史、脊髓灰质炎、脊柱和髋关节结核及外伤史。若为经产妇,应了解既往有无难产史及新生儿有无产伤或死亡史。

2. 观察要点

(1)一般情况:测量身高,孕妇身高 <145cm 应警惕均小骨盆。观察孕妇体形,步态有无跛足,有无脊柱及髋关节畸形,米氏菱形窝是否对称等。观察腹部形态,尖腹和悬垂腹提示可能有骨盆入口平面狭窄。测量子宫底高度及腹围,四步触诊了解胎先露、胎方位及先露是否衔接。

(2)评估头盆关系:若已临产,胎头仍未入盆,则应充分估计头盆关系。评估方法:孕妇排空膀胱后仰卧,两腿伸直,检查者一手放在耻骨联合上方,另一手将胎头向骨盆方向推压,若胎头低于耻骨联合平面,称胎头跨耻征阴性,提示头盆相称;若胎头与耻骨联合在同一平面,称胎头跨耻征可疑阳性,提示可疑头盆不称;若胎头高于耻骨联合平面,称胎头跨耻征阳性,提示头盆不称(CPD)。对出现跨耻征阳性的孕妇,应让其取两腿屈曲半卧位,再次检查跨耻征,若转为阴性,提示骨盆倾斜度异常,而不是头盆不称。头盆不称提示可能有骨盆相对或绝对性狭窄,但仍需观察产程进展或充分试产,方可做出最后判断。

(3)胎位及产程监测:初产妇临产后胎头仍未衔接或呈臀先露、肩先露等异常胎先露;胎头内旋转受阻,呈持续枕横位、枕后位等;产力和胎位正常而产程进展缓慢时,均提示狭窄骨盆的可能,应及时进行产科检查,明确狭窄骨盆的诊断。

(4)试产的观察:①必须严密观察产力、胎心、宫口扩张和胎先露下降情况;②试产时间不宜过长,一般 2~4 小时,人工破膜后不超过 2 小时;③在试产过程中发现潜伏期及活跃期延长,宫口扩张延缓或停滞,胎头下降延缓或停滞等异常情况,首先应进行阴道检查。

3. 心理 - 社会状况　孕产妇有无焦虑、烦躁、紧张、恐惧等心理问题;社会支持系统是否健全有力;孕产妇及家人对产道异常知识的了解与需求。

【护理措施】

1. 心理支持　主动与孕产妇及家属交流,提供心理支持和帮助,减轻紧张焦虑,使产妇及家属对病情有一个正确的认识,积极配合。鼓励多休息及补充营养与水分,必要时补液、补充电解质、维生素 C,以保持良好的产力。

2. 各类骨盆狭窄的处理原则

(1)骨盆入口平面狭窄:①骨盆入口前后径≤8.0cm,对角径≤9.5cm,胎头跨耻征阳性者,足月活胎不能入盆,不能经阴道分娩,应行剖宫产术结束分娩。②骨盆入口前后径 8.5~9.5cm,对角径≤10.0~11cm,胎头跨耻征可疑阳性,足月体重 <3000g,产力、胎位及胎心均正常时,应在严密监护下进行阴道试产,试产时间以 2~4 小时为宜。③试产 2~4 小时,胎头仍迟迟不能入盆,宫口扩张缓慢,或出现胎儿窘迫征象,应及时行剖宫产术结束分娩。

(2)中骨盆平面狭窄:①若宫口开全,胎头双顶径达坐骨棘水平或更低,可经阴道徒手旋转胎头为枕前位,待其自然分娩,或行产钳或胎头吸引术助产。②若胎头双顶径未达坐骨棘水平,或出现胎儿窘迫征象,应行剖宫产术结束分娩。

(3)骨盆出口平面狭窄:①临床上常用坐骨结节间径与后矢状径之和估计出口大小。若两者之和≤15cm,足月胎儿不宜经阴道分娩,应行剖宫产术结束分娩;②若两者之和 >15cm,多数可经阴道分娩,有时需行产钳或胎头吸引术助产,应做较大的会阴后 - 侧切开,以免会阴严重撕裂。

3. 软产道异常的分娩处理

(1)阴道异常:①阴道横隔:影响胎先露部下降,当横隔被撑薄,此时可在直视下自小孔处将横隔做 X 形切开。待分娩结束再切除剩余的隔,用可吸收线间断或连续锁边缝合残端。若横隔高且坚厚,阻碍胎先露部下降,则需行剖宫产结束分娩。②阴道纵隔:若伴有双子宫、双宫颈,位于一侧子宫内的胎儿下降,通过该侧阴道分娩时,纵隔被推向对侧,分娩多无障碍。若阴道纵隔发生于单宫颈时,有时纵隔位于胎先露部的前方,胎先露部继续下降,若纵隔薄可自行断裂,分娩无阻碍。若纵隔厚且阻碍胎先露部下降时,必须在纵隔中间剪断,待分娩结束后再剪除多余的隔,可用可吸收线间断或连续锁边缝合残端。③阴道包块:阴道壁囊肿较大时,阻碍胎先露部下降,此时可行囊肿穿刺抽出其内容物,待产后再选择时机进行处理;阴道内肿瘤阻碍胎先露部下降而又不能经阴道切除者,应行剖宫产术,原有病变待产后再行处理;阴道尖锐湿疣并不少见,较大或范围较广的尖锐湿疣可阻塞产道,阴道分娩可能造成严重的阴道撕裂,以行剖宫产术为宜。

(2)宫颈异常:①宫颈粘连和瘢痕:可因损伤性刮宫、感染、手术和物理治疗所致。宫颈粘连和瘢痕易致宫颈性难产。轻度的宫颈粘连可试行粘连分离、机械性扩展或宫颈放射状切开,严重的宫颈粘连和瘢痕应行剖宫产术。

②宫颈坚韧:常见于高龄初产妇,宫颈成熟不良,缺乏弹性或精神过度紧张使宫颈挛缩,宫颈不易扩张。此时可静脉推注地西泮 10mg,也可于宫颈两侧各注入 0.5% 利多卡因 5~10ml,若不见缓解,应行剖宫产术。③宫颈水肿:多见于扁平骨盆、持续性枕后位或滞产,宫口未开全时过早使用腹压,致使宫颈前唇长时间被压于胎头与耻骨联合之间,血液回流受阻引起水肿,影响宫颈扩张。轻者可抬高产妇臀部,减轻胎头对宫颈的压力,也可于宫颈内侧各注入 0.5% 利多卡因 5~10ml 或地西泮 10mg 静脉推注,待宫口近开全,用手将水肿的宫颈前唇上推,使其逐渐越过胎头,即可经阴道分娩。若经上述处理无明显效果,可行剖宫产术。④子宫颈癌:癌肿质硬而脆,经阴道分娩易致宫颈裂伤、出血及癌肿扩散,应行剖宫产术。若为早期浸润癌,可先行剖宫产术,随即行子宫颈癌根治术。

(3)子宫异常:①子宫畸形:包括中隔子宫、双子宫、双角子宫等,子宫畸形时难产率明显增加;胎位和胎盘位置异常的发生率增加;易出现子宫收缩乏力、产程异常、宫颈扩张慢和子宫破裂。子宫畸形合并妊娠者,临产后应严密观察,适当放宽手术产指征。②瘢痕子宫:包括曾经行剖宫产术、穿过子宫内膜的肌瘤剔除术、输卵管间质部及宫角切除术、子宫成形术的孕妇,瘢痕子宫再孕分娩时子宫破裂的风险增加。

4. 产程观察及助产措施　决定经阴道分娩者,临产后密切观察子宫收缩、产程进展和胎心变化。胎心异常者,指导产妇左侧卧位、吸氧,协助阴道助产或剖宫产尽快结束分娩。

(1)分娩方式选择:有明显头盆不称、不能从阴道分娩者,按医嘱做好剖宫产的术前准备与术中、术后护理。若宫口已开全,胎头双顶径达坐骨棘水平或更低,可用胎头吸引、产钳等阴道助产,并做好抢救新生儿准备。若胎头未达坐骨棘水平或出现胎儿窘迫征象,做好剖宫产术前准备。

(2)试产:试产过程中应有专人守护。为保证产妇良好的体力,应协助进食、饮水、排尿、休息,必要时遵医嘱补充水、电解质。

(3)产程观察:严密观察产程进展情况,监测宫缩及胎心率变化、先露下降、宫口开大、胎膜破裂后羊水变化,发现异常及时通知医师及早处理,预防子宫破裂。

(4)新生儿即时处理:做好预防肩难产及新生儿窒息复苏抢救准备,及时复苏,降低新生儿窒息率。新生儿胎头长时间压迫及手术助产的新生儿按产伤处理,严密观察颅内出血或其他损伤症状。

(5)预防产后出血及感染:及时遵医嘱使用宫缩剂、抗生素,保持外阴清洁,胎先露长时间压迫致软产道及邻近器官损伤,出现尿潴留或血尿者,放置导尿管,保证通畅,定期更换,防止生殖道瘘和感染。

【健康指导】

1. 疾病知识指导　讲解产前检查的意义,发现骨盆狭窄,及早进行产前指导,让孕妇及家属了解产道异常对母儿的影响及处理措施,鼓励提前住院待产。针对产道异常的种类,进行个性化的评估和指导,解答产妇及家属提出的疑问,并制订分娩计划,避免因盲目待产而延迟处理,增加分娩风险,影响母儿健康。讲解产道异常分娩后的注意事项,教会产后子宫复旧及阴道流血量的自我观察,发现问题及时报告医护人员处理。

2. 生活方式指导　讲解孕期咨询和营养指导的意义,做好孕期营养咨询与指导,控制胎儿体重在正常范围。指导产妇及家属注意产褥期卫生,禁止盆浴及性生活。指导其掌握母乳喂养知识和技能。

3. 延续性护理　产后42天回医院复查。对助产术后发生窒息的新生儿,指导产妇及家属出院后注意新生儿精神状态及发育情况,警惕智力障碍、脑瘫等远期并发症,定期随访。

## 三、胎位异常患者的护理

【疾病定义】

胎位异常,包括胎头位异常、臀先露及肩先露,是造成难产常见的因素。以头为先露的难产又称头位难产。包括持续性枕后位、持续性枕横位、胎头高直位、前不均倾位、面先露、臀先露、肩先露和复合先露。

【临床表现】

1. 持续性枕后位、枕横位　①协调性子宫收缩乏力及宫口扩张缓慢,致活跃晚期及第二产程延长;②胎儿枕骨持续位于母体骨盆后方,直接压迫直肠,产妇自觉肛门坠胀及排便感,致子宫颈口尚未开全时,过早用力使用腹压,发生宫颈前唇水肿和产妇疲劳,影响产程进展;③胎头水肿,在阴道口已见到胎发,多次宫缩时屏气用力却不见胎头继续下降,长时间压迫造成胎头水肿。

2. 胎头高直位　①由于临产后胎头未俯屈,入盆困难,活跃期早期宫口扩张延缓或停滞;②一旦胎头入盆后,产程进展顺利;③若胎头不能衔接,表现活跃期停滞;④即使宫口开全,由于胎头高浮也易发生滞产、先兆子宫破裂或子宫破裂。

3. 前不均倾位　①胎头后顶骨不能入盆,使胎头下降停滞,产程延长。

②前顶骨与耻骨联合之间的膀胱受压,产妇过早出现尿潴留。

4. 面先露　①潜伏期延长、活跃期延长或停滞,胎头迟迟不能入盆。②颏前位时,因胎儿颜面部不能紧贴子宫下段及宫颈内口,常引起宫缩乏力,致使产程延长;颜面部骨质不能变形,容易发生会阴裂伤。颏后位时,导致梗阻性难产,若不及时处理,造成子宫破裂,危及产妇生命。③由于胎头受压过久,可引起颅内出血、胎儿窘迫、新生儿窒息。胎儿面部受压变形,颜面皮肤青紫、肿胀,尤以口唇部最为显著,影响新生儿吸吮,严重时可发生会厌水肿影响吞咽及呼吸。

5. 臀先露　①临产后因胎臀不能紧贴子宫下段及宫颈内口,常导致宫缩乏力,宫口扩张缓慢,致使产程延长和产后出血;②胎臀形状不规则,对前羊膜囊压力不均匀,易致胎膜早破;③臀先露时发生脐带脱垂是头先露的 10 倍,脐带受压可致胎儿窘迫甚至死亡。

6 肩先露　①不能紧贴子宫下段及宫颈内口,缺乏直接刺激,容易发生宫缩乏力;②胎肩对宫颈压力不均,容易发生胎膜早破;③破膜后羊水迅速外流,胎儿上肢或脐带容易脱出,导致胎儿窘迫甚至死亡;④易形成病理缩复环,为子宫破裂的先兆,若不及时处理,将发生子宫破裂;⑤忽略性肩先露时,妊娠足月无论活胎或死胎均无法经阴道娩出,增加产妇手术产及术中术后出血、感染等概率。

7. 复合先露　①仅胎手露于胎头旁,或胎足露于胎臀旁者,多能顺利经阴道分娩;②只有在破膜后,上臂完全脱出则能阻碍分娩;③下肢和胎头同时入盆,直伸的下肢也能阻碍胎头下降,若不及时处理可致梗阻性难产,威胁母儿生命;④胎儿可因脐带脱垂死亡,也可因产程延长、缺氧造成胎儿窘迫,甚至死亡等。

【辅助检查】

B 型超声检查　①根据胎头眼眶及枕部位置,确定胎头位置;②高直前位时可在母体腹壁正中探及胎儿脊柱;高直后位时在耻骨联合上方探及眼眶反射;高直位前(后)位时,胎头双顶径与骨盆入口横径一致;③可判断臀先露类型以及胎儿大小、胎头姿势、胎儿畸形等;④通过胎头、脊柱、胎心等检测,能准确诊断肩先露,并能确定胎位。

【评估与观察要点】

1. 健康史　了解产妇产前检查资料,如身高、骨盆各径线大小、胎方位、胎儿大小,询问孕产史及既往史,了解有无分娩巨大儿、畸形儿等家族史等。

2. 观察要点

（1）生理状况：观察孕产妇生命体征、身高、体重、腹型及营养、发育状况，饮食、睡眠、排泄情况，有无过早屏气用力，有无疲劳、肠胀气、尿潴留、脱水、酸中毒和低钾血症等。

（2）产科检查：腹部检查，判断胎背偏向母体的方向；阴道检查，了解先露部、盆腔充盈度（枕后位时盆腔后部空虚）、胎头矢状缝与骨盆的关系；当出现胎头水肿、颅骨重叠、囟门触不清时，借助胎儿耳廓、耳屏位置及方向判定胎位。

（3）胎儿情况：监测胎心、羊水性状、胎方位、胎头颅骨重叠程度、产瘤大小等情况。

（4）产程进展：观察宫缩强弱、宫颈扩张及先露下降程度；绘制产程图，及时发现产程曲线异常。

3. 心理 - 社会状况　孕产妇有无焦虑、烦躁、紧张、恐惧等心理问题；社会支持系统是否健全有力；孕产妇及家人对胎位异常知识的了解与需求。

【护理措施】

1. 心理支持　安慰与鼓励产妇，减轻紧张焦虑情绪。鼓励多休息及补充营养与水分，必要时补液、补充电解质、维生素 C，以保持良好的产力。

2. 产程观察　严密观察产程，决定经阴道分娩者，临产后密切观察子宫收缩、产程进展和胎心变化。胎心异常者，指导产妇左侧卧位、吸氧，协助阴道助产或剖宫产尽快结束分娩。

3. 胎位异常的处理原则

（1）持续性枕后（横）位引起活跃期早期延缓或停滞，但均可试产。

（2）持续性颏横位、高直后位及肩先露应行剖宫产术。

（3）臀先露应根据骨盆类型、胎儿大小、臀先露种类等，于临产初期做出正确判断，决定分娩方式。

4. 持续性枕后（横）位的助产措施

（1）第一产程的处理：①潜伏期：应保证产妇充分的营养与休息，若情绪紧张、睡眠不好可给予哌替啶或地西泮。让产妇向胎儿肢体方向侧卧，以利胎头枕部转向前方。若宫缩欠佳，应尽早使用缩宫素。②活跃期：宫口开大3~4cm 产程停滞，除外头盆不称可行人工破膜，使胎头下降，压迫宫颈，增强宫缩，推动胎头内旋转。若产力欠佳，静脉滴注缩宫素。若宫口开大 >1cm/h，伴胎先露部下降，多能经阴道分娩。在试产过程中，出现胎儿窘迫征象，应行剖宫产术。若经过上述处理效果不佳，宫口开大 <1cm/h 或无进展时，也应行剖

宫产术。宫口开全之前,嘱产妇勿过早屏气用力,以免引起宫颈前唇水肿,影响产程进展。

（2）第二产程的处理:①初产妇宫口开全已近 2 小时,经产妇已近 1 小时,应行阴道检查。②当胎头双顶径已达坐骨棘平面或更低时,可先行徒手将胎头枕部转向母体骨盆前方,使矢状缝与骨盆出口前后径一致,或自然分娩,或阴道助产(低位产钳术和胎头吸引术)。若转为枕前位有困难时,也可向后转为正枕后位,再以产钳助产。③若以枕后位娩出时,需作较大的会阴后 - 侧切开,以免造成会阴裂伤。④若胎头位置较高,疑有头盆不称,应行剖宫产术。

（3）第三产程的处理:①胎盘娩出后应立即静脉注射或肌内注射子宫收缩剂,以防发生产后出血;②应做好新生儿复苏抢救准备;③软产道裂伤者,应及时修补,并给予抗生素预防感染。

5. 胎头高直位的助产措施

（1）高直前位时:①如骨盆正常、胎儿不大、产力强,应给予阴道试产机会;②加强宫缩促使胎头俯屈,胎头转为枕前位可经阴道分娩或阴道助产;③若试产失败,再行剖宫产术结束分娩。

（2）高直后位:一经确诊,应行剖宫产术。

6. 前不均倾位的助产措施

（1）临产后在产程早期,产妇应取坐位或半卧位,以减小骨盆倾斜度,尽量避免胎头以前不均倾位衔接。

（2）一旦确诊为前不均倾位,除个别胎儿小、宫缩强、骨盆宽大给予短时间试产外,均应尽快行剖宫产术。

7. 面先露的助产措施

（1）面先露均在临产后发生。如出现产程延长及停滞时,应及时行阴道检查。

（2）颏前位时,若无头盆不称,产力良好,有可能经阴道自然分娩。

（3）若出现继发性宫缩乏力,第二产程延长,可用产钳助娩,但会阴侧切开要足够大。

（4）若有头盆不称或出现胎儿窘迫征象,应行剖宫产术。

（5）持续性颏后位时,难以经阴道分娩,应行剖宫产术结束分娩。

（6）颏横位若能转成颏前位,可以经阴道分娩,持续性颏横位常出现产程延长和停滞,应行剖宫产术。

8. 臀先露的助产措施

（1）分娩方式的选择：①应根据产妇年龄、胎产次、骨盆类型、胎儿大小、胎儿是否存活、臀先露类型以及有无合并症，于临产初期做出正确判断，决定分娩方式；②狭窄骨盆、软产道异常、胎儿体重 >3500g、胎儿窘迫、妊娠合并症、高龄初产、B 型超声检查见胎头过度仰伸、有脐带先露或膝先露、有难产史、不完全臀先露、瘢痕子宫等，均应行剖宫产术；③孕龄≥36 周；单臀先露；胎儿体重为 2500~3500g；无胎头仰伸；骨盆大小正常；无其他剖宫产指征，均可选择阴道分娩。

（2）第一产程的处理：①产妇应侧卧休息，不宜站立走动，给予足够的水分和营养以保持较好的体力。②少做阴道检查，不灌肠，尽量避免胎膜早破。③一旦破膜，应立即听胎心，若有胎心异常，应行阴道检查，了解有无脐带脱垂。若有脐带脱垂，胎心尚好，宫口未开全，为抢救胎儿，需立即行剖宫产术。若无脐带脱垂，可严密观察胎心及产程进展。④当宫口开大 4~5cm 时，胎足即可经宫口脱出至阴道，消毒外阴后，使用"堵"外阴方法，促使宫颈和阴道充分扩张。⑤在"堵"的过程中，应每隔 10~15 分钟听胎心一次，并注意宫口是否开全，宫口已开全再堵易引起胎儿窘迫或子宫破裂。⑥宫口近开全时，要做好接产和抢救新生儿窒息的准备。

（3）第二产程的处理：①接产前应导尿。②初产妇作会阴后 - 侧切开术。③自然分娩：经产妇、胎儿小、宫缩强、骨盆宽大者，胎儿自然娩出。④臀位助产：当胎臀自然娩出至脐部后，胎肩及后出胎头由接产者协助娩出。脐部娩出后，一般应在 2~3 分钟娩出胎头，最长不能超过 8 分钟。后娩出胎头，有主张用单叶产钳，效果佳。⑤臀牵引术：胎儿全部由接产者牵拉娩出，此种手术对胎儿损伤大，一般情况下禁止使用。

（4）第三产程的处理：①产程延长易并发子宫收缩乏力性出血，应注意观察；②胎盘娩出后，应肌内注射缩宫素或给予前列腺素制剂，防止产后出血；③行手术操作及有软产道损伤者，应及时检查并缝合，给予抗生素预防感染。

9. 肩先露分娩期的助产措施

（1）应根据胎产次、胎儿大小、胎儿是否存活、宫口扩张程度、胎膜是否破裂、有无并发症等，综合判断决定分娩方式。

（2）足月活胎，伴有产科指征（如狭窄骨盆、前置胎盘、有难产史等），应于临产前行择期剖宫产术。

（3）初产妇、足月活胎，临产后应行剖宫产术。

（4）经产妇、足月活胎，首选剖宫产术。若宫口开大 5cm 以上，破膜已破，羊水未流尽,可在硬膜外麻醉或全麻下行内转胎位术,转成臀先露,待宫口开全助产分娩。

(5)双胎妊娠足月活胎,第二胎为肩先露,可行内转胎位术。

(6)出现先兆子宫破裂或子宫破裂征象,无论胎儿死活,均应立即行剖宫产术。

(7)胎儿已死,无先兆子宫破裂征象,若宫口近开全,在全麻下行断头术或碎胎术。术后应常规检查子宫下段、宫颈及阴道有无裂伤。若有裂伤应及时缝合。注意防治产后出血,给予抗生素预防感染。

10. 复合先露的助产措施

(1)发现复合先露,首先应排除头盆不称。

(2)确认无头盆不称,让产妇向脱出肢体的对侧侧卧,肢体常可自然缩回。

(3)脱出肢体与胎头已入盆,待宫口近开全或开全后上推肢体,将其回纳,然后经腹部下压胎头,使胎头下降,以产钳助娩。

(4)若有明显头盆不称或伴有胎儿窘迫征象,应尽早行剖宫产术。

11. 新生儿即时处理 做好新生儿窒息复苏抢救准备,及时复苏,降低新生儿窒息率。胎位异常分娩的新生儿属高危新生儿,应加强观察,加强护理并指导喂养。

12. 产褥期护理 积极预防产后出血及感染。

【健康指导】

1. 疾病知识指导 讲解产前检查的意义,发现胎位异常,及早进行产前指导,让孕妇及家属了解胎位异常对母儿的影响及处理措施,鼓励提前住院待产。针对胎位异常的种类,进行个性化的评估和指导,解答产妇及家属提出的疑问,并制订分娩计划,避免因准备不充分而延迟处理,增加分娩风险,影响母儿健康。

2. 生活方式指导 讲解孕期咨询和营养指导的意义,做好孕期营养咨询与指导,控制胎儿体重在正常范围。讲解胎位异常分娩后的注意事项,教会产后子宫复旧及阴道流血量的自我观察,发现问题及时报告医护人员处理。指导产妇注意产褥期卫生,禁止盆浴及性生活,指导母乳喂养。

3. 延续性护理 产后42天产科复查。对出生时发生窒息的新生儿,指导产妇及家属出院后注意新生儿精神状态及发育情况,警惕智力障碍、脑瘫等远期并发症,定期随访。

(熊永芳)

# 第九节　分娩期并发症护理

## 一、先兆子宫破裂患者的护理

### 【疾病定义】

子宫破裂是指在妊娠晚期或分娩期子宫体部或子宫下段发生裂开,是直接危及产妇及胎儿生命的严重并发症。子宫破裂大多数发生在分娩过程中,也可发生在妊娠晚期尚未临产时,通常是渐进发展的过程,多数由先兆子宫破裂进展为子宫破裂。常见于产程长、有梗阻性难产因素的产妇。

### 【临床表现】

先兆子宫破裂的四大主要临床表现是子宫形成病理性缩复环、下腹部压痛、胎心率改变及血尿出现。

1. 子宫呈强直性或痉挛性过强收缩,产妇烦躁不安,呼吸、心率加快,下腹剧痛难忍,出现少量阴道流血。

2. 因胎先露下降受阻,子宫收缩过强,子宫体部肌纤维增厚变短,子宫下段肌肉变薄拉长,在两者间形成环状凹陷,称为病理缩复环。可见该环逐渐上升达脐平或脐上,压痛明显。产妇腹部可触摸到子宫凹陷(图 2-1)。

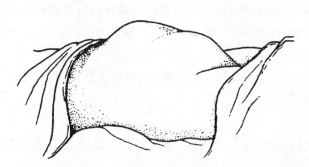

图 2-1　先兆子宫破裂时子宫外观

3. 膀胱受压充血,出现排尿困难及血尿。

4. 因宫缩过强、过频,胎儿触不清,胎心率加快或减慢或听不清。

### 【辅助检查】

1. 腹部检查　可以发现子宫破裂不同阶段相应的临床症状和体征。

2. 实验室检查　血常规检查可见血红蛋白值下降,白细胞计数增加。尿常规检查可见有红细胞或肉眼血尿。

3. 腹腔穿刺　可证实腹腔内出血。

4. B 型超声检查　适用于可疑子宫破裂,可协助发现破裂部位及胎儿与子宫的关系。

【评估与观察要点】

1. 健康史　询问与子宫破裂相关的既往史与现病史,如是否有子宫瘢痕、剖宫产史;此次妊娠胎位是否不正或头盆不称;是否有滥用缩宫素史;是否有阴道助产手术操作史等。

2. 产程监测　评估产妇宫缩强度、间歇时间长短,腹部疼痛程度、性质。产妇有无排尿困难、血尿,有无出现病理缩复环,观察产妇的精神状态有无烦躁不安、疼痛难忍、恐惧、焦虑等,警惕是否发生先兆子宫破裂。

3. 胎儿监测　了解胎心及胎动情况,了解有无胎儿宫内窘迫表现。

【护理措施】

1. 加强产前检查,有瘢痕子宫、产道异常等高危因素者,应提前住院待产。

2. 严格掌握缩宫素、前列腺素等子宫收缩剂的使用指征和方法。应用缩宫素引产时,应有专人守护或监护,按规定稀释为小剂量静脉缓慢滴注并严密观察子宫收缩情况,严防子宫收缩过强。

3. 严密观察产程进展,注意胎儿心率的变化,警惕并尽早发现先兆子宫破裂征象并及时处理。

4. 待产时出现宫缩过强及下腹部压痛或腹部出现病理性缩复环时,应立即报告医师并停止使用缩宫素引产及一切操作,同时监测产妇的生命体征,按医嘱给予抑制宫缩、吸氧并做好剖宫产的术前准备。

5. 心理护理　耐心倾听孕妇主诉,讲解有关知识,并且提供生活照顾,建立良好的护患关系。

【健康指导】

1. 卧床休息时尽量左侧卧位,减少子宫对腹腔血管的压迫,减少胎儿缺血缺氧的发生。

2. 注意个人卫生,产前和产后都要保持会阴部清洁与干燥,勤换卫生巾和内裤,保持清洁避免感染。

3. 孕妇应学会数胎动,早、中、晚固定时间各计数 1 次,每次 1 小时。正常胎动 12 小时不少于 30 次,过频或低于 20 次都为异常,应做进一步检查。

4. 向产妇及家属解释子宫破裂的治疗计划及对再次妊娠的影响。

5. 为产妇及其家属提供舒适环境,给予生活上的护理和更多的陪伴,以更好地恢复体力。

## 二、产后出血患者的护理

**【疾病定义】**

产后出血是指胎儿娩出后 24 小时内失血量超过 500ml, 剖宫产时超过 1000ml, 是分娩期的严重并发症, 居我国产妇死亡原因首位。

**【临床表现】**

1. 阴道流血　胎儿娩出后立即发生阴道流血, 如血色鲜红, 应考虑软产道裂伤。胎儿娩出后数分钟出现阴道流血, 色暗红, 应考虑胎盘因素。胎盘娩出后阴道流血较多, 应考虑子宫收缩乏力或胎盘、胎膜残留。胎儿娩出后阴道持续流血, 且血液不凝, 应考虑凝血功能障碍。产妇失血表现明显, 伴阴道疼痛而阴道流血不多, 应考虑隐匿性软产道损伤, 如阴道血肿。

剖宫产时主要表现为胎儿、胎盘娩出后胎盘剥离面的广泛出血, 宫腔不断被血充满或切口裂伤处持续出血。

2. 低血压症状　如产妇出现头晕、面色苍白、烦躁、皮肤湿冷、脉搏细数、脉压缩小时, 提示产妇已处于休克早期。

**【辅助检查】**

估测失血量

1. 称重法　失血量(ml)=[胎儿娩出后接血敷料湿重(g)-接血前敷料干重(g)]/1.05(血液比重 g/ml)。

2. 容积法　用产后容器收集血液后, 放入量杯测量失血量。

3. 面积法　可按接血纱布血湿面积粗略估计失血量。

4. 休克指数计算方法　为脉率/收缩压(mmHg)的比值, 正常值为 0.5。休克指数 1.0 时为轻度休克, 1.0~1.5 时, 失血量为全身血容量的 20%~30%, 1.5~2.0 时, 为 30%~50%, 若 2.0 以上, 为失血 50% 以上, 为重度休克。

**【评估与观察要点】**

1. 健康史　询问在孕前是否患有出血性疾病、重症肝炎、子宫肌壁损伤史; 多次人工流产史及产后出血史; 妊娠期高血压疾病、前置胎盘、胎膜早剥、多胎妊娠、羊水过多; 分娩期产妇精神过度紧张, 过多地使用镇静剂、麻醉剂; 产程过长, 产妇衰竭等。

2. 出血量估计　用称重法、容积法来评估产后出血量, 监测血常规、血小板计数、凝血酶原时间、D-二聚体等来判断出血所导致症状和体征的严重程度。

3. 监测生命体征　准确记录出入量及出血量, 注意观察尿色、尿量、关注血电解质、肌酐、尿酸等指标,发现异常及时向医生汇报。

4. 观察产妇是否出现产后出血症状,如产妇面色苍白、出冷汗,主诉口渴、心慌、头晕,寒战;同时应注意观察患者意识、精神状况:如表情淡漠,呼吸急促甚至烦躁不安,很快进入昏迷状态,应及时处理。

5. 产房内观察　分娩后在产房内 2 小时观察母婴情况。密切观察产妇的子宫收缩,阴道出血及会阴伤口情况;督促产妇及时排空膀胱,以免影响宫缩致产后出血。

6. 心理护理　休克时患者心理脆弱,容易感到恐惧和出现濒死感,应在抢救时注意与患者进行语言沟通,稳定患者情绪。

【护理措施】

1. 产前预防

(1) 注意孕期营养,控制体重,尽量选择自然分娩,及早发现产后出血的高危因素,积极治疗血液系统疾病或妊娠并发症。

(2) 加强孕期保健,定期接受产前检查;对于高危妊娠者,提早入院。

2. 预防产后出血

(1) 分娩期:第一产程密切观察进展,防止产程延长,必要时给予镇静剂以保证产妇休息;第二产程严格执行无菌技术,指导产妇正确使用腹压,胎肩娩出后立即肌注或静脉滴注缩宫素,以加强子宫收缩,减少出血;第三产程正确处理胎盘娩出及测量出血量。

(2) 产褥期:产后 2 小时产妇仍需留在产房接受监护;督促产妇及时排空膀胱,以免影响宫缩致产后出血;早期哺乳。

3. 针对原因止血,纠正失血性休克,控制感染　患者取头低位,立即予以吸氧,开通两路静脉通路,遵医嘱给予宫缩剂,止血,补液,输血对症抗感染治疗,同时查找出血原因,解除病因治疗是抢救产后出血的关键。

(1) 产后子宫收缩乏力所致大出血:可以通过使用宫缩剂、按摩子宫(图 2-2)、宫腔内填塞纱布条(图 2-3)或结扎子宫血管等方法达到止血的目的。

(2) 胎盘因素所致的大出血:及时将胎盘取出,检查胎盘、胎膜是否完整,必要时做好刮宫准备。

(3) 软产道损伤造成的大出血:按解剖层次逐层缝合裂伤处直至彻底止血。

(4) 凝血功能障碍所致出血:排除上述原因引起的出血后,尽快输新鲜全血,补充血小板、纤维蛋白原、凝血因子。

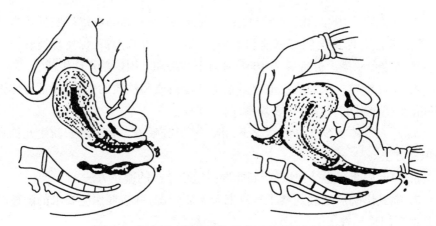

图 2-2　腹部子宫按摩法与腹部 - 阴道子宫按摩法

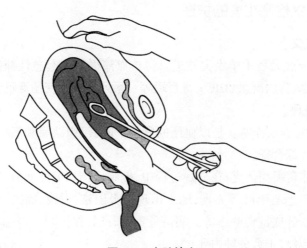

图 2-3　宫腔填塞

4. 心理护理　主动给予产妇关爱与关心,使其增加安全感,教会产妇一些放松的方法、鼓励其说出内心的感受,给予保暖,增加舒适感。针对其具体情况,有效地纠正贫血,增加体力,逐步增加活动量,以促进身体的康复。

【健康指导】

1. 加强健康教育,孕妇定期做好产前检查,妊娠期中积极预防和治疗妊娠合并症和并发症,孕期如有贫血应积极治疗和纠正,减少产后出血的因素;分娩过程中,产妇积极配合医务人员,争取顺利分娩。

2. 产妇产后要及时排空膀胱,适量饮水,分娩后 6 小时内要解小便,以免膀胱过度充盈影响宫缩致产后出血。

3. 注意个人卫生,由于产妇大量失血、产妇疲劳等都可致产妇抵抗力下降,产后要注意保持会阴部清洁和干燥,勤换卫生巾和内裤,保持环境、卧具、衣物清洁避免感染。分娩后 7~10 天内禁止盆浴和 6 周内禁止性生活。

4. 饮食指导 产妇饮食中应多吃富含蛋白质和铁质的食物,保证身体恢复和泌乳需要;同时,饮食也要均衡,防止便秘。

5. 产妇身体状况允许的情况下,指导其母乳喂养。教会产妇新生儿护理知识和方法。

6. 向产妇介绍避孕知识,产妇能选择适合自己的避孕方法。

7. 嘱其出院后继续观察子宫复旧及恶露情况,并按照医生要求的随诊时间到产后门诊复查。

## 三、羊水栓塞患者的护理

【疾病定义】

是指在分娩过程中羊水突然进入母体血液循环引起急性肺栓塞、过敏性休克、弥散性血管内凝血(DIC)、肾衰竭等一系列病理改变的严重分娩并发症。

【临床表现】

1. 典型的羊水栓塞 是以血压的骤然下降、组织缺氧和消耗性凝血疾病为特征的急性综合征。

(1)心肺衰竭和休克:在分娩过程中,破膜后产妇突然寒战,出现呛咳、气急、烦躁不安、恶心呕吐等表现,随之出现呼吸困难、发绀、抽搐、昏迷、血压骤降,心率加快,肺底部湿啰音等。病情危重者,产妇仅惊叫一声、抽搐或打哈欠后呼吸心跳骤停,于数分钟内死亡。

(2)出血:患者渡过心肺衰竭和休克之后,进入凝血功能障碍阶段,表现为以子宫出血为主的全身出血倾向,缝合伤口时伤口创面渗血、针眼出血、血尿、全身皮肤黏膜出血、甚至消化道出血等。

(3)急性肾衰竭:发生羊水栓塞时,肾脏是最常受到损害的器官。因为循环衰竭引起肾脏缺血及 DIC 前期形成的血栓堵塞肾脏内小血管,引起缺血、缺氧,最终导致肾脏器质性损害。

2. 不典型的羊水栓塞 病情发展缓慢,症状隐匿。缺乏急性呼吸循环系统症状或症状表现较轻,部分患者表现为羊膜破裂时呛咳,之后缓解,还有些表现为分娩或剖宫产时出现寒战,几小时后出现大量阴道出血,流出的血液无血凝块、休克、肾衰竭的症状。

【辅助检查】

1. 化验检查　血常规、与 DIC 有关的凝血功能检查,是否存在凝血功能障碍。

2. 心电图和心脏彩色超声检查　右心房、右心室扩大,而左心室缩小,ST 段下降。

3. 血涂片　查找到血液中有羊水有形成分。

4. X 线胸部摄片　双肺弥散性点片状浸润影,沿肺门周围分布,右心扩大。

【评估与观察要点】

1. 评估健康史,有无羊水栓塞的高危因素,如子宫收缩过强、急产、胎膜早破、前置胎盘、胎盘早剥、子宫不完全破裂、剖宫产等。

2. 观察要点

(1) 在分娩、剖宫产过程中出现不明原因的血压骤然下降或心搏骤停;呼吸困难、发绀或呼吸停止;凝血机制障碍或无法解释的严重出血,应考虑到羊水栓塞。

(2) 产妇破水时,除立即听胎心外,应注意产妇的表现和主诉,如呛咳、胸闷或呼吸困难。

(3) 分娩后,观察产妇阴道出血情况,积极预防产后出血。阴道大量出血时,观察出血量、血液是否能够凝结等。

(4) 观察产妇生命体征:在整个待产、分娩、产后观察过程中,按时监测产妇生命体征,观察有无血压骤然下降等情况,询问和观察产妇是否有不适和异常情况。

(5) 确诊羊水栓塞后应积极进行抢救。

【护理措施】

1. 发生在分娩前

(1) 严密观察产程,尤其是使用药物引产时,观察是否有强直宫缩或宫缩过频现象,出现宫缩有上述异常,应通知医生给予处理。

(2) 有指征需要人工破膜时,应注意在宫缩间歇时破膜,避免宫缩压力过大将羊水挤压到母体血液循环中,造成羊水栓塞。

(3) 一旦确诊,应立即吸氧、开放 2~3 条静脉通路,遵医嘱给予升压药、抗过敏药、止血药等,补充凝血物质。专人看护静脉通路,根据药物种类和病情,掌握给药速度,并保证静脉管路通畅。治疗原则为抗过敏、纠正呼吸循环功能、改善低氧血症、抗休克、防止 DIC 和肾衰竭。

（4）给予产妇心电监护,监测血压、脉搏、血氧饱和度变化;给予胎心监护,严密监测胎儿宫内情况。

（5）病情稳定后,协助医生结束妊娠。并做好新生儿复苏的人员和物品准备。

2. 发生在分娩后

（1）立即面罩给氧或通知麻醉师气管插管下正压给氧,保证供氧,改善肺泡毛细血管缺氧状态,预防和减轻肺水肿,改善身体重要脏器的缺氧状况。

（2）严密观察阴道出血情况,准确估计出血量,认真、客观、详细地记录。

（3）产后预防感染:由于抢救产妇操作较多,产后遵医嘱给予抗生素预防感染,同时监测产妇体温和血常规结果。

**【健康教育】**

1. 做好孕期保健　教育孕妇怀孕后定期做好产前检查的重要性。通过检查可以及时发现异常,筛查出高危妊娠患者,做到早诊断、早治疗。高危孕妇遵医嘱治疗和服药,争取在分娩之前能够治愈或控制病情发展或病情稳定,保证分娩安全。

2. 孕期时,孕妇根据自己的需求,参与孕妇学校健康课,了解妊娠和分娩相关知识,预防妊娠并发症和合并症。积极治疗生殖道感染、纠正胎位异常、营养不良等,避免妊娠晚期性生活等容易造成胎膜早破的病因,减少胎膜早破的发生。

3. 分娩时,如胎膜破裂,产妇及时告知医务人员,听胎心、观察羊水性状,产妇如有不适要及时告知医务人员。使用催产素加强宫缩时,除了工作人员要专人看守,也应告知产妇不能自行调节滴速,避免出现强直宫缩。主动关心和帮助产妇,使其能够配合工作人员,保持情绪松弛平静,避免紧张造成的产程缓慢。

4. 孕妇树立分娩的信心,避免无指征的剖宫产。

5. 分娩后加强营养,纠正贫血,促进身体恢复。

6. 产妇注意个人卫生,勤换卫生巾和内裤,请清洁外阴部,7~10 天内禁止盆浴和 6 周内禁止性生活,避免感染,遵医嘱服用抗生素。

7. 产妇身体状况恢复后,教会产妇母乳喂养知识和技能、新生儿护理方法。不适宜哺乳的产妇要及时给予退乳处理。

8. 向产妇介绍避孕知识,选择适合自己的避孕方法,产妇注意避孕。

（张玲娟　姜梅）

# 第十节　产褥期并发症护理

## 一、产褥感染患者的护理

**【疾病定义】**

是指产褥期生殖道受到病原体侵袭,引起局部或全身的炎症变化,称为产褥感染。

**【临床表现】**

发热、疼痛、恶露异常是产褥感染的三大主要症状。

1. 发热　根据感染部位和感染程度不同,患者有低热或寒战、高热现象。

2. 疼痛　急性生殖道炎(外阴、阴道、宫颈)。检查可见会阴裂伤或会阴切开创口红肿、硬结或有脓性分泌物,局部组织压痛明显,部分可见伤口裂开,产妇主诉疼痛。高热同时产妇出现头痛等。急性盆腔炎时,产妇表现为高热、寒战、脉速现象、头痛等全身症状,下腹明显压痛、反跳痛、肌紧张及肛门坠胀感。

3. 恶露异常　阴道排出大量脓性分泌物,伴有恶臭味,子宫复旧不良等子宫感染。产妇可出现高热、寒战、头痛、心率加快,白细胞计数增高等全身感染征象。

**【辅助检查】**

1. 血常规检查　了解白细胞计数是否升高。

2. 细菌培养　取宫腔分泌物、伤口分泌物等进行细菌培养。

3. B 型超声、CT 检查　确定炎性包块、脓肿、血栓等。

**【评估与观察要点】**

1. 评估

(1) 健康史:评估是否有产褥感染的诱发因素,如贫血、营养不良、生殖道、泌尿道感染病史,产妇个人卫生情况。了解本次妊娠经过是否有合并症及并发症,分娩时是否胎膜早破、产程延长、手术助产、软产道损伤等,是否有产前或产后出血史等。

(2) 身体状况:产妇生命体征,如体温、脉搏、血压是否异常,是否有高热、寒战、头痛、恶心、呕吐等,评估子宫复旧及伤口恢复情况,检查评估腹部是否有压痛、反跳痛、肌紧张等,宫底高度、子宫软硬度、是否有压痛等,评估会阴伤口是否有红肿、硬结、脓性分泌物,观察恶露的颜色、量和气味等。

（3）心理状况：产妇因为感染，可能会产生烦躁、焦虑或沮丧等情绪，评估产妇的心理变化及感受。

2. 观察要点

（1）监测生命体征：每日4次测量产妇脉搏、血压、呼吸、体温，观察变化情况，同时倾听产妇主诉。

（2）观察子宫收缩及产后出血，定时按压宫底观察子宫底高度、收缩情况，是否有压痛。观察阴道出血量，是否有臭味。

（3）观察伤口情况：每天3次观察会阴伤口愈合情况，有无红、肿、压痛、流出脓液等情况。

（4）乳房情况：母乳喂养情况，是否有乳房肿胀，排除乳房肿胀引起的发热。

（5）了解白细胞计数及分类是否异常等感染现象。

（6）观察用药反应：产妇需要应用抗生素治疗，治疗期间，护士观察产妇用药效果和反应，是否有过敏现象等。

【护理措施】

1. 一般护理　保持病室环境空气清新，床单位整洁，促进产妇休息和睡眠。产妇饮食应高蛋白、高热量、富含维生素、清淡易消化。协助产妇多饮水，保证有足够的液体摄入，出现异常症状，如高热、疼痛、恶心呕吐时应通知医生处理。指导和帮助产妇采取半卧位，有利于恶露排出及使炎症局限于盆腔底部。

2. 病情观察　严密监测产妇生命体征变化，每4小时测量体温、脉搏一次，同时测量血压。询问产妇是否有恶心、呕吐、腹胀、疼痛等情况。观察子宫复旧、恶露量、颜色和气味，是否有腹胀，会阴伤口愈合情况。

3. 保持会阴部清洁　每日会阴冲洗2次，指导和帮助产妇勤换卫生垫，随时将被污染的床上用品更换。嘱产妇排便后应用清水清洗会阴部，避免伤口污染。

4. 治疗护理　遵医嘱给予抗生素治疗，协助医生做好术前准备，如穿刺术、清宫、脓肿切开引流、伤口二次缝合等。如患者病情严重，出现感染性休克等，应配合医生积极抢救。

5. 药物护理　根据药敏试验，细菌培养结果，遵医嘱给予用药治疗。

6. 心理护理　向产妇及家属介绍相关的疾病知识和治疗方法，解答他们的疑问，增强信心，配合治疗和护理。

7. 指导母乳喂养　指导正确的哺乳姿势和婴儿含接乳房姿势，避免乳房肿胀、乳头破裂。如会阴伤口疼痛,指导产妇卧位哺乳体位或使用特殊座椅(侧切椅),减轻疼痛。

8. 指导护理新生儿 指导产妇喂养和教会产妇及家属护理新生儿,如换尿布、脐部护理、臀部护理、皮肤护理等。

【健康教育】

1. 产妇下次妊娠时,了解定期产前检查的重要性,预防发生产褥感染的诱因,如营养不良、阴道炎、胎膜早破等。

2. 保持个人卫生,产妇知道如何科学度过产褥期(坐月子),每日清洁身体,尤其要保持会阴部清洁。会阴部有伤口时,排便后从前向后擦,清水冲洗会阴部,勤换卫生垫和内裤。

3. 产妇能够分辨恶露异常情况,如恶露的量、颜色、气味异常时的情况,并能做到及时就诊(正常恶露与月经血气味相同,一般持续4~6周。恶露的量与月经血量差不多,但因人而异,正常恶露不应有血块。正常情况下恶露由红色转为浆液性恶露,再转为白色恶露,顺序不应颠倒)。

4. 注意加强营养,做到饮食均衡,应含高蛋白、高热量、富含维生素、清淡易消化的饮食。产妇多饮水,保证有足够的液体摄入。

5. 产妇掌握母乳喂养的知识和技巧,能够实施母乳喂养,知道如何预防和处理乳房肿胀、乳头皲裂等。

6. 产妇及家属掌握新生儿护理的相关知识,指导如何为新生儿沐浴、脐带脱落前的护理、臀部护理。

7. 产妇了解避孕方法,采取适合自己的有效避孕方法。

8. 产妇了解产褥感染的原因,并能在以后的生活中知道如何保证个人卫生,加强营养,增强抵抗疾病的能力。

9. 产妇知道积极治疗外阴炎、阴道炎、盆腔炎、宫颈炎的重要性,并积极就医治疗。

10. 产妇掌握如何保证会阴清洁方法,如恶露多的时候勤换卫生垫和内衣裤。会阴伤口愈合前,排便后应从前向后擦并用清水清洗,避免大便污染伤口。

## 二、产褥中暑患者的护理

【疾病定义】

指产褥期产妇在高温闷热环境中,体温不能及时散发的中枢性体温调节功能障碍,称产褥中暑(亦称产褥期热辐射病)。

**【临床表现】**

产褥中暑表现为高热,水、电解质紊乱,循环衰竭和神经系统损害等。

1. 先兆症状 产妇大量排汗、四肢乏力、口渴、恶心、头晕眼花、胸闷心悸,此时产妇体温正常或低热。

2. 轻度中暑 中暑先兆未能及时处理,产妇体温逐渐升高达38.5℃以上,随后出现口渴、恶心、呕吐、面部潮红、胸闷烦躁、脉搏增快、呼吸急促等,全身皮肤干燥无汗、布满痱疹。

3. 重度中暑 产妇体温继续上升至41~42℃,呈稽留热型,产妇可出现谵妄、抽搐,甚至昏迷。产妇面色苍白,呼吸急促,血压下降,数小时内可因呼吸、循环衰竭而死亡。幸存者也常留有中枢神经系统后遗症。

**【辅助检查】**

根据病情做相关的血、尿常规检查。

**【评估与观察要点】**

1. 评估

(1)健康史:评估产妇病史及孕产史,是否有感染致体温升高的疾病存在。

(2)产褥期休养环境:询问家属产妇在家休养环境是否存在不通风,产妇穿着过多等情况,尤其是在夏季。

(3)身体情况:测量产妇脉搏有无加快、血压下降、呼吸急促、体温升高等情况。了解有无面色潮红、恶心呕吐、头晕眼花及胸闷心悸等症状。与产妇交谈,观察是否有意识不清、谵妄、抽搐、昏迷等。

2. 观察要点

(1)观察体温:每30分钟测量体温,观察产妇体温变化。

(2)观察产妇皮肤情况:皮肤颜色是否有苍白、皮肤是否有痱疹出现以及范围。

(3)观察脉搏、血压:如有条件者应用心电监护仪持续监测产妇血压、脉搏、血氧饱和度等有无异常。

**【护理措施】**

1. 降温 迅速帮助产妇降低体温,如产妇穿着过多,帮助减少穿着衣物。将产妇所在病室门窗打开通风或调节室内空调温度。必要时给予物理方法降温,使用冷水或酒精擦浴,在产妇头、腋下、腹股沟、腘窝浅表大血管分布区放置冰袋,帮助身体散热。同时按摩四肢,促进肢体血液循环(循环衰竭者禁用慎用物理降温,以免血管收缩加重循环衰竭)。

2. 治疗护理　遵医嘱使用药物进行降温、纠正电解质紊乱及酸中毒,注意产妇用药后的反应;输液治疗时,注意控制滴速,防止液体进入过快造成心衰和脑水肿。

3. 监测体温　每30分钟测量体温一次,观察体温变化,体温降至38℃时,停止降温。

4. 预防坠床　产妇意识不清楚时应加床挡,防止坠床。

【健康教育】

1. 科学"坐月子"　产妇及家属了解产妇和新生儿适宜的居室温度,保持在22~24℃,居室每日通风1~2次,保持空气清新。产妇穿着可以根据季节和个人体质,避免穿着过多影响身体排汗。

2. 保持个人卫生　产妇能够做到每日刷牙、经常清洁身体,尤其是会阴部清洁的重要性,保持个人卫生。

## 三、产褥期抑郁症患者的护理

【疾病定义】

指产妇在产褥期间出现抑郁症状,主要表现为持续的和严重的情绪低落以及一系列症候,如动力减低,失眠,悲观等,称为产褥期抑郁症。

【临床表现】

1. 情绪低落　产妇心情压抑,沮丧、情绪淡漠,甚至焦虑、恐惧、易怒,夜间加重,有时表现为孤独,不愿见人或伤心、流泪。

2. 自我评价降低　自暴自弃,自罪感,对身边的人充满敌意,与家人,丈夫关系不协调。

3. 创造性思维受损,主动性降低。

4. 对生活缺乏信心　觉得生活无意义,出现食欲缺乏,甚至厌食,睡眠障碍、易疲劳,性欲减退等,严重者甚至感到绝望,自杀或杀婴倾向,有时陷于错乱或昏睡状态。

【辅助检查】

产褥期抑郁症的筛查　可采用爱丁堡产后抑郁量表对产褥期抑郁症进行筛查,得分范围0~30分,总分≥13分可诊断。

【评估与观察要点】

1. 评估

(1) 疾病史:产妇是否有抑郁病史或有家族史,以及分娩过程是否顺利,有无妊娠期合并症、并发症、难产、手术产、产时并发症等。

（2）身体状况：生命体征是否异常。产妇情绪变化，询问食欲、睡眠、注意力集中情况，是否有心悸、头晕等症状。评估产妇自我照顾和照顾婴儿的行为能力。

（3）心理状态：观察母婴间的交流和互动情况，了解产妇对分娩的体验，对孩子的喜爱程度。有无发生抑郁的高危因素，如是否是第一次分娩、有无家庭负面事件（离婚、家庭成员重病、失业等），可使用爱丁堡抑郁筛查量表对产妇进行评分。

（4）家庭及社会支持：与配偶及家庭成员关系是否协调以及对产妇的支持情况等。

2. 观察要点 除正常的产后护理观察内容，应特别注意产妇行为、语言是否异常；是否主动参与新生儿护理；是否存在情绪沮丧，对自己和护理新生儿没有信心等。

【护理措施】

1. 一般护理 为产妇提供舒适的休养环境，保证产妇有充足的休息。指导合理饮食，使产妇能摄入所需营养。产后最初几日协助产妇完成日常生活，帮助产妇掌握自我护理、婴儿护理和母乳喂养的技能。

2. 治疗护理 遵医嘱指导产妇正确服用抗抑郁药，耐心解释，解除产妇服用药物的心理压力，注意观察用药后的不良反应。

3. 促进产妇适应母亲角色 帮助母亲角色转变，安排母婴同室，让产妇与婴儿多接触，促进情感联系。鼓励产妇参与婴儿护理，掌握护理婴儿的技能，使产妇增强信心。

4. 预防暴力行为 对于使用爱丁堡抑郁筛查得分高的患者，应密切观察产妇行为和心理表现，警惕产妇伤害自己或婴儿的行为，并告知产妇家属做好安全防范，居家休养时应安排家人陪伴。

5. 心理护理 产妇的护理人要鼓励产妇宣泄情绪，说出自己的内心感受，并陪伴产妇，做好心理疏导，减少不良精神刺激和压力。给产妇提供情感和社会支持。指导产妇做好自我情绪调节。鼓励家庭成员多陪伴产妇和参与到照顾产妇和婴儿的活动中，使产妇感觉到被照顾和支持、被尊重、被理解，增强信心，建立与他人的良好沟通，缓解内心压力和不良情绪。

【健康教育】

1. 产妇掌握自我照顾的技巧，如身体清洁、伤口护理、恶露观察等。

2. 产妇掌握母乳喂养的知识和技能，如如何促进乳汁分泌、正确的哺乳体位、婴儿含接乳房的技巧、挤奶的方法，如何判断婴儿是否吃饱等。

3. 指导产妇如何宣泄情绪,如与家人诉说自己的需求,参与照料婴儿、与婴儿沟通,听音乐等,分散其注意力。

4. 产妇掌握新生儿护理知识,通过护理婴儿提高自信心。

**（姜梅）**

# 第三章

# 妇科疾病护理

## 第一节　外阴及阴道炎症护理

### 一、非特异性外阴炎患者的护理

【疾病定义】

非特异性外阴炎是由物理、化学因素而非病原体所致的外阴皮肤或黏膜的炎症。

【临床表现】

1. 症状　外阴皮肤瘙痒、疼痛、烧灼感,于活动、性交、排尿、排便时加重。

2. 体征　妇科检查见局部充血、肿胀、糜烂,常有抓痕,严重者形成溃疡或湿疹。慢性炎症可使皮肤增厚、粗糙、皲裂,甚至苔藓样变。

【辅助检查】

血糖或尿糖检查　炎症反复发作及年龄较大者应行血糖或尿糖检查,有增高表现。

【评估与观察要点】

1. 健康史　询问患者就诊的原因,评估有无诱发因素,如白带增多、大小便刺激皮肤、经期使用透气性差的卫生巾、穿紧身化纤内裤等;评估患者是否同时罹患其他疾病,如尿瘘、粪瘘、糖尿病等;了解患者有无可能导致尿瘘、粪瘘的外科手术史等。

2. 观察要点　观察局部外阴皮肤有无红肿、抓痕、溃疡、粗糙,询问患者有无外阴瘙痒、疼痛或烧灼感。

3. 心理 - 社会状况　了解患者对症状的反应,有无烦躁不安、焦虑等心理。

【护理措施】

1. 心理护理　患者常因外阴瘙痒、疼痛或烧灼感而影响其工作、生活、睡眠,从而常常出现明显的焦虑和烦躁不安,应对患者进行心理疏导,安慰患者,向其解释疾病相关知识及治疗护理方法,鼓励其积极配合治疗并参与护理,增强其战胜疾病的信心。

2. 一般护理

(1)积极寻找病因并祛除:糖尿病者应及时治疗糖尿病,有效控制血糖水平;尿瘘和粪瘘患者应及时行修补术,去除局部刺激;保持会阴清洁、干燥,避免性生活,尽量避免搔抓,以防皮肤溃破导致继发感染。

(2)坐浴和止痒:教会患者坐浴的方法和相关知识,包括液体的配制(用0.1%聚维酮碘液或1∶5000高锰酸钾液)、温度(41~43℃)、坐浴时间(每日2次,每次15~30分钟)及注意事项(月经期和产后或流产后7~10天内禁止坐浴,坐浴时要使会阴部全部浸没于坐浴液中)。坐浴后局部可涂抹止痒药膏止痒。

(3)饮食护理:减少辛辣食物摄入。

【健康指导】

1. 疾病知识指导　外阴溃破者要预防继发感染,使用柔软无菌会阴垫,减少摩擦和混合感染的机会。及时祛除诱因,及时治疗阴道炎和糖尿病等。

2. 生活指导　指导患者注意性生活卫生和个人卫生,勤换内裤,宜穿纯棉透气内裤,不宜穿化纤内裤和紧身衣。保持外阴清洁、干燥,勿用刺激性药物或擦洗外阴,勿搔抓局部皮肤。做好经期、孕期、分娩期、产褥期卫生,每日清洗外阴,更换内裤。建立健康的饮食习惯,少进辛辣食物,勿饮酒。

3. 延续性护理　建立患者健康档案,使患者明确随访的时间、目的及联系方式。

## 二、前庭大腺炎(前庭大腺脓肿)患者的护理

【疾病定义】

前庭大腺炎是指病原体侵入前庭大腺引起的炎症。

【临床表现】

炎症多发生于一侧。初起时局部肿胀、疼痛、灼热感,行走不便,有时会致大小便困难。检查见局部皮肤红肿、发热、压痛明显,患侧前庭大腺开口处有时可见白色小点。当脓肿形成时,可触及波动感,脓肿直径可达3~6cm,患者出现发热等全身症状,腹股沟淋巴结增大。当脓肿内压力增大时,表面皮肤变薄,脓肿自行破溃,若破孔大,可自行引流,炎症较快消退而痊愈,若破孔小,引流不畅,则炎症持续不消退,并可反复急性发作。

【辅助检查】

1. 病原体检查　取前庭大腺开口处分泌物行涂片检查,或行细菌培养和

药敏试验。

2. 血常规和 C 反应蛋白　白细胞和 C 反应蛋白有无升高。

【评估与观察要点】

1. 健康史　询问有无诱因,有无白带增多、大便刺激皮肤等;询问性伴侣的健康情况。

2. 观察要点　观察局部包块大小、是否有波动感、局部有无红肿、溃破,有无腹股沟淋巴结肿大,体温有无升高,观察患者行走步态,有无行走受限,评估局部疼痛情况等。

3. 心理 - 社会状况　了解患者对症状的反应,有无烦躁不安、焦虑等心理。

【护理措施】

1. 心理护理　患者常因外阴局部剧烈疼痛影响其工作、生活、睡眠而常常出现明显的焦虑,应对其进行心理疏导,安慰患者,解释疾病的原因、治疗护理方法及预防措施,鼓励其积极配合治疗并参与护理,增强其战胜疾病的信心。理解患者急切的求医心理,耐心解答患者的疑问。

2. 一般护理

(1) 急性期应卧床休息,保持局部清洁、干燥,禁止搔抓、热水烫洗及涂刺激性药物。

(2) 遵医嘱给予抗生素及止痛药,并观察疗效和有无副作用。

3. 手术护理

(1) 术前护理:①告知手术的目的、意义及注意事项;②认真评估患者的心理状态,给予相应的心理护理;③坐浴,清洗外阴,做好手术区皮肤准备。

(2) 术后护理:①卧床休息;②密切观察术后伤口有无出血、红肿等,动态评估患者疼痛情况和体温变化;③脓肿切开术后局部放置引流条引流,每日需更换引流条;用碘伏擦洗外阴,每日 2 次;伤口愈合后,使用 1∶8000 呋喃西林液行坐浴,每日 2 次。

【健康指导】

1. 疾病知识指导　脓肿溃破者要使用柔软无菌会阴垫,减少摩擦和混合感染的机会。

2. 生活指导　指导患者注意性生活卫生和个人卫生,经期和产褥期禁止性交,月经期使用消毒、透气好的卫生巾并勤更换。保持外阴清洁、干燥,做好经期、孕期、分娩期、产褥期卫生,每日清洗外阴,更换内裤,不宜穿化纤内裤和紧身衣。

3. 延续性护理 建立患者健康档案,使患者明确随访的时间、目的及联系方式。

## 三、滴虫阴道炎患者的护理

【疾病定义】

滴虫阴道炎是由阴道毛滴虫引起的常见阴道炎症,也是常见的性传播疾病。

【临床表现】

1. 症状 阴道分泌物增多及外阴瘙痒,潜伏期为 4~28 日。滴虫阴道炎的主要症状是阴道分泌物增多,典型特点:稀薄脓性、黄绿色、泡沫状、有臭味及外阴瘙痒,间或有灼热、疼痛、性交痛等。若有其他细菌混合感染则分泌物呈脓性,可有臭味。瘙痒部位主要为阴道口及外阴,若尿道口有感染,可有尿频、尿痛,有时可见血尿。阴道毛滴虫能吞噬精子,并能阻碍乳酸生成,影响精子在阴道内存活,可致不孕。

2. 体征 妇科检查时见阴道黏膜充血,严重者有散在出血斑点,甚至宫颈有出血斑点,形成"草莓宫颈"。后穹隆有多量白带,呈灰黄色、黄白色稀薄液体或黄绿色脓性分泌物。带虫者阴道黏膜常无异常改变。

【辅助检查】

1. 白带悬滴检查 最简便的方法是悬滴法,敏感性:60%~70%,具体方法是:加温生理盐水 1 小滴于玻片上,于阴道侧壁取少许典型分泌物混于生理盐水中,立即在低倍光镜下寻找滴虫。若有滴虫,可见其呈波状运动而移动位置及增多的白细胞被推移。

2. 培养法 对可疑患者,若多次悬滴法未能发现滴虫时,可送培养,准确性可达 98% 左右。

【评估与观察要点】

1. 健康史 询问既往阴道炎病史,发作与月经周期的关系,治疗经过,了解个人卫生习惯,分析感染途径,以及性伴侣的健康情况。

2. 观察要点 评估患者有无外阴瘙痒、疼痛、灼热感及程度,观察阴道分泌物的量、色和性状,有无尿频、尿急、尿痛等泌尿系统感染的症状,对于病程长者评估有无不孕。

3. 心理 - 社会状况 评估患者是否有治疗效果不佳致反复发作造成的烦躁情绪及接受盆腔检查的顾虑,性伴侣是否愿意同时治疗。

【护理措施】

1. 心理护理 患者常因治疗效果不佳致反复发作造成的烦躁情绪及接受盆腔检查的顾虑,担心性伴侣不愿意同时治疗,应对其进行心理护理,安慰患者,解释疾病的原因、治疗护理方法及预防措施,鼓励其和性伴侣积极配合治疗并参与护理,增强其战胜疾病的信心。

2. 一般护理 指导患者注意个人卫生,保持外阴清洁、干燥,勿搔抓局部皮肤。治疗期间禁止性交,勤换内裤。内裤和坐浴用物应煮沸 5~10 分钟消毒,以避免交叉感染和反复感染。指导患者配合检查,取分泌物前 24~48 小时避免性交、阴道灌洗或局部用药,取分泌物前不做双合诊,窥阴器不涂润滑剂。分泌物取出后应及时送检并注意保暖,否则滴虫活动力减弱,造成辨认困难。

3. 病情观察 观察白带异常及外阴瘙痒有无好转。

4. 用药护理

(1) 全身用药:告知患者全身用药的方法(甲硝唑或替硝唑 2g 单次口服或甲硝唑 0.4g,每日两次,连服 7 日)和各种剂型的阴道用药方法,酸性药液(可用 1∶5000 高锰酸钾液或 1% 乳酸或 0.5% 醋酸液)冲洗阴道或坐浴后再阴道上药(甲硝唑栓 0.2g 放入阴道,每晚 1 次,10 次为一疗程)的原则。

(2) 用药注意事项:甲硝唑停药 24 小时内或替硝唑停药 72 小时内禁止饮酒(因为甲硝唑和替硝唑抑制酒精在体内氧化而产生有毒的中间代谢物),局部用药前后注意清洁双手,孕 20 周前或哺乳期妇女禁止用药(因为甲硝唑和替硝唑可透过胎盘到达胎儿体内,可从乳汁中排泄),月经期暂停坐浴、阴道冲洗和阴道给药。

(3) 观察用药不良反应:口服甲硝唑偶见胃肠道反应(如恶心、呕吐、食欲减退)、头痛、皮疹、白细胞减少等,一旦发生应报告医生并及时处理。

(4) 性伴侣治疗:性伴侣应同时治疗,治疗期间禁止性交。

(5) 治愈标准和停药指征:治疗后,于月经干净后查白带,连续 3 次未发现滴虫者为治愈。白带转阴后,再巩固 1~2 个疗程后可停药。

5. 饮食指导 忌辛辣等刺激性食物,限烟、戒酒。

【健康指导】

1. 做好卫生宣传 积极开展普查普治,消灭传染源,禁止滴虫患者和带虫者进入游泳池,医院做好消毒隔离,以免交叉感染。

2. 指导个人卫生 选择棉质且通透性好的内裤,勤换内裤,保持外阴清洁、干燥;勿自行阴道冲洗,便后擦拭应遵循从前到后的顺序,防止粪便污染外阴。提倡淋浴,少用盆浴,清洗个人的内裤用单独的盆具,患者的内裤和毛巾应煮沸消毒。

3. 配偶同治　患者性伴侣应排除有无滴虫感染,阳性者应同时积极治疗,治疗期间禁止性交。

4. 延续性护理　建立患者健康档案,使患者明确随访的时间、目的及联系方式,强调治愈标准和随访重要性。

## 四、外阴阴道假丝酵母菌病患者的护理

### 【疾病定义】

外阴阴道假丝酵母菌病(VVC),曾称外阴阴道念珠菌阴道炎,是由假丝酵母菌引起的常见外阴阴道炎症。主要为内源性感染,假丝酵母菌为条件致病菌,除寄生在阴道外,还可寄生于口腔、肠道等部位,这3个部位的假丝酵母菌可相互传染,条件适宜即可引发感染,少数患者可通过性交、衣物等直接或间接传染,国外资料显示,约75%的女性一生中至少患过一次假丝酵母菌外阴阴道炎。

### 【临床表现】

1. 症状　阴道分泌物增多,典型特征:白色稠厚豆渣样或凝乳状,伴外阴瘙痒、灼痛、性交痛、尿痛。尿痛特点是排尿时尿液刺激水肿的外阴及前庭而导致疼痛。

2. 体征　妇科检查可见外阴水肿,有地图样红斑,常伴有抓痕,严重者可见皮肤皲裂,表皮脱落。阴道黏膜充血、水肿,小阴唇内侧及阴道黏膜上富有白色块状物,擦除后黏膜红肿,部分患者可见糜烂或表浅溃疡。

### 【辅助检查】

1. 湿片检查　取少许凝乳状阴道分泌物放在盛有10%KOH或生理盐水的玻片上,混匀后在显微镜下找到芽胞和假菌丝,生理盐水的阳性检出率为30%~50%,10%KOH的阳性检出率为70%~80%。

2. 假丝酵母菌培养　取分泌物前24~48小时避免阴道灌洗、局部用药或性交,取分泌物时窥阴器不涂润滑剂,分泌物取出后立即送检并注意保暖。

3. pH测定　具有重要的鉴别意义,若pH<4.5,可能为单纯假丝酵母菌感染;若pH>4.5,且涂片中有大量白细胞,可能存在混合感染,尤其是细菌性阴道病的混合感染。

### 【评估与观察要点】

1. 健康史　询问患者末次月经,了解是否妊娠;询问发病的具体经过,过去有无类似情况,发病与月经周期的关系,治疗经过;有无诱发因素如肥胖、穿

紧身化纤内裤、妊娠、糖尿病、大量应用免疫抑制剂或长期应用抗生素等。

2. 观察要点 评估患者有无外阴瘙痒、灼痛、性交痛、尿痛及程度,观察阴道分泌物的量、色和性状,有无口腔及肠道真菌感染的相关表现,如口腔溃疡、腹泻、腹痛等,对于病程长、反复发作者评估有无不孕。

根据患者症状及体征的严重程度,中华医学会妇产科学分会感染协作组提出了评分标准(表3-1),其中≤6分者为轻至中度患者,≥7分者为重度患者。另外,根据患者的流行情况、临床表现、微生物学、宿主情况及治疗效果,可将外阴阴道假丝酵母菌病分为单纯性和复杂性两种(表3-2)。

表3-1 外阴阴道假丝酵母菌病的分度

| 症状及体征 | 0 | 1分 | 2分 | 3分 |
|---|---|---|---|---|
| 瘙痒 | 无 | 偶有发作 | 明显 | 持续、坐立不安 |
| 疼痛 | 无 | 轻 | 中 | 重 |
| 阴道黏膜充血 | 无 | <1/3 | 1/3~2/3 | >2/3 |
| 外阴抓痕或皲裂 | 无 | / | / | 有 |
| 阴道分泌物 | 正常 | 量稍多 | 量多、无溢出 | 量多、有溢出 |

表3-2 外阴阴道假丝酵母菌病的分类

| | 单纯性 | 复杂性 |
|---|---|---|
| 发生频率 | 散发或非经常发作 | 复发或经常发作 |
| 临床表现 | 轻到中度 | 重度 |
| 真菌种类 | 白假丝酵母菌 | 非白假丝酵母菌 |
| 宿主情况 | 免疫功能正常 | 免疫功能低下或糖尿病、妊娠 |

3. 心理-社会状况 患者常因治疗效果不佳致反复发作造成的烦躁情绪及接受盆腔检查的顾虑;患病对患者日常生活、工作、家庭的影响,是否存在焦虑等心理问题;患者的文化水平和接受能力,对疾病和治疗方案的了解及接受程度。

【护理措施】

1. 心理护理 鼓励患者积极配合并坚持治疗,做好解释工作,增强其战胜疾病的信心。

2. 一般护理 指导患者自我护理,保持外阴清洁、干燥,勿搔抓局部皮肤。勤换内裤,内裤和坐浴用物应煮沸5~10分钟消毒,注意性卫生,以避免交叉感染和反复感染。消除诱因,如治疗糖尿病,停用广谱抗生素及免疫抑制剂等。与患者共同探讨促进睡眠的方法,改善患者的睡眠质量。

3. 病情观察 观察治疗后患者的症状有无好转,睡眠有无改善。

4. 用药护理

(1)坐浴或阴道冲洗:用 2%~4% 碳酸氢钠溶液坐浴或阴道冲洗,改善阴道内环境,抑制假丝酵母菌生长,操作时应注意温度、浓度,以防灼伤阴道皮肤。

(2)局部用药:局部用药可选用栓剂,如咪康唑栓剂(每晚 200mg,连用 7日,或每晚 400mg,连用 3 日,或 1200mg,单次)、克霉唑栓剂(每晚 150mg,连用 7 日,或每日早、晚各 150mg,连用 3 日,或 500mg,单次)、制霉菌素栓剂(每晚 10 万 U,连用 10~14 日)等,指导患者正确的阴道给药方式,坐浴或阴道冲洗后放置于阴道深处效果更佳。

(3)全身用药:不能耐受局部用药、未婚妇女、不愿采用局部治疗者,可选用口服药,指导患者正确用药,常用药物:氟康唑 150mg,顿服;或伊曲康唑 200mg 每日 1 次,共 3~5 日。密切观察有无药物不良反应。

(4)单纯性假丝酵母菌病治疗:可局部用药,也可全身用药。

(5)复杂性假丝酵母菌病治疗:无论局部用药或是全身用药,均应延长治疗时间。

(6)复发性假丝酵母菌病治疗:一年内发作 4 次以上称为复发性假丝酵母菌病,对此类患者应及时祛除诱因,并检查是否合并滴虫阴道炎、细菌阴道病、艾滋病等其他感染性疾病。抗真菌治疗分为初始治疗和维持治疗,初始治疗达到真菌学阴性后开始维持治疗。在维持治疗前应作真菌培养确诊,治疗期间定期复查,检测疗效及药物副作用,出现副作用后应及时停药。

(7)妊娠期合并感染者:以局部用药为主,可选用克霉唑栓剂、制霉菌素栓剂等阴道给药,禁止口服唑类药物。

【健康指导】

1. 加强健康教育 积极治疗糖尿病,正确合理使用抗生素、雌激素,避免诱发外阴阴道假丝酵母菌病。

2. 指导个人卫生 每日清洗外阴、勤换内裤,清洗个人的内裤用单独的盆具,患者的内裤和毛巾应煮沸消毒。

3. 性伴侣治疗 无需对性伴侣进行常规治疗,但是患者性伴侣应排除有无假丝酵母菌感染,阳性者应同时积极治疗。性交时应使用避孕套,以防传染。

4. 延续性护理　建立患者健康档案,使患者明确随访的时间、目的及联系方式,强调治愈标准和随访重要性。

## 五、细菌性阴道病患者的护理

【疾病定义】

细菌性阴道病(BV)是阴道内正常菌群失调所致的一种混合性感染,但临床及病理特征无炎症改变,多发生在性活跃期的妇女。

【临床表现】

1. 症状　10%~40% 的患者无临床症状,有症状者主要表现为阴道分泌物增多,有鱼腥臭味,性交后加重,可伴有轻度外阴瘙痒或烧灼感。

2. 体征　妇科检查见阴道分泌物呈灰白色,均匀一致,稀薄,常黏附于阴道壁,黏度低,易将分泌物从阴道壁拭去,阴道黏膜无充血等炎症表现。

【辅助检查】

1. 线索细胞阳性　线索细胞即阴道脱落的表层细胞,取少许阴道分泌物放于玻片上,加 1 滴生理盐水混合,高倍显微镜下寻找线索细胞,细菌性阴道病患者的线索细胞可达 20% 以上。

2. 胺臭味试验阳性　胺遇碱会释放腥臭味的氨气,故取少许阴道分泌物放于玻片上,加入 1~2 滴 10% KOH,会产生烂鱼肉样腥臭味。

3. 阴道分泌物 pH>4.5。

【评估与观察要点】

1. 健康史　询问患者有无诱因,有无白带增多及烂鱼肉样腥臭味等,了解病程及治疗情况。

2. 观察要点　评估患者有无外阴瘙痒、烧灼感及程度,观察阴道分泌物的量、色和性状。

3. 心理 - 社会状况　评估患者对疾病的心理反应,患病对其日常生活、工作、家庭的影响,是否存在焦虑等心理问题;患者的文化水平和接受能力,对疾病和治疗方案的了解及接受程度。

【护理措施】

1. 心理护理　做好解释工作,鼓励患者积极配合治疗。

2. 一般护理　指导患者自我护理,勤换内裤,保持外阴清洁、干燥,勿搔抓局部皮肤,注意性卫生,治疗期间性交宜使用避孕套,停用碱性女性护理液。

3. 病情观察　观察治疗后患者的症状有无好转。

4. 用药护理　一般可选择全身用药和局部用药,主要用抗厌氧菌药物。

（1）坐浴或阴道冲洗：用 1∶5000 高锰酸钾溶液或 1% 乳酸或 0.5% 醋酸等酸性溶液坐浴或阴道冲洗，改善阴道内环境，抑制致病菌生长，操作时应注意温度、浓度，以防损伤。

（2）局部用药：局部用药可选用栓剂，如甲硝唑栓剂（每晚一次，连用 7日）、克林霉素软膏（每次 5g，连用 7 日）等，指导患者正确的阴道给药方式，坐浴或阴道冲洗后阴道用药效果更佳。

（3）全身用药：不能耐受局部用药、未婚妇女、不愿采用局部治疗者，可选用口服药，指导患者正确用药，常用药物：甲硝唑 400mg，每日 2 次，共 7 日；或克林霉素 300mg，每日 2 次，共 7 日。密切观察有无药物不良反应。

（4）无需对性伴侣进行常规治疗。

（5）妊娠期合并感染者：细菌性阴道病可导致胎膜早破、早产等不良妊娠结局，故有症状的孕妇及无症状的有早产高危的孕妇均需进行细菌性阴道病的筛查及治疗，由于本病在妊娠期有合并上生殖道感染的可能，治疗方案以口服用药为主。

【健康指导】

1. 指导个人卫生　每日清洗外阴、勤换内裤，保持外阴清洁、干燥，不穿化纤内裤和紧身衣，忌用肥皂擦洗外阴，不宜经常使用药液清洗阴道。

2. 性伴侣治疗　无需对性伴侣进行常规治疗。

3. 注意性卫生　避免不洁的性行为。

4. 延续性护理　建立患者健康档案，告知患者治疗后无症状者不需常规随访，但症状持续或症状重复出现时应及时复诊，接受治疗，使患者明确随访的时间、目的及联系方式，强调随访重要性。

## 六、萎缩性阴道炎患者的护理

【疾病定义】

萎缩性阴道炎是雌激素水平低、局部抵抗力下降引起的以需氧菌感染为主的炎症，常见于自然绝经或人工绝经后的妇女，也可见于产后闭经或药物治疗假绝经的妇女。

【临床表现】

1. 症状　主要表现为阴道分泌物增多，稀薄，呈淡黄色，严重者可出现脓血性白带，伴外阴瘙痒及灼热感，由于阴道黏膜萎缩，可有性交痛。

2. 体征　妇科检查可见阴道呈老年性改变，上皮萎缩、菲薄，皱襞消失，阴道黏膜充血，可见小出血点或浅表溃疡，溃疡面可与对侧粘连，严重时造成狭窄甚至闭锁,炎性分泌物引流不畅可形成阴道积脓或宫腔积脓。

【辅助检查】

1. 阴道清洁度检查　清洁度多为Ⅲ或Ⅳ度,正常乳酸菌减少,可见杂菌。

2. 白带悬滴法　检测有无滴虫和假丝酵母菌。

3. 活组织检查　对有血性白带应与子宫恶性肿瘤鉴别,行宫颈刮片,必要时行分段诊刮术。对阴道壁肉芽组织和溃疡需与阴道癌鉴别,行局部组织活检。

【评估与观察要点】

1. 健康史　了解患者年龄、月经史,是否闭经及闭经时间,询问患者有无卵巢手术史、盆腔放疗史或药物性闭经史。

2. 观察要点　评估患者有无外阴瘙痒、烧灼感及程度,有无阴道干涩感,观察阴道分泌物的量、色和性状,妇科检查观察外阴情况、阴道黏膜皱襞的弹性,有无出血、溃疡,子宫是否萎缩。

3. 心理-社会状况　评估患者对疾病的心理反应及家庭的支持系统,患者的文化水平和接受能力,对疾病和治疗方案的了解及接受程度。

【护理措施】

1. 心理护理　做好解释工作,鼓励患者积极配合治疗。

2. 一般护理　指导患者自我护理,勤换内裤,保持外阴清洁、干燥,勿搔抓局部皮肤。

3. 病情观察　观察治疗后患者的症状有无好转。

4. 用药护理　补充雌激素增加阴道抵抗力和抗生素抑制细菌生长。

(1) 补充雌激素:可局部给药(雌三醇软膏涂抹阴道每日 1~2 次,连用 14 日)和全身给药(尼尔雌醇),指导患者正确用药,观察用药疗效和不良反应,但乳腺癌或子宫内膜癌者慎用雌激素。

(2) 抑制细菌生长:阴道局部给予抗生素,如诺氟沙星,放于阴道深部,每日 1 次,连用 7~10 日,观察用药疗效和不良反应。

【健康指导】

1. 指导个人卫生　每日清洗外阴、勤换内裤,保持外阴清洁、干燥,不穿化纤内裤。

2. 健康教育　加强围绝经期妇女的健康教育,使其掌握萎缩性阴道炎的预防措施。

3. 用药指导　对卵巢切除、放疗患者给予雌激素替代治疗的指导,告知其雌激素治疗的适应证和禁忌证,指导其正确用药。

4. 延续性护理　建立患者健康档案,告知患者治疗后无症状者不需常规随访,但症状持续或症状重复出现时应及时复诊,接受治疗,使患者明确随访的时间、目的及联系方式。

## 七、婴幼儿阴道炎患者的护理

【疾病定义】

婴幼儿阴道炎因婴幼儿外阴发育差、雌激素水平低、阴道内异物等造成的继发感染所致,常见于 5 岁以下的幼女,多与外阴炎并存。

【临床表现】

1. 症状　主要表现为阴道分泌物增多,呈脓性。大量阴道分泌物刺激引起外阴痛痒,患儿哭闹、烦躁不安或用手搔抓外阴,部分患儿伴有下尿道感染,出现尿频、尿急、尿痛。若有小阴唇粘连,排尿时可见尿流变细、分道或尿不成线。

2. 体征　可见外阴、阴蒂、尿道口、阴道口黏膜充血、水肿,有时可见脓性分泌物从阴道口流出。病变严重者,外阴表面可见溃疡,小阴唇可发生粘连,粘连的小阴唇有时遮盖阴道口和尿道口,粘连的上、下方各有一裂隙,尿液自裂隙排出。

【辅助检查】

阴道分泌物病原学检查　用细棉拭子或吸管取阴道分泌物找阴道毛滴虫、假丝酵母菌或涂片行革兰染色做病原学检查,必要时行细菌培养。

【评估与观察要点】

1. 健康史　婴幼儿表达能力差,采集病史常需要详细询问其母亲,同时询问母亲有无阴道炎。

2. 观察要点　观察阴道分泌物的量、色和性状,患儿有无哭闹、烦躁不安或用手搔抓外阴,有无下尿道感染,如尿频、尿急、尿痛,有无小阴唇粘连,有无排尿时尿流变细、分道或尿不成线,观察外阴有无抓痕、溃疡,阴蒂、阴道口、尿道口黏膜有无充血、水肿,有无脓性分泌物自阴道口流出。

3. 心理 - 社会状况　评估患者家属对疾病的心理反应及家庭的支持系统。

【护理措施】

1. 心理护理　做好解释工作,鼓励患儿和家属积极配合治疗。

2. 一般护理　指导患儿家属保持患儿外阴清洁、干燥,减少摩擦,勿搔抓局部皮肤。

3. 病情观察　观察治疗后患儿的症状有无好转。

4. 用药护理　针对病原体选择相应的口服抗生素治疗或用吸管将抗生素溶液滴入患儿阴道内,遵医嘱按时按量正确用药。

【健康指导】

1. 指导个人卫生　每日清洗外阴、勤换内裤,保持外阴清洁、干燥,婴儿应避免穿开裆裤;局部严禁搔抓,勿给幼女用刺激性药物或肥皂擦洗外阴;幼女衣物应单独洗涤,不与成人衣物混放,必要时消毒后再穿。

2. 延续性护理　建立患儿健康档案,使患儿家属明确随访的时间、目的及联系方式。

## 八、外阴恶性肿瘤患者的护理

【疾病定义】

外阴癌是最常见的外阴恶性肿瘤,占女性生殖道恶性肿瘤的 3%~5%,外阴鳞状细胞癌占外阴恶性肿瘤的 90%,多见于 50 岁左右的妇女,好发于大、小阴唇和阴蒂。

【临床表现】

1. 外阴瘙痒　患者难以耐受而搔抓,局部疼痛,影响睡眠和休息。病变早期皮肤暗红或粉红,角化过度部位呈现白色。病变晚期皮肤增厚、色素增加、皮肤纹理明显,出现苔藓样变,且粗糙、溃烂。

2. 外阴肿物　癌灶可生长在外阴任何部位,肿物如结节状、菜花状或溃疡状,大阴唇最多见,其次是小阴唇、阴蒂、会阴、尿道口、肛门周围等。腹股沟淋巴结受累可扪及肿大、质硬的肿块。外阴癌 FIGO 分期(2000 年)见表 3-3。

表 3-3　外阴癌 FIGO 分期

| FIGO | 癌肿累及范围 |
| --- | --- |
| 原位癌 | |
| Ⅰ期 | 肿瘤局限于外阴和(或)会阴,肿瘤最大直径≤2cm |
| Ⅰa | 肿瘤直径≤2cm 伴间质浸润≤1cm |
| Ⅰb | 肿瘤直径≤2cm 伴间质浸润 >1cm |
| Ⅱ期 | 肿瘤局限于外阴和(或)会阴,肿瘤直径 >2cm |
| Ⅲ期 | 肿瘤浸润尿道下段,或阴道,或肛门和(或)单侧区域淋巴结转移 |
| Ⅳa 期 | 肿瘤浸润膀胱黏膜,或直肠黏膜,或尿道上段黏膜;或固定于骨盆 |
| Ⅳb 期 | 任何远处转移,包括盆腔淋巴结转移 |

**【辅助检查】**

1. 细胞学检查 病灶有糜烂、溃疡者或色素沉着者可做细胞学涂片或印片。由于外阴病灶常合并感染,其阳性率仅50%左右。

2. 病理组织学检查 行外阴活体组织病理检查确诊。

3. 其他 B型超声、CT、MRI、膀胱镜检、直肠镜检有助诊断。

**【评估与观察要点】**

1. 健康史 患者年龄(该病多为老年)、是否绝经,询问患者有无糖尿病、高血压及冠心病等病史,若为糖尿病或高血压患者,询问血糖或血压控制情况。询问有无外阴瘙痒、外阴赘生物及性传播病史。评估患者一般状况,营养状态;观察患者体温、血象是否正常,伤口有无感染。

2. 观察外阴部 外阴部肿块是单发还是多个,有无压痛,活动度,病变部位与周围皮肤的关系;是否有疼痛、瘙痒、恶臭分泌物。注意腹部淋巴结有无增大、压痛、质硬、固定,注意阴道、宫颈是否有癌肿转移或多发癌。

3. 心理-社会状况 对术后外阴严重变形、伤口不愈、性功能的维持、化疗后不良反应等问题的态度。患者家属对疾病的态度和关心程度。

**【护理措施】**

1. 外阴皮肤护理

(1)局部用药护理:为控制局部皮肤瘙痒,指导患者于病变部位涂抹糖皮质激素类药膏,保护局部组织,避免搔抓病变部位。

(2)放射治疗护理:患者在接受放射治疗后的10天左右,照射区皮肤会出现红斑、脱屑局部反应,无其他不适症状可继续放疗;严密观察皮肤,若出现水疱或溃疡应立即停止照射。放疗期间,保持皮肤清洁干燥、避免刺激。

2. 术前护理

(1)外阴癌患者多为老年人,术前指导患者深呼吸、咳嗽、床上翻身等,适应术后活动。

(2)外阴及肠道的准备:根据术式,术前3天每日进行外阴冲洗2次,保持外阴清洁;口服缓泻剂,遵医嘱予以静脉补液,做好护理记录,防止患者虚脱。

(3)外阴备皮范围:为上至剑突,下至大腿内侧上1/3,包括外阴:注意保护患者隐私,动作轻柔,避免误伤患者皮肤。

(4)外阴皮肤有炎症或溃疡者,需治愈后手术。

3. 术后护理

(1)缓解疼痛:由于术后切口均用大量的棉垫加压包扎,患者常常感到疼痛不适。所以术后协助患者取平卧双腿外展屈膝体位,在腘窝下垫一软枕,提高患者舒适度,以减轻疼痛感;创造良好的休息环境,保证患者休息。集中护理操作,动作轻柔,严重者遵医嘱实施药物镇痛,采取音乐疗法,分散注意力缓解疼痛。

(2)预防感染:保持会阴清洁干燥,每日行会阴冲洗、吹风2次,大便后随时冲洗;观察切口有无渗血、感染征象,伤口敷料定时更换,遵医嘱应用抗生素;卧床期间应用支被架,指导患者下床活动时穿裙子,避免摩擦会阴部。

(3)引流管护理:每班交接班观察引流液的颜色、性质、引流量。出现异常及时通知医生,做好记录。保持引流管及尿管的通畅。下床活动时,引流管及尿管低于骨盆处固定,防止反流。

(4)预防压疮及血栓:卧床期间鼓励患者活动上半身,协助下肢及足部的被动运动,定时变换体位,预防压疮。协助下地活动,功能锻炼并遵医嘱使用抗凝药物,预防下肢血栓的发生。

4. 提供心理支持 术前与患者及家属沟通,正确认识、面对疾病的存在;指导患者采取积极的应对方式,针对疾病做耐心的解释,增强患者及家属的信心,并主动配合治疗。利用同伴管理模式,加强病友间的联系和沟通,减轻恐惧心理。

【健康指导】

1. 做好延续性护理 指导患者出院定期随访,患者应于外阴根治术后3个月返医院复诊,在评估术后恢复情况的基础上,医生与患者一起商讨治疗及随访计划。外阴癌放疗以后2年内约80%的患者复发,5年内复发约占90%,故随访时间应在放疗后1、3、6个月各一次,以后每半年1次,2年以后每年1次,随访5年,以全面评价治疗效果。

2. 保持外阴清洁,避免长期使用刺激性强的药液清洗外阴。

3. 出现双下肢腹股沟区淋巴回流障碍形成下肢水肿,要及时就医。

# 九、外阴阴道创伤患者的护理

【疾病定义】
女性外生殖器和阴道部位由于分娩、性交或外伤等原因造成的损伤。

【临床表现】

1. 疼痛 为主要症状,疼痛严重者可有疼痛性休克。

2. 局部肿胀 检查时可见外阴部有紫蓝色块状物突起,压痛明显。

3. 阴道出血 局部组织损伤,造成该部位血管破裂,有鲜红色血液从阴道流出,血量因创伤程度不同而异。检查时可见外阴皮肤、皮下组织或阴道有明显裂口及活动性出血。

4. 其他　出血量多者,可伴有头晕、乏力、心慌、出冷汗等出血性休克的表现,合并感染时可有发热和局部红、肿、热、痛等。

**【辅助检查】**

1. 妇科检查　可见处女膜裂伤,外阴裂伤或血肿。创伤严重累及膀胱、尿道,可有尿液从阴道流出。伤及直肠,可见直肠黏膜外翻。

2. 实验室检查　出血量大的患者红细胞计数及血红蛋白值出现下降;有感染者白细胞计数增高。

**【评估与观察要点】**

1. 个人史　询问患者的年龄、生育史、外阴或阴道手术史。

2. 观察外阴、阴道裂伤或血肿的部位及大小。伤口局部是否有红、肿及脓性分泌物。评估阴道的出血量,观察是否有尿液自阴道流出。评估患者是否有发热情况及心慌、出冷汗、脸色苍白等休克症状。评估患者的疼痛程度。

3. 心理 - 社会状况　由于意外事件造成外阴阴道创伤的患者,除表现出明显的紧张和恐惧外,还可能会出现心理的应激障碍,需要评估患者及家属对损伤的反应,并识别其异常的心理反应。

**【护理措施】**

1. 心理护理　突然发生的创伤导致患者产生紧张和恐惧心理并令其家属焦虑、担忧,应充分理解患者的感受和反应,用温和的语言安抚患者,使其配合治疗。

2. 疼痛护理　采取正确的体位,避免血肿受压;受伤后 24 小时之内行冷敷,降低局部血流速度,也可降低局部神经的敏感性,减轻患者疼痛;遵医嘱使用止痛药物或物理治疗。

3. 术前护理　外阴阴道创伤的患者多为急诊入院,测量并准确记录患者的生命体征,配合医生清洁创面,完成检查,必要时建立静脉通路,若需急诊手术则遵医嘱予患者配血和进行皮肤准备,向患者及家属讲解手术的流程及注意事项。出血量大的患者,应预防休克的发生,对于已经发生休克的患者,要配合医生进行抢救,及时纠正休克。

4. 术后护理

(1)一般护理:监测患者生命体征,观察患者伤口情况,若出现疼痛进行性加剧、阴道或肛门坠胀等血肿加重的情况要及时通知医生。

(2)疼痛护理:患者术后疼痛较为明显,积极听取患者主诉,必要时遵医嘱予患者使用止痛药物。

（3）预防感染：密切监测患者体温变化；保持外阴部的清洁、干燥，排便后及时清洁外阴；留置尿管期间，嘱患者多饮水，行会阴冲洗，预防尿路感染；遵医嘱使用抗生素。

【健康指导】

1. 保持外阴清洁、干燥，勤换内裤，每日温水清洗外阴。

2. 加强青春期保健知识，指导适当的体育锻炼，避免由于性生活方式不当和运动造成的外阴阴道创伤。

## 十、先天性无阴道患者的护理

【疾病定义】

先天性无阴道是双侧副中肾管发育不全的结果，几乎均合并无子宫或仅有痕迹子宫，极个别的有发育正常的子宫，但卵巢一般均发育正常。

【临床表现】

绝大多数先天性无阴道患者在正常阴道口部位仅有安全闭锁的阴道前庭黏膜，无阴道痕迹。亦有部分患者在阴道前庭部有浅浅的凹陷，个别具有短于3cm的盲端阴道。青春期后由于经血潴留，出现周期性腹痛，无月经或直至婚后因性交困难就诊检查而发现。

【辅助检查】

B型超声检查　可发现宫腔积血或无子宫及痕迹子宫。

【评估与观察要点】

1. 个人及家族史　评估患者的年龄；父母是否是近亲结婚，有无生殖道畸形家族史。

2. 现病史　询问患者是否有月经来潮、性生活困难；是否有周期性腹痛，或腹痛进行性加重。

【护理措施】

1. 心理护理　患者大部分是青春期女性，由于担心生殖系统发育异常会对今后的生活产生影响，多数患者易产生紧张和焦虑的情绪，护士应做好疾病治疗等方面知识的宣教，缓解患者紧张、焦虑情绪，鼓励其积极树立疾病治疗的信心。

2. 术前护理　子宫正常者应在月经来潮后选择人工阴道成形术，无子宫或有痕迹子宫者应在婚前6个月行人工阴道成形术。根据患者手术方式准备手术用品，行羊膜法术前与产科联系备好羊膜，皮瓣法术前应做好股部供皮区皮肤护理。其余术前准备同妇科常规手术前准备。

3. 术后护理

（1）术后需卧床休息，一周之内留置软模具，一周之后协助医生予患者更换硬模具，尿管于术后一周拔除，拔除尿管后嘱患者多饮水，以促患者尽快自解小便。

（2）预防术后感染：遵医嘱给予患者抗生素；会阴冲洗每天 2 次；保持会阴部皮肤清洁、干燥。留置尿管期间，嘱患者多饮水，预防尿道感染；术后一周，每天行阴道冲洗，并更换消毒模具。

（3）疼痛护理：患者在更换硬模具后，常会有剧烈的疼痛感，听取患者主诉，必要时遵医嘱予以患者止痛药物。嘱患者多食水果、蔬菜等粗纤维食物，预防便秘，减少因腹压增加而导致的腹痛。

**【健康指导】**

1. 教会患者及家属如何正确使用模具，并告知要定期更换和消毒模具。

2. 让患者理解正确使用模具的重要性，做到坚持使用模具，从而避免瘢痕粘连的发生或阴道塌陷变短。

3. 告知患者待术后半年伤口完全愈合后方可进行性生活。

**知识链接**

### 人工阴道成形法

1. 非手术疗法　即应用顶压的手段，把正常阴道位置上闭锁的前庭黏膜沿阴道轴方向向头侧端逐渐地推进，形成一个人工腔穴。这一方法所需要的治疗时间较长，形成的人工阴道较短。如果组织弹性差则难以成功，现在临床上已经基本不采用这种治疗方法。

2. 手术疗法　主要是在尿道膀胱与直肠之间分离，形成一个人工腔道，应用不同的方法寻找一个适当的腔穴创面覆盖物，重建阴道。以往应用患者自身中厚游离皮片移植法最多，但术后需要长时间应用硬质阴道模具扩张人工阴道，防止移植皮片覆盖的人工腔穴挛缩，增加患者的痛苦，给其工作和生活带来极大的不便。而且，皮肤与黏膜组织特异性差异太大，也不符合生理要求为其最大的缺点。利用阴唇皮瓣阴道成形，破坏正常外阴形态，常为患者所拒绝。利用乙状结肠或回肠肠段再造，增加手术的复杂性。利用羊膜或盆腔腹膜覆盖亦有其自身的缺点。

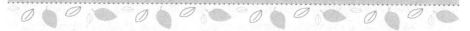

4. 告知患者术后要遵医嘱定期进行复查。

（王玉琼　秦瑛）

# 第二节　子宫颈炎症和盆腔炎性疾病护理

## 一、急性（慢性）子宫颈炎患者的护理

### 【疾病定义】

子宫颈炎是妇科最常见的疾病，有急性和慢性两种。急性子宫颈炎症常与急性子宫内膜炎或急性阴道炎同时发生。临床以慢性子宫颈炎多见。

### 【临床表现】

1. 主要症状　白带增多，白带的性质依据病原体种类、炎症的程度而有不同，可呈乳白色黏液状，或呈淡黄色脓性，或血性白带。当炎症沿宫骶韧带扩散到盆腔时，可有腰骶部疼痛、盆腔部下坠痛等。

2. 体征　妇科检查时可见宫颈有不同程度糜烂、肥大，有时质较硬，有时可见息肉、裂伤、外翻及宫颈腺囊肿。

### 【辅助检查】

宫颈刮片细胞学检查　在治疗前先进行宫颈刮片细胞学检查，用于排除早期宫颈癌。

### 【评估与观察要点】

1. 健康史　评估是否有分娩、流产或手术损伤宫颈，之后病原体侵入而引起感染。

2. 观察要点　观察白带的量和性质。是否有腰骶部疼痛。妇科检查时，观察是否有宫颈糜烂及糜烂程度、是否有宫颈息肉、宫颈肥大和宫颈腺囊肿。

3. 心理 - 社会评估　慢性子宫颈炎病程长，白带多致外阴不舒服，心理压力大。有接触性出血的患者，因焦虑、害怕癌变而拒绝性生活。

### 【护理措施】

1. 心理护理　对病程较长、疾病反复不愈者给予关心并进行耐心开导，减轻和消除其心理负担，鼓励其坚持治疗。

2. 物理治疗术前护理　向需要接受物理治疗的患者讲解物理治疗的目的和大致过程，使其对物理治疗有一定的了解并能配合治疗。

3. 物理治疗术后护理　协助患者每天用流动的清水清洗外阴 2 次，保持

外阴清洁。患者在宫颈创面痂皮脱落前,阴道有大量黄水流出,在术后 1~2 周脱痂时可有少量血水或少许流血,局部可遵医嘱用止血粉或协助医生给予患者压迫止血处理。

**【健康指导】**

告知患者于两次月经干净后 3~7 天复查。让患者知道定期做妇科检查的重要性,发现宫颈炎症予以积极治疗。治疗前常规行宫颈刮片细胞学检查,以除外癌变可能。

## 二、女性盆腔炎性疾病患者的护理

**【疾病定义】**

盆腔炎性疾病(PID)指女性上生殖道的一组感染性疾病,主要包括子宫内膜炎、输卵管炎、输卵管卵巢脓肿、盆腔腹膜炎。炎症可局限于一个部位,也可同时累及几个部位,以输卵管炎、输卵管卵巢炎最常见。盆腔炎性疾病多发生在性活跃期、有月经的妇女,初潮前、无性生活和绝经后妇女很少发生盆腔炎性疾病,即使发生也常常是邻近器官炎症的扩散。盆腔炎性疾病若未能得到及时、彻底治疗,可导致不孕、输卵管妊娠、慢性盆腔痛,炎症反复发作,从而严重影响妇女的生殖健康,且增加家庭与社会经济负担。

**【临床表现】**

1. 不孕 输卵管粘连阻塞可致患者不孕。

2. 异位妊娠 盆腔炎性疾病后异位妊娠发生率是正常妇女的 8~10 倍。

3. 急性盆腔炎 因炎症轻重及范围大小而有不同的临床表现。发病时下腹痛伴发热,重者可有寒战、高热、头痛、食欲缺乏。患者体温升高,心率加快,腹胀,下腹部有压痛、反跳痛及肌紧张,肠鸣音减弱或消失。妇科检查可见阴道充血,并有大量脓性分泌物从宫颈口流出;穹隆有明显触痛,宫颈充血、水肿、举痛明显;宫体增大,有压痛,活动受限;子宫两侧压痛明显,若有脓肿形成则可触及包块且压痛明显。

4. 慢性盆腔炎 全身症状多不明显,有时出现低热、乏力。慢性炎症形成的瘢痕粘连以及盆腔充血,常引起下腹部坠胀、隐痛及腰骶部酸痛。常在劳累、月经前后、性交后加重。

**【辅助检查】**

1. 妇科检查 若为输卵管病变,则在子宫一侧或双侧触及呈索条状增粗的输卵管,并有轻度压痛;若为盆腔结缔组织病变,子宫常呈后倾后屈,活动受限或粘连固定。

2. 实验室检查　白细胞总数及中性粒细胞数增高,血沉增快。高热时应作血培养,宫颈分泌物培养及药物敏感试验。

3. 后穹隆穿刺　在脓肿形成时,如抽出脓液即可确诊。

4. 超声检查　如果条件允许,还应给患者作超声检查以了解盆腔内有无包块。如有包块,看是否为脓肿。

【评估与观察要点】

1. 健康史　询问患者既往是否患有盆腔炎或邻近器官炎症(阑尾炎、腹膜炎)、是否有流产史及妇科手术史。评估患者经期卫生习惯、不洁性生活史、早年性交、多个性伴侣、性交过频等。评估患者的生命体征、是否有下腹痛、腰骶部疼痛、疼痛的性质及程度、阴道分泌物的量及性质。

2. 观察要点　妇科检查穹隆是否有明显触痛,宫颈充血、水肿、举痛明显;是否有宫体增大,有压痛,活动受限;子宫两侧压痛是否明显,若有脓肿形成则可触及包块且压痛明显。

3. 心理 - 社会状况　评估患者有无心理问题,对疾病及治疗方法的认识及接受情况。患者家人对疾病的态度。

【护理措施】

1. 病情观察　严密观察患者生命体征,高热患者给予物理降温,并及时通知医生,根据医嘱用药,并观察用药后反应和效果。观察患者腹痛情况及性质,如有病情变化及时报告医生,必要时根据医嘱给予镇静止痛药物。

2. 个人卫生　教会患者每天用流动温水清洗会阴 2 次,嘱其勤换会阴垫及内裤。

【健康指导】

1. 让患者坚持锻炼,增强抵抗力。避免过度劳累,预防慢性盆腔炎急性发作。

2. 纠正患者不良饮食习惯,注意饮食营养。饮食宜营养丰富,给予高热量、高蛋白、高维生素、易消化食品。忌食油腻、辛辣、生冷、寒凉的食物。鼓励患者多饮水。加强锻炼,增强体质。

## 三、生殖器结核患者的护理

【疾病定义】

由结核杆菌引起的女性生殖器炎症称为生殖器结核,又称结核性盆腔炎。

【临床表现】

1. 月经失调　早期可有月经量多或淋漓不断,晚期可出现月经稀少或闭经。

2. 下腹坠痛 由盆腔炎症和粘连引起,经期腹痛加重。

3. 全身症状 若为活动期,可有结核病的一般症状,如发热、盗汗、乏力、食欲缺乏、体重减轻等,有时仅有经期发热。

4. 不孕 由于输卵管管腔阻塞、输卵管周围粘连及黏膜纤毛被破坏,输卵管僵硬、蠕动受限,丧失其运输功能,可引起不孕。在原发性不孕患者中,生殖器结核常为主要原因之一。

【辅助检查】

1. 实验室检查 大多数患者白细胞总数及分类基本正常,慢性轻型内生殖器结核的红细胞沉降率加速不如化脓性或淋菌性盆腔炎明显,但往往表示病灶尚在活跃阶段,可供诊断与治疗时参考。

2. 胸部 X 线检查 注意有无陈旧性结核病灶或胸膜结核征象;阳性发现对诊断可疑患者有一定参考价值。

3. 结核菌素试验 皮试阳性说明以往曾有过感染,并不表示试验时仍有活动性结核病灶,参考价值在于提高怀疑指数。要注意的是阴性结果有时也不能完全排除结核病,如受检对象感染严重结核病、使用肾上腺皮质激素、老人、营养不良等。

4. 盆腔检查 子宫形态大小,活动是否正常,或因粘连活动受限。如病情发展,双侧输卵管增粗、变硬、呈条索状,甚至附件区有大小不等的块物,固定、有触痛。

5. 病理检查 行诊断性刮宫,如病理检查结果为阴性,应重复检查2~3次。

6. 腹腔镜检查 观察输卵管及盆腔腹膜表面的粟粒样结节,可取活检,确定诊断。

【评估与观察要点】

1. 健康史 评估是否有结核的家族史和感染史;评估是否有免疫力低下、营养不良等与结核病发病有关的因素;是否有低热、乏力、消瘦等症状;评估月经情况。

2. 观察要点 观察患者的月经量和白带情况。

3. 心理 - 社会状况 了解患者及家属对该疾病的治疗方法及其预后的认知程度,评估患者的家庭经济状况及社会支持系统。

【护理措施】

1. 心理护理 多关心和体贴患者,采用安慰、鼓励等语言帮助患者消除顾虑,减轻焦虑,在平静的心态下积极地接受治疗。

2. 用药指导 应向患者耐心细致地讲解坚持按疗程、医嘱、时间、规律用药的重要性。讲明药物的名称、剂量、时间、用法、注意事项及毒副作用。

【健康指导】

1. 让患者知道加强营养,适当休息,增强机体抵抗力及免疫力的重要性。

2. 让患者掌握如何服用医生开具的药物,并观察药物的不良反应。

3. 使患者记住随诊的时间、地点和联系方式。

(秦瑛)

# 第三节 子宫内膜异位症与子宫腺肌病护理

子宫内膜异位性疾病包括子宫内膜异位症和子宫腺肌病,两者均由具有生长功能的异位子宫内膜所致,临床上常可并存。

## 一、子宫内膜异位症患者的护理

【疾病定义】

具有生长功能的子宫内膜组织(腺体和间质)出现在子宫体以外的部位时称为子宫内膜异位症。

【临床表现】

子宫内膜异位症的临床表现多种多样,病变部位不同,临床表现也不相同。常有痛经、慢性盆腔痛、性交痛、月经异常和不孕。部分患者无任何症状。

1. 痛经和慢性盆腔痛 此病最典型的症状为继发性痛经,呈进行性加重。典型的痛经常于月经开始前1~2天出现,月经第1天最剧烈,以后逐渐减轻并持续至整个月经期。疼痛部位多为下腹深部和腰骶部,并可向会阴、肛门、大腿放射。部分患者伴有直肠刺激症状,表现为稀便和大便次数增加。疼痛程度与病灶大小不一定成正比。偶有患者长期下腹痛,腹痛时间与月经不同步,形成慢性盆腔痛,至月经期加剧。

2. 性交痛 一般表现为深部性交痛,月经来潮前性交痛更明显。多见于直肠子宫陷凹有子宫内膜异位病灶或因病变导致子宫后倾固定的患者。

3. 月经异常 15%~30%患者有经量增多、经期延长或经前点滴出血。

4. 不孕 患者不孕率高达40%。

5. 急腹痛 卵巢子宫内膜异位囊肿破裂,可引起突发性剧烈腹痛,伴恶心、呕吐和肛门坠胀。破裂多发生在经期前后或经期,部分也可能发生在排卵期。

6. 其他症状 盆腔外组织有异位内膜种植和生长时,多在病变部位出现结节样肿块,并伴有周期性疼痛、出血或经期肿块明显增大,月经后又缩小。

7. 较大的卵巢子宫内膜异位囊肿在腹部可扪及囊性包块,腹部瘢痕子宫内膜异位病灶可在切口瘢痕内触及结节状肿块,囊肿破裂时出现腹膜刺激征。盆腔检查典型者可发现子宫多后倾固定。

【辅助检查】

1. 影像学检查 腹部和阴道 B 型超声检查是鉴别卵巢子宫内膜异位囊肿和直肠阴道隔内异位症的重要手段。它可确定卵巢子宫内膜异位囊肿的位置、大小、形状和囊内容物,与周围脏器,特别是与子宫的关系等。

2. CA125 值测定 CA125 为卵巢癌相关抗原。轻度子宫内膜异位症患者血清 CA125 水平多正常,中至重度患者血清 CA125 值可能会升高,但一般均为轻度升高,多低于 100U/ml。

【评估与观察要点】

1. 健康史 询问年龄、婚姻状况等信息。了解患者月经情况,初潮年龄,月经周期长短及月经量。有无腹痛,腹痛的发作时间特点、程度以及对于日常生活的影响,缓解方式等。是否生育及将来生育计划。有无内膜异位症相关手术史。

2. 观察要点 患者痛经时表现及主诉及疼痛程度、疼痛部位有无伴发症状,如疼痛时恶心、呕吐、排便异常等。

3. 心理 - 社会状况 患者及其家人对患者的态度和对疾病的认知程度。评估患者情绪变化等。

【护理措施】

1. 术前护理

(1) 肠道准备:术前一般禁食 12 小时、禁水 8 小时。根据患者子宫内膜异位症的盆腔粘连程度行肠道准备。

(2) 阴道准备:需术中放置举宫器及做好涉及子宫腔、阴道操作的手术准备,术前行阴道冲洗或用碘伏棉球擦洗 1~2 次,术日晨再次擦洗阴道,尤其宫颈管的清洁。行腹腔镜手术的患者,备好腹部敷料,开腹手术的患者准备砂袋和腹带。

2. 术后护理

(1) 术后监测生命体征:全麻下手术的的患者需监测血氧饱和度,并给予吸氧。

（2）术后观察：全麻手术的患者术后6小时内，观察患者意识及有无恶心、呕吐等表现，意识清楚无恶心、呕吐的患者可采取去枕卧位或头部枕薄枕使头部与肩部水平，患者可床上翻身。腰麻和硬膜外麻醉的患者术后4~6小时去枕平卧位，并头偏向一侧，观察有无恶心、呕吐等症状。手术6小时后患者可着枕头，鼓励患者床上翻身和活动，促进肠蠕动，预防肠粘连。

（3）鼓励患者早下床活动：注意活动安全。卧床时取半卧位姿势，腹肌放松，以减轻疼痛，并使渗出液局限在盆腔。

（4）保持管路通畅：留置盆腔引流管者观察引流液颜色、性质、量，警惕腹腔内出血。

（5）观察伤口渗出情况：密切观察伤口有无渗出及时更换敷料等。

（6）评估患者疼痛程度，遵医嘱给予止痛药物。

（7）心理护理：子宫内膜异位症患者术后复发率较高，有时对于不孕症的患者容易出现负性心理情绪，应倾听患者主诉，了解其心理情况，提供心理支持。鼓励家属多关心患者，给予心理安慰。

【健康指导】

1. 妊娠可缓解子宫内膜异位症，有生育需求的患者，术后应尽早妊娠。

2. 使用性激素进行假孕或假绝经治疗为子宫内膜异位症患者保守治疗或术后联合治疗的常用方法，但使用性激素替代治疗的患者注意药物副作用，如使用雌激素的药物须警惕血栓风险，使用GnRH-a假绝经治疗的患者须注意骨质丢失的问题，注意补钙。

## 二、子宫腺肌病患者的护理

【疾病定义】

当子宫内膜腺体及间质侵入子宫肌层时，称子宫腺肌病。

【临床表现】

1. 月经量过多、经期延长，月经过多发生率为40%~50%，表现为连续数个月经周期中月经期出血量多，一般大于80ml。

2. 逐渐加重的进行性痛经，疼痛位于下腹正中，常于经前1周开始，直至月经结束，子宫腺肌病痛经的发生率为15%~30%。

3. 子宫呈均匀增大或有局限性结节隆起，质硬且有压痛，经期压痛更甚。

4. 妇科检查子宫均匀性增大或局限性结节隆起，质硬有压痛。

5. 临床分类

（1）弥漫性：子宫均匀性增大，前后径增大明显，呈球形，一般不超过 12 周妊娠子宫大小。

（2）局限性：局限性生长形成结节或团块，似肌壁间肌瘤，称为子宫腺肌瘤。

【辅助检查】

1. B 型超声检查 可见子宫均匀增大或局限性隆起。

2. 影像学检查 对诊断有一定的帮助，可酌情选择，疾病确诊取决于术后的病理学检查。

3. 血清 CA125 测定 血清 CA125 水平增高。

4. 腹腔镜检查 可见子宫均匀增大或局限性隆起、质硬，外观灰白或暗紫色，表面可见一些浆液性小泡或结节。

【评估与观察要点】

1. 健康史 患者的年龄、妊娠、分娩次数、手术史、月经史。

2. 观察要点 经量有无增多、经期延长、逐渐加剧的痛经，患者是否贫血等。

3. 心理 - 社会状况 评估患者对疼痛产生的恐惧，对月经改变产生焦虑，担心手术效果等。

【护理措施】

1. 缓解疼痛 主要通过药物和手术治疗使疼痛症状缓解或消失，但在治疗前可口服止痛药，注意不要形成止痛药物依赖。

2. 给予心理支持，减轻患者及家属的焦虑，由于患者多数因为病情长且逐渐加重而身心痛苦，护士应该做好心理护理，并要做好疾病的宣教工作，让患者了解相关的疾病及手术相关的知识，药物治疗和手术治疗的适应证与最佳时期，讲解手术方法和术后注意事项，鼓励患者建立治疗疾病的信心，与患者共同寻求最佳治疗方案。

3. 治疗护理

（1）药物治疗：对于症状较轻、有生育要求者可使用活血化瘀型中成药、止痛药如吲哚美辛；近绝经期患者可使用口服避孕药、达那唑、孕三烯酮或 GnRH-a 治疗，均可缓解症状，但需要注意药物的副作用，并且停药后症状可重复出现，在 GnRH-a 治疗时应注意患者骨丢失风险，可以给予反添加治疗和钙剂补充。

（2）年轻或希望生育的患者：除考虑药物治疗，还可手术治疗，行病灶挖除术、超声聚焦治疗（海扶刀），但术后有复发风险；对症状严重、无生育要求或药物治疗无效者,可行介入治疗、全子宫切除术。是否保留卵巢,取决于卵巢有无病变和患者年龄。

**知识链接**

### 超声聚焦治疗(海扶刀)

海扶刀是一种新型的非侵入性肿瘤治疗技术,是近年来出现的一种针对子宫肌瘤的非侵入性治疗方法,其利用超声波具有的组织穿透性和可聚焦性等物理特征,将体外低能量超声波聚焦在体内肿瘤病灶处,通过焦点区超声波产生的热效应,致靶区内组织温度在 0.5~1.0 秒内骤升至 60~100℃,使靶区内组织发生凝固性坏死,而不损伤靶区外组织。

由于海扶刀的非侵入性,不需全身麻醉,患者意识清楚,可随时与医生沟通,一旦治疗过程中患者出现自主不适或医生结合 MRI 影像及温度反馈图发现患者移动、参数偏差等情况,便可在第一时间终止治疗,然后修正患者移位和(或)调整治疗计划,使安全性得到多重保障。作为一种安全有效、不开刀、创伤小、恢复快、保留患者器官的治疗手段,海扶刀在子宫肌瘤治疗上的应用已日益广泛。

(3)治疗贫血:患者贫血严重时遵医嘱给予纠正贫血药物治疗,必要时输血。输血时注意速度,防止患者心衰发生。患者贫血,需防范患者起床活动时发生跌倒。卧床治疗期间满足患者生活需要。

4. 手术护理

(1)术前准备

1)遵医嘱完善术前各项检查。

2)针对患者存在的心理问题做好情志护理。

3)讲解有关疾病的知识、术前的注意事项等。

4)术前晚间禁食、禁水。

5)肠道准备,必要时遵医嘱予清洁灌肠。

6)手术前一日清洁皮肤,行手术区备皮,并注意脐部清洁,做好护理记录。皮肤准备时,应注意动作轻柔,刀片勿划破患者皮肤引起感染。

7)嘱患者取下义齿、贵重物品,并交家属保管。

8)将病历、X 线片、CT 片及术中带药等手术用物带入手术室。

9)再次核对患者姓名、床号、病案号及手术名称。

10）根据手术要求准备麻醉床、氧气及监护仪等用物。

（2）术后护理

1）全麻患者清醒前去枕平卧，头偏向一侧；硬膜外麻醉患者平卧6小时，头偏向一侧。

2）病情观察：①观察患者生命体征；②观察阴道出血及腹部切口有无渗血，发现异常报告医生，及时处理；③评估肠蠕动的恢复情况；④保持引流管、尿管通畅，定时观察颜色、性质及量；⑤定时查看敷料，观察有无出血和分泌物，注意颜色、性质及量，及时更换；⑥评估伤口疼痛的性质、程度、持续时间，并分析疼痛的原因，遵医嘱使用镇痛药；⑦行腹壁手术患者为减轻伤口张力，体位应保持屈膝位；⑧行会阴部手术患者，应注意饮食管理及排便管理，防止大便干燥。同时，为预防伤口感染，术后应保持伤口处皮肤清洁干燥，每天做好会阴护理，做好护理记录。

【健康指导】

1. 指导患者生活　告知患者经期避免过度或过强体育、舞蹈活动，以防剧烈的体位和腹压变化引起经血倒流。

2. 患者术后知道如何保持会阴和腹部伤口清洁，避免感染。

3. 指导贫血患者除加强营养促进康复，还应注意活动时防止跌倒。指导患者正确服用铁剂。

4. 预防该病发生　避免月经期及月经刚干净时性生活，以免脱落的子宫内膜经输卵管进入盆腔，减少发病因素。

5. 对实施保留生育功能手术的患者，应指导其术后6~12个月内受孕。

6. 对实施切除子宫保留卵巢的患者，应指导其术后服用3~6个月的孕激素，以防复发。

7. 告知患者术后复查时间，观察治疗效果和制订后续的治疗计划。

（卢契　丁焱）

# 第四节　盆底功能障碍性及生殖器官损伤疾病护理

## 一、阴道前壁膨出患者的护理

【疾病定义】

阴道前壁膨出多因膀胱和尿道膨出所致，以膀胱膨出常见，常伴有不同程度的子宫脱垂。阴道前壁膨出可单独存在或合并阴道后壁膨出。

【临床表现】

1. 症状 轻者无症状。重者自述阴道内有肿物脱出，伴腰酸、下坠感。阴道脱出肿物在休息时小，站立过久或活动过度时增大。难以排空小便，膀胱内有残余尿存在，易发生膀胱炎，可有尿频、尿急、尿痛等症状。重度膀胱膨出多伴有尿道膨出，此时常伴有压力性尿失禁症状。如膀胱膨出加重，可导致排尿困难，需用手将阴道前壁向上抬起方能排尿。

2. 体征 检查时可见阴道前壁呈球状膨出，阴道口松弛，膨出膀胱柔软，该处阴道壁黏膜皱襞消失，如组织反复受到摩擦，可发生溃疡。

阴道膨出分度：临床上传统分为 3 度。以屏气下膨出最大限度来判定。

Ⅰ度：阴道前壁形成球状物，向下突出，达处女膜缘，但仍在阴道内。

Ⅱ度：阴道壁展平或消失，部分阴道前壁突出于阴道口外。

Ⅲ度：阴道前壁全部突出于阴道口外。

注意：膨出分度检查应在最大屏气状态下进行。

【辅助检查】

1. 妇科检查 发现膨出的阴道前壁，评估分度。区分阴道前壁膨出是膀胱膨出还是尿道膨出，或者两者合并存在。

2. 压力性尿失禁检查 让患者先憋尿，在膀胱截石位下咳嗽，如有尿液溢出，检查者用示、中两指分别置于尿道口两侧，稍加压再嘱患者咳嗽，如能控制尿液外溢，证明有压力性尿失禁。

3. 尿动力学检查 直观量化尿路功能，协助诊断压力性尿失禁。

【评估与观察要点】

1. 健康史 了解患者生育史，分娩过程中有无产程延长、阴道助产及盆底组织撕伤等病史。同时，还应评估患者其他系统健康状况，如有无慢性咳嗽、盆腹腔肿瘤、便秘等。

2. 观察要点 观察患者有无下腹部坠胀、腰痛症状，是否有大小便困难、阴道肿物脱出。是否在用力下蹲、增加腹压时上述症状加重，甚至出现尿失禁，但卧床休息后症状减轻。

3. 心理 - 社会状况 评估患者是否因为担心肿物脱出导致行动不便，不能从事体力劳动，大小便异常，性生活受到影响而出现焦虑、情绪低落。

【护理措施】

1. 心理护理 患者由于长期受疾病折磨，往往有烦躁情绪。护士鼓励患者说出内心感受和需求，给予心理支持。向患者介绍疾病的知识及预后，帮助患者消除紧张焦虑的情绪。告知患者术前、术后的注意事项，帮助患者以良好的心态接受手术。

2. 改善患者一般情况　加强患者营养，卧床休息。积极治疗原发疾病，如慢性咳嗽、便秘等。教会患者做盆底肌肉、肛门肌肉的运动锻炼，增强盆底肌肉、肛门括约肌的张力，每天 3 次，每次 5~10 分钟。

3. 教会患者子宫托的放取方法　选择大小适宜的子宫托，使用注意事项：①放置前阴道应有一定水平的雌激素作用，绝经后妇女可用阴道雌激素霜剂，一般应用子宫托前 4~6 周开始应用，并在放托的过程中长期使用；②子宫托应每日早上放入阴道，睡前取出消毒备用，避免放置过久压迫生殖道而致糜烂、溃疡，甚至坏死造成生殖道瘘；③保持阴道清洁，月经期和妊娠期停止使用；④上托以后，分别于第 1、3、6 个月时到医院检查 1 次，以后每 3~6 个月到医院检查 1 次。

**知识链接**

### 放置子宫托的方法

放置前让患者排尽大小便，洗净双手，蹲下并两腿分开，一手持托柄，使托盘呈倾斜位进入阴道口，将托柄边向内推边向阴道顶端旋转，直至托盘达子宫颈，然后屏气，使子宫下降，同时用手指将托柄向上推，使托盘牢牢地吸附在宫颈上。放妥后，将托柄弯度朝前，对正耻骨弓后面即可取子宫托时，手指捏住子宫托柄，上下左右轻轻摇动，等负压消失后向后方牵拉，即可自阴道滑出。

4. 术前护理

（1）皮肤准备：根据医嘱和院内感染要求，于手术当天给予患者备皮。备皮范围上至耻骨联合上 10cm，下至会阴部、肛门周围、腹股沟及大腿内侧 1/3，备皮后洗净皮肤。患者于术前 1 日晚自行沐浴。

（2）阴道准备：术前 5 天开始进行阴道准备，Ⅰ度脱垂患者应每天坐浴 2 次，一般采取 1：5000 的高锰酸钾或 0.2‰ 的聚维酮碘（碘伏）液；对于Ⅱ、Ⅲ度脱垂的患者特别是有溃疡者，行阴道冲洗后局部涂 40% 紫草油或含抗生素的软膏，并勤换内裤。因子宫颈无感觉，易导致患者局部溃疡，所以应特别注意冲洗液的温度，一般在 41~43℃ 为宜，冲洗后戴上无菌手套将脱出物还纳于阴道内，让患者平卧于床上半小时；用清洁的卫生带或丁字带支托膨出物，避免与内裤摩擦,减少异常分泌物;积极治疗局部炎症,按医嘱使用抗生素及局部涂含雌激素的软膏。另外,根据医嘱于术前 1 天及手术当日清晨予患者阴道冲洗一次,冲洗时应特别注意阴道穹隆。

（3）肠道准备:根据病情需要,遵医嘱于术前 1 天或术前 3 天给予口服泻药、灌肠等肠道准备。

5. 术后护理

（1）病情观察及护理:严密观察患者的意识情况、生命体征、伤口有无渗血、阴道出血的量和颜色、引流液的量和颜色、麻醉不良反应、肠蠕动恢复情况,注意阴道分泌物的量、性质、颜色及有无异味,如有异常及时通知医生并予以处理。阴道内放置纱布卷压迫止血的患者,应观察排尿情况及纱布卷取出后阴道出血的情况,一般在术后 12~24 小时内取出,取出时注意核对数目。

（2）疼痛护理:认真对待患者的疼痛主诉,遵医嘱使用止痛药物,观察药物不良反应,评价止痛效果。阴道内置纱布者可能会稍感不适,如疼痛、便意为正常现象,待纱布取出后,即消失。

（3）管路护理:根据手术范围导尿管留置 2~14 日,在留置引流管和尿管期间,应保持管路通畅,妥善固定,准确记录引流液和尿量。各班交接班时,查看管路的情况。告知患者活动时注意勿让管路脱出。

（4）营养支持:术后以流质为主,之后向半流质及普食过渡,饮食宜清淡为主,保持排便通畅。

（5）活动与休息:手术当日卧床休息,鼓励患者床上翻身与活动,以平卧位为宜,降低外阴阴道张力,促进伤口愈合;术后第 1 天鼓励患者尽早下地活动,促进排气,避免肠粘连和血栓的发生。术后患者第 1 次下床时注意预防跌倒。

（6）预防感染:保持外阴清洁干燥、勤换内衣裤及床垫,每天行外阴擦洗 2 次,患者排便后用同法清洁外阴以预防感染;注意观察阴道分泌物的特点;监测患者体温,体温≥38.5℃要通知医生,遵医嘱应用抗生素。

（7）预防下肢深静脉血栓:术后要注意早期活动,按摩双下肢,促进血液循环,遵医嘱给予抗凝剂或抗血栓压力泵,注意观察下肢血供情况及周径变化。

【健康指导】

1. 疾病知识指导　患者学会自我观察阴道出血量,术后出现血性分泌物或少量流血为正常现象,若流血量多如月经,应及时返院就诊。

2. 生活指导　指导患者保持心情舒畅,生活要有规律,注意休息;术后禁性生活 3 个月,避免缝线脱落而致手术失败;做好个人卫生,每日清洗会阴,拆线一周后可淋浴,禁盆浴两个月;注意保暖,防止呼吸道疾病,避免剧烈咳嗽及慢性咳嗽,以免增加腹压。

3. 活动指导　术后 3 个月内勿行重体力劳动,剧烈运动及跳跃动作,避免使腹压增高的行为方式和生活习惯,如长期站立、蹲位、负重等,术后 1 个月可恢复一般活动,下蹲时双膝尽可能并拢。可做适当的运动和简单的家务活动。指导患者行盆底肌和肛提肌的训练,每天用力做缩肛动作 2~3 次,每次 10~15 分钟。

4. 饮食指导　饮食宜选择清淡、易消化、富含粗纤维、有营养的食物,并鼓励患者多饮水,养成每天排便的习惯,并保持大便通畅,避免便秘,必要时使用缓泻药物。

5. 用药指导　绝经后的患者可遵医嘱服用结合雌激素或戊酸雌二醇,促进阴道壁伤口愈合。

6. 延续性护理　定期进行电话随访并记录每次回访情况,了解患者出院后状况。术后 1 个月到医院复查伤口愈合情况,3 个月后再到门诊复查,医生确认完全恢复以后方可有性生活。

## 二、阴道后壁膨出患者的护理

【疾病定义】

阴道后壁膨出也称直肠膨出。阴道后壁膨出可以单独存在,也常合并阴道前壁膨出。

【临床表现】

1. 症状　阴道后壁黏膜在阴道口刚能看到者,多无不适。阴道后壁明显凸出于阴道口外者,有外阴摩擦异物感。部分患者有下坠感、腰酸痛。膨出重者出现排便困难,需下压阴道后壁方能排便。

2. 体征检查　可见阴道后壁黏膜呈球状膨出,阴道松弛,多伴有陈旧性会阴裂伤。肛门检查手指向前方可触及向阴道凸出的直肠,呈盲袋;如无盲袋的感觉,可能仅为阴道后壁黏膜膨出。阴道后壁有两个球状突出时,位于阴道中段的球形膨出为直肠膨出,而位于后穹隆部位的球形突出是肠膨出,指诊可触及疝囊内的小肠。

阴道后壁膨出分度:临床上传统分为 3 度。以屏气下膨出最大限度来判定。

Ⅰ度:阴道后壁达处女膜缘,但仍在阴道内。

Ⅱ度:阴道后壁部分脱出阴道口。

Ⅲ度:阴道后壁全部脱出阴道口外。

注意:膨出分度检查应在最大屏气状态下进行。

【辅助检查】

1. 妇科检查　发现膨出的阴道后壁,评估分度。肛门指诊了解肛提肌的肌力和生殖裂隙宽度,区分阴道后壁膨出是直肠膨出还是合并阴道前壁膨出。

2. 压力性尿失禁检查　让患者先憋尿,在膀胱截石位下咳嗽,如有尿液溢出,检查者用示、中两指分别置于尿道口两侧,稍加压再嘱患者咳嗽,如能控制尿液外溢,证明有压力性尿失禁。

3. 尿动力学检查　直观量化尿路功能,协助诊断压力性尿失禁。

【评估与观察要点】

1. 健康史　了解患者生育史,分娩时有无产程延长、阴道助产及盆底组织撕伤等病史。同时,还应评估患者其他系统健康状况,如有无慢性咳嗽、盆腹腔肿瘤、便秘等。

2. 观察要点　观察患者有无下腹部坠胀、腰痛症状,是否有大小便困难、阴道肿物脱出。是否在用力下蹲、增加腹压时上述症状加重,甚至出现尿失禁,但卧床休息后症状减轻。

3. 心理-社会状况　评估患者是否因为担心肿物脱出导致行动不便,不能从事体力劳动,大小便异常,性生活受到影响而出现焦虑、情绪低落。

【护理措施】

同阴道前壁膨出。

【健康指导】

同阴道前壁膨出。


# 三、子宫脱垂患者的护理

【疾病定义】

子宫从正常位置沿阴道下降,至宫颈外口达坐骨棘水平以下,甚至子宫全部脱出于阴道口以外,称为子宫脱垂,子宫脱垂常合并有阴道前壁和后壁膨出。

【临床表现】

轻症患者一般无不适,重症子宫脱垂对子宫韧带有牵拉,并可导致盆腔充血,使患者有不同程度的腰骶部酸痛或下坠感,站立过久或劳累后症状明显,卧床休息则症状减轻。重症子宫脱垂常伴有排便排尿困难和便秘,残余尿增加,部分患者可发生压力性尿失禁,但随着膨出的加重,其压力性尿失禁症状可缓解或消失,反而出现排尿困难,甚至需要手压迫阴道前壁帮助排尿,并易并发尿路感染。子宫脱垂严重时脱出的块物不能还纳,影响行动。子宫颈因长期暴露在外而发生黏膜表面增厚、角化或发生糜烂、溃疡和出血等,如继发感染则有脓性分泌物。

子宫脱垂分度:目前有两种分度方法,其一将子宫脱垂分为 3 度,如下:

1. Ⅰ度　Ⅰ度轻型指宫颈外口距处女膜缘 <4cm,未达处女膜缘;重型指宫颈已达处女膜缘,阴道口可见宫颈。

2. Ⅱ度　Ⅱ度轻型子宫颈及部分阴道前壁脱出阴道口外,宫体仍在阴道内;Ⅱ度重型宫颈与部分宫体脱出阴道口外。

3. Ⅲ度　宫颈与宫体全部脱出阴道口外。

另一种分度方法为盆腔器官脱垂定量分度法(POP-Q)。

盆腔器官脱垂定量分度法(POP-Q),此分期系统分别利用阴道前壁、阴道顶端、阴道后壁上的各 2 个解剖指示点与处女膜的关系来界定盆腔器官的脱垂程度,该分类方法将盆腔脏器脱垂分为 0、Ⅰ~Ⅳ度。与处女膜平行以 0 表示,位于处女膜以上用负数表示,处女膜以下用正数表示。

【辅助检查】

1. 实验室检查　术前常规实验室检查等。

2. 影像学检查　伴有直肠膨出或阴道前后壁膨出的患者可行 B 型超声或磁共振显像(MRI)等,判断盆腔脏器有无缺损和脏器间相互关系。

3. 尿动力学检查　伴有尿失禁或排尿障碍的患者可行尿动力学评估排尿功能。

【评估及观察要点】

1. 健康史　询问患者年龄、婚育史以及性生活情况。子宫脱垂发生时间和程度。子宫脱垂对日常生活的影响程度。

2. 观察要点　子宫脱垂程度阴道有无黏膜糜烂、溃疡、出血和感染等,有无排便、排尿异常。

3. 心理 - 社会状况　患者情绪是否焦虑,患者及家属对疾病的认知和对患者治疗是否支持等。

【护理措施】

1. 保守治疗护理措施

(1) 指导加强盆底肌肉力量的练习:常用 Kegel 锻炼和辅助生物反馈治疗。单独采用盆底肌肉锻炼治疗用于 POP-Q 分期Ⅰ度和Ⅱ度的子宫脱垂患者。辅助生物反馈治疗效果优于自身 Kegel 锻炼。

**知识链接**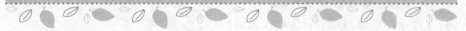

### Kegel 锻炼方法

Kegel 运动由德国医生 Arnold Kegel 在 1948 年提出,半个多世纪以来一直在尿失禁的治疗中占据重要地位,目前仍是压力性尿失禁最常用和效果最好的非手术治疗方法。方法为:持续收缩盆底肌 2~6 秒,松弛 2~6 秒,如此反复 10~15 次。每天训练 3~8 次,持续 6~8 周为一疗程。

（2）指导患者饮食:嘱患者多进食粗纤维食物,预防便秘。

（3）积极治疗老年性慢性支气管炎、慢性咳嗽等长期增加腹压的疾病,同时避免久蹲、提重物等活动以避免腹压的增加。

（4）指导患者正确使用子宫托:子宫托是一种支持子宫和阴道壁并使其维持在阴道内而不脱出的工具。POP-Q Ⅱ~Ⅳ度脱垂患者均可使用,尤其适用于全身状况不宜手术、妊娠期和产后的患者。手术前放置可促进膨出面溃疡的愈合。

（5）指导用药:外阴黏膜糜烂、溃疡、出血和感染的患者,遵医嘱指导其局部使用药物,促进愈合。

（6）保持会阴清洁:指导患者穿柔软的内衣和内裤,减少局部摩擦,勤换内衣,并注意会阴部卫生,保持会阴部清洁。

2. 术前护理措施

（1）术前 3 天阴道冲洗及坐浴。

（2）术前 1 天遵医嘱进行肠道准备:口服洗肠液或灌肠等,术前晚和或术日晨灌肠各 1 次。

（3）备皮范围:同常规妇科手术,会阴部备皮时注意避免局部皮肤黏膜损伤。

（4）子宫脱垂患者术后卧床时间较长,术前指导患者深呼吸及有效咳嗽、咳痰方法,预防术后肺部并发症。

（5）其余术前准备同其他常规妇科手术。

3. 术后护理措施

（1）术后观察患者生命体征的变化。

（2）术后一般阴道留置纱布 24~48 小时。术后观察患者阴道伤口出血情况,有无血肿。

（3）术后遵医嘱尿管留置 48~96 小时,保持尿管的持续通畅是保证手术成功的关键,术后导尿管开放并保持通畅,防止其打折、扭曲、脱落、堵塞。如有阻塞或排尿不畅,用 10~20ml 生理盐水缓慢冲洗,鼓励多饮水。拔尿管前一日进行膀胱功能训练。

（4）子宫脱垂术后留置尿管时间较长,需加强会阴部护理,进行会阴擦洗和便后擦洗,减少伤口感染和泌尿系统感染。

（5）术后饮食的护理:阴式手术对腹腔内脏干扰少,术后肠蠕动恢复快,术后 6 小时指导患者进清淡流质饮食,术后 1 天肠蠕动恢复可进无奶、无糖半流质饮食,排气后进普通饮食,增加粗纤维摄入,预防便秘,如有便秘,遵医嘱给予患者缓泻剂治疗。

（6）由于子宫脱垂患者多为老年患者,且术后一般需绝对卧床 2~4 天,应积极采取预防下肢静脉血栓的护理措施。

（7）预防坠积性肺炎:保持病房空气清新,术后严密监测体温变化和呼吸道症状,遵医嘱给予抗生素抗感染治疗,协助患者翻身叩背,避免用力咳嗽,痰多不易咳出时给予雾化吸入。

（8）疼痛的护理:术后根据疼痛评分,遵医嘱给予镇痛措施。

【健康教育】

1. 出院后随访　嘱患者于术后 2 个月、6 个月、12 个月回医院复查,对患者进行查体,检查手术效果和患者恢复情况。

2. 避免腹压增加　嘱患者术后 2 个月内禁止性生活和盆浴,避免久蹲、提重物等活动并防止长期腹压增加的运动。

3. 术后锻炼　指导术后和保守治疗的患者进行 Kegel 运动或辅助生物反馈治疗。

## 四、压力性尿失禁患者的护理

【疾病定义】

压力性尿失禁（SUI）是指腹压突然增加导致尿液不自主流出,但不是由逼尿肌收缩或膀胱壁对尿液的压力所引起。其特点是患者正常状态下无遗尿,而腹压突然增高时尿液流出。

【临床表现】

1. 患者腹压增加下不自主溢尿为典型症状。而尿急、尿频、急迫性尿失禁和排尿后膀胱区胀满感亦是常见症状。80% 的压力性尿失禁患者伴有阴道膨出。

2. 临床症状分度　客观分度采用尿垫试验,临床常用简单的主观分度,分为轻度、中度和重度。

(1) 轻度:只发生在剧烈压力下,如咳嗽、打喷嚏、或慢跑。

(2) 中度:发生在中度压力下,如快速运动或上下楼梯。

(3) 重度:发生在轻度压力下,如站立时,但患者在仰卧位时可控制尿液。

【辅助检查】

1. 试验方法　如患者合并盆腔器官脱垂,则将脱垂器官复位后再行以下检查。检查方法有压力试验、指压试验、棉签试验。①压力试验:患者膀胱充盈时取截石位,嘱患者咳嗽时观察尿道口,如果每次咳嗽均伴有尿液的不自主流出则可提示压力性尿失禁。如果膀胱截石位没有尿液流出,应让患者站立位时重复压力试验。②指压试验:患者取膀胱截石位,先行压力诱发试验,若为阳性,则将中指及示指分别放在阴道内膀胱颈水平尿道两侧的阴道壁上,向前上抬举膀胱颈,再行诱发压力试验,如尿失禁现象消失,则为阳性。

2. 排尿日记　连续记录 72 小时排尿情况,包括每次排尿时间、尿量、饮水时间、饮水量、排尿的伴随症状及尿失禁时间等。

3. 问卷评估　应用国际尿失禁咨询委员会(ICS)尿失禁问卷简表(ICI-Q-SF)评估。

4. 1 小时尿垫试验　ICS 标准,试验开始前无需排尿,安放好已称重的尿垫或卫生巾,5~10 分钟内饮无糖无盐水 500ml,接下来 50 分钟内按顺序进行下列活动:上下楼梯 4 层,共 4 次,蹲下起立共 10 次;弯腰拾物共 10 次;原地跑步 1 分钟;冷水洗手 1 分钟;用力咳嗽 10 次。在试验 60 分钟结束后,取下卫生巾称重,计算尿垫称重差值。轻度尿失禁:1 小时尿垫试验 <2g;中度尿失禁:1 小时尿垫试验 2~10g;重度尿失禁:1 小时尿垫试验 >10g。

5. 尿动力学检查　包括尿流率测定,膀胱充盈期容积 - 压力测定,压力 - 流率测定等,评估患者有无膀胱、尿道贮存及排出尿液功能障碍。

【评估与观察要点】

1. 健康史　患者年龄、生育史及患病史、月经史、生育史、生活习惯、活动能力、并发疾病和使用药物等。尿失禁的程度,以及对日常生活的影响情况。有无尿频、尿痛、尿急等泌尿系感染征象;会阴皮肤有感染、无失禁性皮炎、破溃等。有无便秘或便失禁;有无子宫脱垂或阴道膨出。

2. 观察要点

(1) 查体:腹部检查注意有无尿潴留体征。

(2) 外阴部有无长期感染所引起的异味、皮疹。

（3）专科查体:双合诊了解子宫位置和大小,盆底肌收缩力等,肛诊检查括约肌肌力及有无直肠膨出。

（4）神经系统检查:包括下肢肌力,会阴部感觉,肛门括约肌张力及病理征等。

3. 心理 - 社会状况　患者对疾病的认识,自我认知以及家庭支持情况和社会交往情况等。

【护理措施】

1. 保守治疗

（1）指导正确盆底肌训练:每次练习盆底肌收缩(提肛运动)10~15 次,每次收缩时保持 2~6 秒,休息相同时间,每天 3~8 次,持续 8 周或更长时间。

（2）生物反馈:借助置于阴道或直肠内的电子生物反馈治疗仪,监视盆底肌肉的肌电活动,指导患者进行正确、自主的盆底肌肉训练,并形成条件反射。

（3）活动及饮食指导:肥胖患者应减轻体重,有助于预防 SUI 的发生,同时改变饮食习惯,控制体重在理想的范围,预防便秘增加腹压的情况等。选择适合自己同时不增加腹压的活动项目。

（4）药物治疗:遵医嘱给予患者应用药物,达到增加尿道关闭压效果,观察药物副作用,出现高血压、心肌等不适时,及时停药。

2. 手术治疗　经阴道无张力尿道中段悬吊术(TVT)及经闭孔无张力尿道中段悬吊术(TVT-O)治疗 SUI 的围术期护理。

（1）术前护理:①术前宣教:讲解疾病相关知识、术后外阴清洁的重要性、练习床上排便、床上活动的方法;②肠道准备:术前一日备皮(上至剑突、下至会阴、两侧腋中线、大腿上 1/3、注意肚脐清洁),检查皮肤完整性,如有异常及时通知医生;③肠道准备:术前 3 天无渣饮食,遵医嘱给予肠道抗生素,术前一日晚及术日晨清洁灌肠;或遵医嘱进行肠道准备;④阴道准备:术前 3 日 1:5000 高锰酸钾溶液坐浴,每日 2 次,术前 2 日 0.02% 碘伏液阴道冲洗,每日 2 次;或遵医嘱进行阴道准备。

（2）术后护理:①体位:平卧位,外阴加压包扎时采取截石位;②观察要点:TVT 观察尿液的颜色、性质及量,TVT-O 观察下肢有无疼痛及麻木情况;③术后排便护理:遵医嘱用药,抑制患者排便,避免粪便污染伤口、避免突发性腹部压力增高,可遵医嘱给予患者肠外营养、无渣饮食、阿片类药物抑制排便、缓泻剂等;④保持外阴部清洁:外阴有伤口的患者,医生每日换药时给予患者行会阴擦洗,患者排便后护士及时行便后擦洗,避免大便污染伤口;⑤积极止痛:针对患者的个体差异,采取不同的缓解疼痛的方法,如更换体位、局部冰袋冷敷等,遵医嘱给予患者应用止痛剂;⑥尿管的护理:遵医嘱给予患者留置导尿。拔尿管时遵医嘱查尿常规及培养,同时进行残余尿测量(B型超声测残余尿或导尿测残余尿),残余尿量>100ml,提示膀胱功能未恢复,应遵医嘱继续给予患者留置导尿。

**【健康指导】**

1. 活动指导 患者3个月内避免重体力劳动、剧烈运动,避免腹压增高的活动。

2. 禁止性生活、盆浴2个月,预防感染。

3. 饮食指导 多饮水,多吃蔬菜、水果,保持大便通畅,预防感冒,避免咳嗽,防止腹压增加。

4. 会阴护理 保持外阴清洁干燥,及时更换内裤,用清水或1:5000高锰酸钾溶液清洗外阴。

5. 指导有效的盆底肌训练,有利于术后盆底肌功能康复。

6. 指导患者应用量表、记录排尿日记、进行尿垫试验,评估治疗是否有效。如有不适,随时就诊。

# 五、生殖道瘘患者的护理

## 尿 瘘

**【疾病定义】**

尿瘘指生殖道与泌尿道之间形成的异常通道,尿液自阴道排出,不能控制。尿瘘可发生在生殖道与泌尿道之间的任何部位,根据解剖位置分为膀胱阴道瘘、尿道阴道瘘、膀胱尿道阴道瘘、膀胱宫颈瘘、膀胱宫颈阴道瘘、输尿管阴道瘘及膀胱子宫瘘。

**【临床表现】**

1. 漏尿 患者产后或盆腔手术后出现阴道无痛性持续性流液是最常见、最典型的临床症状。根据瘘孔的位置,可表现为持续漏尿、体位性漏尿、压力性尿失禁或膀胱充盈性漏尿等。漏尿发生的时间因病因不同而有区别,坏死型尿瘘多在产后及手术后3~7日开始漏尿;手术直接损伤者术后即开始漏尿;腹腔镜下子宫切除中使用能量器械所致的尿瘘常在术后1~2周发生;根治性子宫切除的患者常在术后10~21日发生尿瘘,多为输尿管阴道瘘。

2. 外阴瘙痒和疼痛 由于局部组织长期受到尿液的刺激、浸渍,可发生组织炎症增生及感染,引起外阴部痒和烧灼痛,外阴呈皮炎改变。

3. 尿路感染 合并尿路感染者有尿频、尿急、尿痛及下腹部不适等症状。

**【辅助检查】**

1. 妇科检查 观察患者外阴部可存在湿疹,湿疹面积的大小、涉及范围等,部分患者可出现局部组织溃疡等;通过阴道检查明确瘘孔的部位、大小及周围组织瘢痕情况,同时通过检查了解阴道有无狭窄、观察尿液自阴道流出的方式。

2. 特殊检查

（1）亚甲蓝试验:目的在于鉴别膀胱阴道瘘、膀胱宫颈瘘或输尿管阴道瘘。

（2）靛胭脂试验:静脉推注靛胭脂 5ml,10 分钟见蓝色液体流入阴道,可确诊输尿管阴道瘘。

（3）其他:膀胱镜检可看见膀胱的瘘孔及辨别一侧输尿管瘘;肾显像、排泄性尿路造影等也可帮助尿瘘的诊断。

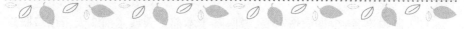

**知识链接**

### 亚甲蓝试验方法

将稀释好的 200ml 亚甲蓝溶液经尿道注入膀胱,观察是否有蓝色尿液自阴道流出,若染色液体经阴道壁小孔流出为膀胱阴道瘘、自宫颈口流出为膀胱宫颈瘘,如阴道内流出清亮尿液,说明流出的尿液来自肾脏,则属输尿管阴道瘘。

**【评估与观察要点】**

1. 健康史 了解患者的既往史,尤其与肿瘤、结核、接受放射治疗等相关病史,了解患者有无难产及盆腔手术史,找出患者发生漏尿的原因,详细了解患者漏尿的时间,评估患者目前存在的问题。

2. 观察要点 观察患者漏尿的表现形式,一般尿道阴道瘘的患者在膀胱充盈时漏尿,一侧输尿管阴道瘘的患者,由于尿液可经另一侧正常的输尿管流入膀胱,所以表现为漏尿的同时仍有自主排尿;膀胱阴道瘘者通常不能控制排尿;若是膀胱内小瘘孔则表现为患者取某种体位时漏尿。

3. 心理 - 社会状况 评估患者是否因为漏尿导致生活起居诸多不便而感到自卑、失望等,评估患者家属对疾病的态度。

**【护理措施】**

1. 心理护理 护士应常与患者接触,了解其心理感受,不能因异常的气味而疏远患者,造成患者更加自卑和紧张。鼓励患者说出内心感受和需求,给予心理支持。告知患者通过手术能使该病痊愈,帮助患者消除紧张焦虑的情绪。告知患者术前、术后的注意事项,帮助患者以良好的心态接受手术。

2. 适当体位　对有些妇科手术所致小瘘孔的尿瘘患者应留置导尿管,并保持正确的体位,使小瘘孔自行愈合。一般采取使瘘孔高于尿液面的卧位。

3. 鼓励患者饮水　由于漏尿,患者往往自己限制饮水量,甚至不饮水,造成酸性尿液对皮肤的刺激更大。应向患者解释限制饮水的危害,并指出多饮水可以稀释尿液,自身冲洗膀胱的目的,从而减少酸性尿液对皮肤的刺激,缓和与预防外阴皮炎。一般每天饮水不少于 3000ml,必要时按医嘱静脉输液,保证液体入量。

4. 术前护理

(1) 皮肤准备:根据医嘱和院内感染要求,于手术当天给予患者备皮。经腹手术的备皮范围上至剑突下,下至大腿内侧上 1/3,两侧达腋中线,包括会阴及肛门部皮肤。行腹腔镜手术的患者要清洁脐部。经阴道手术的患者备皮范围上至耻骨联合上 10cm,其余同经腹手术的皮肤准备范围,备皮后洗净皮肤。患者于术前 1 日晚自行沐浴。

(2) 阴道准备:根据医嘱进行阴道冲洗。积极控制外阴炎症,术前 3~5 日每日用 1 : 5000 的高锰酸钾或 0.2‰的聚维酮碘(碘伏)液等坐浴;外阴部有湿疹者,可在坐浴后行红外线照射,然后涂氧化锌软膏,使局部干燥,待痊愈后再行手术。

(3) 肠道准备:根据病情需要,遵医嘱于术前 1 天或术前 3 天予以口服泻药、灌肠等肠道准备。

(4) 其他:对老年妇女或闭经者按医嘱术前半个月给予含雌激素的药物,如结合雌激素或阴道局部使用含雌激素的软膏等,促进阴道上皮增生,有利于手术后伤口的愈合;有尿路感染者应先控制感染后再手术;必要时给予地塞米松促使瘢痕软化;按医嘱使用抗生素抗感染治疗;创伤型尿瘘手术应在发现瘘后及时修补或术后 3~6 个月进行;结核或肿瘤放疗所致的尿瘘应在病情稳定 1 年后择期手术。

5. 术后护理

(1) 导尿管护理:术后必须留置导尿管或耻骨上膀胱造瘘 7~14 日,并注意避免尿管脱落,保持尿管的通畅,发现阻塞及时处理,以免膀胱过度充盈影响伤口愈合。拔管前注意训练膀胱肌张力,拔管后协助患者每 1~2 小时排尿一次,然后逐步延长排尿时间。

(2) 体位:应根据患者瘘孔位置决定体位,膀胱阴道瘘的瘘孔在膀胱后底部者,应取俯卧位;瘘孔在侧面者应健侧卧位,使瘘孔居于高位,减少尿液对修补伤口处的浸泡。

(3)活动:由于腹压增加可导致尿管脱落,影响伤口愈合,故应妥善固定尿管,积极预防咳嗽、便秘,并尽量避免下蹲等增加腹压的动作。

(4)营养支持:指导患者术后饮食,术后给予流质、半流质逐渐过渡,注意加强营养,避免便秘。

(5)预防感染:术后患者每日补液不少于3000ml,目的是增加尿量,达到膀胱冲洗的目的,防止发生尿路感染。保持外阴清洁、干燥,每日擦洗会阴两次。

【健康指导】

1. 疾病知识指导　尿瘘修补手术成功者妊娠后应加强孕期保健并提前住院分娩;如手术失败者,应教会患者保持外阴清洁的方法,尽量避免外阴皮肤的刺激。同时告知下次手术的时间,让患者有信心再次手术。

2. 生活指导　指导患者保持心情舒畅,生活要有规律,注意休息;术后禁止性生活3个月,避免缝线脱落而致手术失败;做好个人卫生,每日清洗会阴,拆线一周后可淋浴,禁盆浴两个月;注意保暖,防止呼吸道疾病,避免剧烈咳嗽及慢性咳嗽,以免增加腹压。

3. 活动指导　术后3个月内勿行重体力劳动,剧烈运动及跳跃动作,避免使腹压增高的行为方式和生活习惯,如长期站立、蹲位、负重等,术后1个月可恢复一般活动,下蹲时双膝尽可能并拢。可做适当的运动和简单的家务活动。

4. 饮食指导　饮食宜选择清淡、易消化、富含粗纤维、有营养的食物,并鼓励患者多饮水,养成每天排便的习惯,并保持大便通畅,避免便秘,必要时使用缓泻药物。

5. 用药指导　按医嘱继续服用抗生素或雌激素药物。

6. 延续性护理　定期进行电话随访了解患者出院后状况,提醒患者复查时间,并解答患者提出的疑问,有效促进患者出院后的康复。

<h2 style="text-align:center">粪　瘘</h2>

【疾病定义】

粪瘘指肠道与生殖道之间的异常通道,最常见的是直肠阴道瘘。可以根据瘘孔在阴道的位置,将其分为低位、中位和高位瘘。

【临床表现】

阴道内排出粪便为主要症状。瘘孔大者,成形粪便可经阴道排出,稀便时呈持续外溢。瘘孔小者,阴道内可无粪便污染,但肠内气体可自瘘孔经阴道排出,稀便时则从阴道流出。

【辅助诊断】

1. 妇科检查　阴道检查时,大的粪瘘显而易见,小的粪瘘在阴道后壁可见瘘孔处有鲜红的肉芽组织,用示指行直肠指诊,可以触及瘘孔,如瘘孔极小,用一探针从阴道肉芽样处向直肠方探查,直肠内手指可以触及探针。

2. 钡剂灌肠检查　确诊阴道穹隆处小的瘘孔。

3. 下消化道内镜检查　确诊小肠和结肠阴道瘘。

【评估与观察要点】

1. 健康史　了解患者月经史、生育史及妇产科手术史。

2. 观察要点　观察阴道排出粪便的形态,确认瘘孔的大小。

3. 心理 - 社会状况　评估患者是否因为粪瘘导致生活起居诸多不便而感到自卑、失望等,患者家属对患者疾病的态度。

【护理措施】

1. 心理护理　护士应常与患者接触,了解其的心理感受,不能因异常的气味而疏远患者,从而更加重了其自卑和紧张心理。鼓励患者说出内心感受和需求,给予心理支持。告知患者通过手术能使该病痊愈,帮助患者消除紧张、焦虑的情绪。告知患者术前、术后的注意事项,帮助患者以良好的心态接受手术。

2. 术前护理

(1) 皮肤准备:根据医嘱和院内感染要求,于手术当天给予患者备皮。经腹手术的备皮范围上至剑突下,下至大腿内侧上 1/3,两侧达腋中线,包括会阴及肛门部皮肤。行腹腔镜手术的患者要清洁脐部。经阴道手术的患者备皮范围上至耻骨联合上 10cm,其余同经腹手术的皮肤准备范围,备皮后洗净皮肤。患者于术前 1 日晚自行沐浴。

(2) 阴道准备:根据医嘱进行阴道冲洗。术前 3~5 日每日用 1∶5000 的高锰酸钾或 0.2‰的聚维酮碘(碘伏)液等坐浴;外阴部有湿疹者,可在坐浴后行红外线照射,然后涂氧化锌软膏,使局部干燥,待痊愈后再行手术。

(3) 肠道准备:术前严格肠道准备,术前 3 日进无渣半流质,术前 1 日进全流质,并口服肠道抗生素、甲硝唑等抑制肠道细菌,手术前日口服泻药并行清洁灌肠。

(4) 其他:对老年妇女或闭经者按医嘱术前半个月给予含雌激素的药物,如结合雌激素或阴道局部使用含雌激素的软膏等,促进阴道上皮增生,有利于手术后伤口的愈合;先天性粪瘘应在患者 15 岁左右月经来潮后再行手术,过早手术容易造成阴道狭窄;压迫坏死性粪瘘,应等待 3~6 个月后再行手术。

3. 术后护理

(1)病情观察及护理:严密观察患者的意识情况、生命体征、伤口有无渗血及炎症反应。

(2)管路护理:保留导尿管 5~7 天,在留置引流管和尿管期间,应保持管路通畅,妥善固定,准确记录引流液及尿液的色、质、量,预防管路滑脱。

(3)营养支持:术后给予静脉高营养,禁食 3 天,之后进食顺序为全流质-无渣半流质-7 日后进食软食,同时口服肠蠕动抑制药物,控制 4~5 日不排便,术后 5 日口服缓泻剂。

(4)活动与休息:手术当日卧床休息,鼓励患者床上翻身与活动;术后第 1 天鼓励患者尽早下地活动,促进排气,避免肠粘连和血栓的发生。术后患者第 1 次下床时注意预防跌倒。

(5)预防感染:保持外阴清洁、干燥,每日擦洗会阴两次,给予抗感染药物,预防创口感染。

【健康指导】

1. 疾病知识指导　未行绝育手术患者,应劝其避孕 1 年以上,妊娠后应加强孕期保健,并提前住院分娩。若粪瘘修补失败,最好在术后 3~5 个月再行修补。

2. 生活指导　术后禁性生活 3 个月,避免缝线脱落而致手术失败;做好个人卫生,每日清洗会阴,拆线一周后可淋浴,禁盆浴两个月;注意保暖,防止呼吸道疾病,避免剧烈咳嗽及慢性咳嗽,以免增加腹压。

3. 活动指导　术后 3 个月内勿行重体力劳动、剧烈运动及跳跃动作,避免使腹压增高的行为方式和生活习惯,如长期站立、蹲位、负重等,术后 1 个月可恢复一般活动,下蹲时双膝尽可能并拢。可做适当运动和简单的家务活动。

4. 饮食指导　饮食宜选择清淡、易消化、富含粗纤维、有营养的食物,并鼓励患者多饮水,养成每天排便的习惯,并保持大便通畅,避免便秘,必要时使用缓泻药物。

5. 用药指导　按医嘱继续服用抗生素预防感染。

6. 延续性护理　定期进行电话随访,了解患者出院后状况,提醒患者复查时间,并解答患者提出的疑问,有效促进患者出院后的康复。

(丁焱　卢契)

# 第五节　子宫颈肿瘤护理

## 一、子宫颈癌患者的护理

【疾病定义】

子宫颈恶性肿瘤又称子宫颈癌,俗称宫颈癌,是最常见的妇科恶性肿瘤。高发年龄为 50~55 岁。自 20 世纪 50 年代以来,由于子宫颈细胞学筛查的普遍应用,使子宫颈癌前病变得以早期发现和治疗,子宫颈癌的发病率和死亡率已有明显下降。

【临床表现】

1. 阴道流血　早期多为接触性出血,发生在性生活后或妇科检查后;后期则为不规则阴道流血,表现为在月经间期或绝经后少量断续地出血,晚期病灶大则出血量较多。

2. 阴道排液　多数有阴道排液增多,可为白色或血性,稀薄如水样或米泔状,有腥臭味。晚期因癌组织坏死伴感染,患者可有大量米泔样或脓性恶臭白带。

3. 晚期症状　根据癌灶累及范围,可出现不同的继发症状。邻近组织器官及神经受累时,可出现尿频、尿急、便秘、下肢肿胀、疼痛等症状;癌肿压迫或累及输尿管时可引起输尿管梗阻,肾积水及尿毒症;晚期患者可有贫血、恶病质等全身衰竭症状。

【辅助检查】

1. 宫颈刮片细胞学检查　用于宫颈癌筛查的主要方法。

2. 碘试验　正常宫颈、阴道上皮含有丰富的糖原,可被碘液染成棕色或深赤褐色。宫颈管柱状上皮、瘢痕、宫颈糜烂部位及异常鳞状上皮区均无糖原,故不着色。将碘液涂抹宫颈及阴道穹隆部,观察着色情况,在碘不染色区取材行活检可提高诊断率。

3. 阴道镜检查　宫颈刮片细胞学检查Ⅲ级或以上者,应在阴道镜下观察宫颈表面病变状况,选择癌变区行活组织检查,提高诊断的准确率。

4. 宫颈和宫颈管活组织检查　是确诊宫颈癌及其癌前病变的方法。

5. 宫颈锥切术　宫颈刮片多次阳性,而宫颈活检阴性,或活检为原位癌需确诊者,均应做宫颈锥切术,将切下的组织送病理做组织学检查。

【评估与观察要点】

1. 健康史　评估患者年龄、婚育史，是否有早婚、早育、多次妊娠等。询问患者初次性行为发生时间、是否有多个性伴侣、性生活情况、性伴侣是否曾经接触宫颈癌患者等。询问患者的月经、阴道出血、白带情况及疼痛程度，是否出现晚期恶病质症状，如消瘦，活动无耐力等。聆听并记录患者的相关主诉。评估患者既往是否有单纯疱疹病毒 2 型（HSV-2）、人乳头状瘤病毒（HPV）、人类巨细胞病毒（HCMV）等病毒感染史。

2. 观察要点　观察患者阴道出血的量、阴道排液的量及性状、疼痛的性质及程度、并发症情况、是否有恶病质。患者妇科检查的结果：慢性宫颈炎、子宫颈刮片细胞学检查结果等。

3. 心理 - 社会状况　患者有无心理问题，对疾病及治疗方法的认识及接受情况。患者家属对疾病的认识和对患者治疗是否持支持的态度。

【护理措施】

1. 心理护理　提供疾病相关知识，给予情感支持，多与患者沟通，了解其心理活动，与患者共同讨论疾病相关问题，解除其疑虑，缓解其不安情绪，帮助患者增强治疗疾病的信心。年轻有生育要求的患者，疾病对其心理影响更大，对于此类患者，要向其解释目前根据疾病分期情况，有相应的治疗方案，ⅠA1 期可行子宫颈锥形切除术；ⅠA 2 期和肿瘤直径 <2cm 的ⅠB1 期，可行广泛性子宫颈切除术及盆腔淋巴结切除术，这些手术都可以保留其生育功能。

2. 饮食护理　为增强患者抗病能力，提高免疫功能，应尽可能地补给营养物质，蛋白质、糖类、脂肪、维生素等合理食用。当患者阴道出血多时，应服用具有补血、止血功能的食物，如藕、薏苡仁、山楂、黑木耳、乌梅等。当患者白带较多且有腥臭味时，忌食生冷、难消化的食物，宜食清淡利湿之品，如薏苡仁，赤小豆等。晚期的患者应进食高蛋白、高热量的食物，以保证充足的营养摄入。

3. 个人卫生　教会患者每天用流动温水清洗会阴 2 次，嘱勤换会阴垫及内裤。

4. 手术患者按照腹部及阴道手术患者常规进行护理。

5. 术后护理

（1）留置引流的护理：保持引流管通畅，记录引流液及尿液的色、质、量，有异常及时告知医生。妥善固定引流管，防止脱出。

（2）预防感染：每日进行会阴冲洗，保持外阴清洁；遵医嘱应用抗生素，做好宣教;减少人员探视,保持病室环境整洁。

(3) 患者安全的管理:术后卧床期间协助其定时翻身,减少局部受压;协助患者下床活动。

(4) 加强营养:予以静脉营养时,保持静脉通路的通畅,记录 24 小时出入量,指导患者的过渡饮食,增加高蛋白、高能量、高维生素饮食。

(5) 膀胱功能的锻炼:拔除尿管前遵医嘱予以宣教,定时夹闭尿管锻炼膀胱功能。

【健康指导】

1. 做好出院指导　让患者知道术后复查的内容、具体的时间、地点、联系人等。

2. 向患者讲解随访的重要性,告知患者随访的时间,出院后 1 个月行首次随访,以后每 2~3 个月复查 1 次。出院后第 2 年,每 3~6 个月复查一次。出院后第 3~5 年,每半年复查一次。第 6 年开始,每年复查一次。

3. 让患者认识到宫颈癌术后并没有丧失女性特征,同时让患者的丈夫认识到自己在夫妻生活中的重要作用,同时向患者夫妇宣教性生活注意事项。接受了根治性子宫全切除的患者,阴道部分被切除变短,过性生活时避免过于剧烈及深入。放疗后阴道可能会变短或变窄,应鼓励尽早开始性生活,以利于阴道的恢复。性交困难者,可局部应用雌激素药物霜剂或乳剂。合并卵巢切除的患者,性交时阴道较干涩,夫妻间可通过如拥抱、爱抚、亲吻等刺激,增加阴道的分泌物。

## 二、子宫颈上皮内瘤变患者的护理

【疾病定义】

子宫颈癌的癌前病变称为子宫颈上皮内瘤样病变(CIN),其中包括宫颈不典型增生及宫颈原位癌。

【临床表现】

一般无明显症状和体征,部分有白带增多、白带带血、接触性出血及宫颈肥大、充血、糜烂、息肉等慢性宫颈炎的表现。

【辅助检查】

1. 宫颈刮片细胞学检查　用于宫颈癌筛查的主要方法。

2. 碘试验　正常宫颈、阴道上皮含有丰富的糖原,可被碘液染成棕色或深赤褐色。宫颈管柱状上皮、瘢痕、宫颈糜烂部位及异常鳞状上皮区均无糖原,故不着色。

3. 阴道镜检查 凡宫颈刮片细胞学检查Ⅲ级或以上者,应及时在阴道镜检查下,选择有病变的部位进行宫颈活组织检查,提高诊断正确率。

4. 宫颈和宫颈管活体组织检查 是确诊 CIN 的最可靠方法。选择宫颈鳞 - 柱状细胞交接部 3、6、9、和 12 点处取 4 点活体组织送检,或在碘试验、阴道镜指导下或肉眼观察可疑区,取多处组织进行切片检查。

【评估与观察要点】

1. 健康史 评估婚育史、性生活史,特别是性伴侣数量、有无高危性伴侣、生活方式、避孕方法、是否吸烟;评估患者有无异常的阴道出血,特别是性交后出血;了解患者阴道分泌物的情况,有无感染征象。是否有未治疗的慢性宫颈炎、遗传等诱发因素。评估是否有月经期和经量异常,老年患者是否有绝经后不规则阴道流血等。

2. 观察要点 观察是否有阴道出血,阴道出血的情况。观察患者术后阴道出血的情况。

3. 心理 - 社会状况 患者一般是在普通的妇科查体时发现,或因为生殖道的炎症就诊时意外确诊,虽然只是早期病变,但患者很难接受,心情沮丧,害怕将要面临的更全面的检查和治疗,担心是否影响性生活,担心是否影响生育,担心病程进展为恶性肿瘤。

【护理措施】

1. 心理护理 向患者解释宫颈癌前病变发展成浸润癌还需要相当长一段时间,只要积极配合治疗,按时随诊和复查,患者可以保持良好的生活质量。鼓励患者向配偶表达内心的感受,鼓励配偶给予患者更多的家庭和情感支持,通过日常的活动和交流减轻焦虑,调整心理状态,正确认识疾病。

2. 术前护理

(1) 皮肤准备:根据医嘱于术前 1 天给予患者会阴部备皮。

(2) 阴道准备:根据医嘱于术前 1 天给予患者阴道冲洗 2 次。

3. 术后护理

(1) 病情观察及护理:严密观察患者生命体征;观察阴道出血情况,若出血多于月经量,要及时通知医生进行处理,做阴道填塞止血;观察患者自行排尿的情况。

(2) 营养支持:患者麻醉清醒后 4 小时可进食清淡、易消化的饮食。

(3) 活动与休息:术后当日卧床休息,鼓励床上翻身与活动,促进肠蠕动,避免肠道及组织粘连;术后第 1 天让患者尽早下地活动。

(4) 预防感染:保持外阴清洁,加强会阴部护理;监测患者体温,体温≥

38.5℃要通知医生;保持床单位清洁;严格限制探视,避免交叉感染的发生。叮嘱探视家属不坐卧患者床,减少患者感染机会。

【健康指导】

1. 向患者做好防癌知识的宣传和普及。让患者知道宫颈癌是感染性疾病,是可以预防可以治愈的,适龄妇女要定期做宫颈细胞学检查,早期诊断,早期治疗宫颈癌。

2. 使患者了解保持良好的生活方式,健康的性行为,避免性乱和不洁性交的重要性;教会患者采用适宜的避孕方式。

3. 让患者保持乐观的心情,积极配合治疗,遵从医嘱按时随诊复查。

4. 告知宫颈锥切术的患者,手术后一个月可恢复性生活。

(秦瑛)

# 第六节　子宫肿瘤护理

子宫肿瘤分为良性和恶性,其中良性肿瘤为子宫平滑肌瘤,恶性肿瘤为子宫内膜癌和子宫肉瘤。

## 一、子宫肌瘤患者的护理

【疾病定义】

子宫平滑肌瘤,简称子宫肌瘤,是女性生殖系统常见的良性肿瘤,由平滑肌及结缔组织组成,多发生于 30~50 岁妇女,病因不清。子宫肌瘤多见于子宫体,少见宫颈肌瘤。按照肌瘤与子宫肌层的关系,子宫肌瘤可以分为肌壁间、黏膜下及浆膜下肌瘤。

【临床表现】

1. 临床分类　按肌瘤生长部位不同,可分为子宫体部肌瘤和子宫颈部肌瘤。根据肌瘤与子宫肌层关系不同,可分为肌壁间肌瘤(肌瘤位于子宫肌层内,周围均为肌层包绕)、浆膜下肌瘤(肌瘤突出于子宫表面,由浆膜层覆盖)、黏膜下肌瘤(肌瘤向宫腔方向突出,表面由子宫黏膜层覆盖)。

2. 月经量增多及经期延长　月经周期缩短,经期延长,经量增多,是子宫肌瘤最常见的症状。

3. 下腹部包块　当肌瘤增大使子宫超过妊娠 3 个月大小时,可于下腹部触及包块。

4. 白带增多 肌瘤可造成宫腔面积增大,内膜腺体分泌增多,并伴有盆腔黏膜充血致使白带增多。

5. 压迫症状 肌瘤增大时可压迫邻近器官,如直肠,出现相应器官受压的各种症状。

6. 其他 腰酸、背痛、下腹坠胀,于经期加重。长期月经量过多可引起不同程度的贫血。

7. 体征 肌瘤偏大妇科检查时可于下腹中部触及质硬的肿块。肌瘤超出盆腔,可触及耻骨联合上有饱满感。子宫体部肌瘤,阴道检查可发现子宫呈不同程度的增大,肌瘤所在部位表面隆起,肿物较硬;浆膜下肌瘤,阴道检查则可于子宫表面触及结节状肿物与子宫关系密切。

【辅助检查】

1. B 型超声检查 确定肌瘤大小、数量和位置。B 型超声显示子宫增大,在肌瘤区有边缘明显的实质性暗区,中间常有稀疏光点,目前是诊断子宫肌瘤最常用的确诊方法。

2. 诊断性刮宫 刮宫时发现子宫壁不平滑,宫底部有突起及肿物滑动。

3. 子宫输卵管造影 可见增大的宫腔和宫腔内充盈缺损。

【评估与观察要点】

1. 健康史

(1) 评估月经情况:患者年龄,月经史询问患者初潮时间、月经周期、月经量、是否痛经等。

(2) 评估生育及妇产科手术史:询问患者是否有性生活、不孕、流产、刮宫、分娩、子宫手术史、是否有生育要求、避孕方式等。

(3) 评估月经变化情况:询问患者发病后是否出现月经量增多、经期延长、月经周期缩短、不规则阴道出血、痛经有无加重(痛经 VAS 评分及是否需口服止痛药物)、是否出现下腹坠胀、腰酸等症状。

2. 观察要点

(1) 贫血表现:询问患者有无头晕、乏力、心悸等症状;观察患者脉搏、血压、呼吸、精神状态、皮肤黏膜颜色;了解患者血常规检验结果。

(2) 肌瘤压迫症状:询问患者有无尿频、尿急、便秘等症状。

(3) 感染或肌瘤变性症状:如患者出现白带增多、白带异味,发热,持续性或不规则阴道出血、脓血样阴道排液、剧烈腹痛等临床表现提示出现感染或者肌瘤变性等情况。

(4) 跌倒风险:根据患者年龄、贫血程度、跌倒史、用药史等综合评估患者跌倒风险。

3. 心理 - 社会状况 患者对子宫肌瘤疾病的认知程度,是否对治疗疾病存在紧张和焦虑,患者家人对患者治疗疾病的态度等。

【护理措施】

1. 责任护士为患者做入院评估时,重点关注患者月经变化及伴随症状,评估患者贫血程度及跌倒风险,并且采取相应的安全防护措施,对患者及家属进行宣教,防止患者发生跌倒坠床的意外事件。

2. 阴道出血护理 遵医嘱保留会阴垫,准确评估出血量。遵医嘱给予口服或者静脉止血药物。必要时行会阴冲洗,保持会阴清洁,预防感染。

3. 贫血的护理 遵医嘱给予患者口服或者静脉补铁、补血药物,观察口服铁剂的胃肠道反应,必要时输血治疗,定期复查血常规,了解贫血纠正效果。

4. 症状护理 积极缓解患者各种不适,对腹痛的患者,定时评估腹痛程度,遵医嘱给予止痛药物。尿潴留患者遵医嘱给予导尿,便秘患者遵医嘱给予缓泻治疗。

5. 手术患者根据具体手术方式按照经腹或者经阴道,进行常规围术期护理。

6. 心理护理 患者常因担心肌瘤恶变及手术对身体、生育、夫妻生活的影响产生各种心理反应,责任护士应与患者建立良好的护患关系,关心患者感受,了解患者需要,提供个性化心理护理。

【健康指导】

1. 对需手术的患者,责任护士根据具体手术方式,按照经腹或者经阴道手术,进行围术期相关知识的健康宣教,取得患者理解和配合。

2. 患者掌握出血量及异常月经模式的自我观察及记录,为调整治疗方案提供依据。

3. 指导患者遵医嘱按时按剂量服用口服铁剂等药物,为减少铁剂的胃肠道反应,可在餐后服药。并且为避免影响口服铁剂的吸收,药物不宜与牛奶、钙剂、浓茶同服。

4. 贫血患者的活动指导,患者知道改变体位时应注意预防晕厥跌倒的方法,如起床时应慢慢坐起,适应之后再起身走动,走动时扶着墙、桌、椅等做支撑物或有人搀扶。

5. 定期复查妇科超声检查及血常规,了解肌瘤变化及贫血纠正效果。

6. 告知患者复查具体的时间,地点,联系人。

## 二、子宫内膜癌患者的护理

**【疾病定义】**

子宫内膜癌是指原发于子宫内膜的一组上皮性恶性肿瘤,以来源于子宫内膜腺体癌最常见。为女性生殖道三大恶性肿瘤之一,近年来发病率在世界范围内呈上升趋势。

**【临床表现】**

1. 阴道流血或阴道排液为子宫内膜癌最常见症状。

(1)阴道流血:主要表现为绝经后阴道流血,量一般不多。尚未绝经者可表现为月经量增多、经期延长或月经紊乱。

(2)阴道排液:多为血性液体或浆液性分泌物,合并感染则有脓血性排液,恶臭。因阴道排液异常就诊者约占25%。

(3)下腹疼痛及其他:若癌肿累及宫颈内口,可引起宫腔积脓,出现下腹胀痛及痉挛样疼痛,晚期浸润周围组织或压迫神经可引起下腹及腰骶部疼痛。晚期可出现贫血、消瘦及恶病质等相应症状。

2. 早期患者妇科检查可无异常体征。晚期可有子宫明显增大,合并宫腔积脓时可有明显触痛,宫颈管内偶有癌组织脱出,触之易出血。癌灶浸润周围组织时,子宫固定或在宫旁扪及不规则结节状物。

**【辅助检查】**

1. 影像学检查  经阴道 B 型超声检查可了解子宫大小、宫腔形状、宫腔内有无赘生物、子宫内膜厚度、肌层有无浸润及深度等。磁共振成像 MRI 了解肌层浸润深度和宫颈间质浸润有较准确的判断,计算机体层成像 CT 可协助判断有无子宫外转移等。

2. 诊断性刮宫  是最常用而有价值的诊断方法,组织学检查是子宫内膜癌的确诊依据。

3. 宫腔镜检查  可直接观察宫颈管及宫腔情况,发现病灶并准确取活检,可提高活检确诊率,对局灶型子宫内膜癌的诊断更为准确。

**【评估与观察要点】**

1. 健康史  询问患者年龄、婚育史、月经史情况。是否合并有其他疾病,如肥胖、高血压、糖尿病是子宫内膜癌的危险因素,因此要监测患者的血压和血糖,及肥胖程度。

2. 观察要点

(1)观察患者阴道出血量、颜色及持续时间,监测血红蛋白判断是否贫血。

（2）疼痛：若癌肿累及宫颈内口，可引起宫腔积脓，出现下腹胀痛及痉挛样疼痛，晚期浸润周围组织或压迫神经可引起下腹及腰骶部疼痛。倾听患者主诉并给予疼痛评分。

3. 心理 - 社会状况　评估患者心理反应，有无焦虑、抑郁等问题，患者家属对患者关心程度，对疾病及治疗的了解程度等。

【护理措施】

1. 指导患者阴道出血多或排液多时保持外阴清洁干燥，预防感染。

2. 手术前两天遵医嘱给予患者阴道冲洗；术前需要进行肠道准备的患者，手术前一日进流食，并遵医嘱给予清洁肠道。

3. 手术后的护理

（1）术后监测患者生命体征，观察伤口敷料有无渗出等。

（2）保持引流管和尿管通畅，准确记录引流液的性质和量，记录尿量。

（3）根据患者有无胃肠道部位手术、腹胀程度给予饮食护理。手术范围累及消化道者，常留置胃管，术后遵医嘱胃肠减压、禁食禁水，待排气后逐渐从流食、半流食至正常饮食过渡。手术未累及胃肠道者，术后 6 小时给予半流食，并根据排气和腹胀情况逐渐至正常饮食。

（4）进行疼痛评分，根据疼痛程度遵医嘱给予止痛药物。

（5）预防下肢深静脉血栓：卵巢癌患者术后易发生下肢深静脉血栓，术后鼓励患者进行主动、被动的肢体活动，如踝泵练习、使用下肢泵、穿弹力袜。监测下肢有无肿胀疼痛的现象，并预防性地使用抗凝剂等。

（6）积极倾听患者主诉，了解其心理反应，寻求家属支持。必要时寻求专业心理人员给予干预。

【健康指导】

1. 做好预防和普查工作　对育龄期、绝经期后妇女应定期进行子宫内膜癌的筛查检查，育龄期尤其是绝经期妇女有不规则阴道流血，应提高警惕，尽早就医。

2. 子宫内膜癌应长期随访和监测，手术后的患者须定期复查，术后 2 年内每 3~6 个月 1 次；术后 3~5 年内每 6~12 个月 1 次。

3. 需要后续化疗治疗的患者告知后续化疗时间及注意事项。

（秦瑛　卢挈）

# 第七节　卵巢肿瘤护理

## 一、卵巢恶性肿瘤患者的护理

### 【疾病定义】

卵巢恶性肿瘤,是女性生殖器常见的三大恶性肿瘤之一,由于卵巢位于盆腔深部,早期病变不易发现,晚期病例也缺乏有效的治疗手段,因此卵巢恶性肿瘤致死率居妇科恶性肿瘤首位,已成为严重威胁妇女生命和健康的主要肿瘤。

### 【临床表现】

1. 早期症状　疾病早期可无症状,多在手术中及病理检查时确诊。

2. 晚期症状　疾病晚期常有腹胀、腹痛及其他消化道症状,可伴有发热及恶病质表现。肿瘤向周围组织浸润或压迫,可有压迫症状。

3. 内分泌症状　某些卵巢肿瘤可分泌雌激素或睾丸素,发生异常阴道出血、绝经后出血等内分泌症状。

4. 体征　全身检查可发现浅表淋巴结肿大、腹部膨隆、腹水、腹部包块。盆腔检查可发现双侧性、实性或囊实性、肿瘤表面有结节或外形不规则、活动度差或不活动、后陷窝结节等表现。

### 【辅助检查】

1. 超声检查　彩色多普勒超声扫描可测定卵巢及其新生组织血流变化,有助于诊断。

2. 肿瘤标志物　80% 卵巢上皮性癌患者血清 CA125 水平升高,但近半数的早期病例并不升高,故不单独用于卵巢上皮性癌的早期诊断。90% 以上患者 CA125 水平与病程进展相关,故更多用于病情监测和疗效评估。

### 【评估与观察要点】

1. 健康史　评估婚育史、月经情况、家族史。

2. 观察要点　观察疼痛情况;是否有腹围增粗、腹部膨隆、腹部包块;是否有尿频、排尿困难、便秘、下肢水肿等压迫症状;是否有异常阴道出血、绝经后出血、青春期前幼女性早熟、育龄妇女继发闭经、男性化等内分泌相关症状;是否有恶病质表现;观察术后患者的生命体征、疼痛、伤口情况、各种引流管情况、是否有发生下肢深静脉血栓的症状;观察放疗、化疗患者的不良反应。

3. 心理 - 社会状况　患者是否难以接受疾病诊断;年轻患者得知治疗可

能改变生育状态时,是否产生心理压力;患者是否因化疗不良反应而产生不良的心理反应。

【护理措施】

1. 心理护理　向了解自己病情的患者讲述关于癌症治疗的新成果,帮助建立疾病治疗的信心,减轻对疾病的恐惧心理;家属要求对患者进行病情保密,则要严格执行保密原则;耐心解答问题,给予信息支持,缓解焦虑情绪;鼓励家属多与患者沟通,关注患者心理变化。

2. 术前护理

（1）皮肤准备:根据医嘱于术前 1 天给予患者备皮。备皮范围上至剑突下,下至大腿内侧上 1/3,两侧达腋中线,包括会阴部皮肤。行腹腔镜手术的患者要清洁脐部。嘱患者于术前 1 日晚自行沐浴。

（2）阴道准备:根据医嘱于术前 1 天给予患者阴道冲洗 2 次。有阴道出血及未婚的患者不做阴道冲洗。行肿瘤细胞减灭术者于第 2 次阴道冲洗后,在子宫颈及穹隆处涂甲紫做标记。

（3）肠道准备:根据病情需要,遵医嘱于术前 1 天或术前 3 天进行相应的肠道准备。及时了解患者排便情况,若肠道准备不理想,要及时通知医生并遵医嘱予以相应处理。

3. 术后护理

（1）病情观察及护理:严密观察患者的意识情况、生命体征,遵医嘱给予患者心电监护;观察伤口敷料情况,如有渗血、渗液,及时通知医生;观察阴道出血的量和颜色、引流液的量和颜色,判断是否有内出血发生;观察麻醉不良反应、肠蠕动恢复情况、尿管拔除后观察患者膀胱功能恢复情况。

（2）疼痛护理:认真对待患者的疼痛主诉,遵医嘱使用止痛药物,观察药物不良反应,评价止痛效果。教会患者咳嗽时双手交叉放于腹部伤口两侧,向中间伤口方向挤压,以减轻咳嗽引起的伤口疼痛(图 3-1)。

（3）管路护理:根据手术范围和方式,患者术后可保留胃管、引流管及尿管。留置胃管的患者,遵医嘱定时给予冲洗胃管。保持胃管、引流管及尿管通畅,妥善固定,准确记录胃液、引流液和尿量。各班交接班时,查

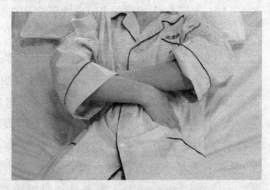

图 3-1　术后有效咳嗽方法

看管路的情况。告诉患者活动时注意勿让管路脱出。

（4）营养支持：手术范围累及消化道，术后留置胃管的患者，遵医嘱禁食禁水，静脉营养支持治疗，其他患者可根据胃肠道恢复情况逐渐过渡至普通饮食。

（5）活动与休息：手术当日卧床休息，麻醉恢复后可采取半卧位，缓解疼痛，利于引流，鼓励患者床上翻身与活动。术后第1天鼓励患者尽早下地活动，促进排气，避免肠粘连和血栓的发生。术后患者第1次下床时注意防跌倒。

（6）预防感染：保留尿管期间，每日行会阴冲洗；保持伤口敷料清洁干燥，如有渗血、渗液，及时通知医生；监测体温，体温≥38.5℃要通知医生；遵医嘱应用抗生素；保持床单位清洁；严格限制探视，避免交叉感染的发生。

（7）预防血栓：鼓励患者活动；遵医嘱给予患者穿抗栓袜；倾听患者主诉，是否出现下肢的肿胀、疼痛，如有异常及时通知医生；遵医嘱使用抗凝药物。

4. 化疗护理　静脉化疗过程中，密切关注是否发生药物外渗，一旦发生，立即停止输液，及时给予处理；观察患者化疗后的不良反应，遵医嘱对症处理；多饮水，加强营养，进食高蛋白、高维生素、高纤维素、易消化的食物；预防感染。

### 知识链接

#### 化疗药物外渗的处理

化疗药物外渗是指化疗药物输注过程中渗出或渗浸到皮下组织中，其原因主要有药物因素、血管因素、医源性原因等。表现为输液过程中，出现沿血管走向烧灼样疼痛或局部肿胀，严重时出现大水疱及簇疱疹，局部紫斑溃疡、坏死。

预防的原则包括：选择弹性好、管腔大、回流顺畅、避开关节的血管；提高操作技术，穿刺成功后正确固定穿刺针，正确掌握给药浓度、速度和给药方法；给予患者及家属健康教育。

化疗药物外渗的处理：

（1）一旦药物外渗或发现星点迹象，应立即停止药物输注。保留针头，接注射器抽出渗出液。应用解抗药物局部多点封闭注射，抬高患者患肢，避免剧烈活动。报告医生，做好患者情况记录，每日观察。

（2）局部外敷：①冷敷：对于大部分化疗药物，可24小时内局部冷敷，减轻患者疼痛，每次15分钟；24小时后局部热敷；②热敷：奥沙利铂、依托泊苷及长春碱类药物不宜冷敷，以免加重末梢神经毒性反应的发生。

5. 肠梗阻护理　肠梗阻是卵巢癌晚期患者常见并发症,主要症状是恶心、呕吐、腹胀、腹痛、停止排气排便。保守治疗时遵医嘱禁食禁水,给予胃肠减压,保持胃管引流通畅,准确记录胃管引流液的量、颜色和性质。必要时遵医嘱给予患者经胃管灌油,每次灌完后需夹闭胃管 2 小时。

【健康指导】

1. 疾病知识指导　卵巢癌易复发,患者了解术后复查的重要性;患者掌握如何应对化疗的不良反应。

2. 生活指导　患者掌握饮食与活动原则;了解增强免疫力,预防感染的重要性;知道术后 3 个月可恢复正常的性生活。

3. 延续性护理　患者掌握自我管理的技能;患者了解随访的重要性,知道复查、放疗、化疗的具体时间、地点、联系人等;患者知道各种抗癌组织的联系方式和渠道。

## 二、卵巢囊肿蒂扭转患者的护理

【疾病定义】

卵巢囊肿蒂扭转为常见的妇科急腹症,好发于瘤蒂长、中等大、活动度良好、重心偏于一侧的卵巢肿瘤(如畸胎瘤)。常在患者突然改变体位时,或妊娠期、产褥期子宫大小和位置改变时发生蒂扭转。发生急性扭转后静脉回流受阻,瘤内极度充血或血管破裂瘤内出血,致使瘤体迅速增大,后因动脉血流受阻,肿瘤发生坏死变为紫黑色,可破裂和继发感染。有时不全扭转可自然复位,腹痛随之缓解。

【临床表现】

表现为患者体位改变时突发一侧下腹剧痛,常伴恶心、呕吐甚至休克。当扭转蒂部自然复位时,腹痛可减轻。腹部检查在一侧附件区扪及肿物,张力大,有压痛,以蒂部最明显。

【辅助检查】

B 型超声检查　卵巢囊肿超声检查能测知肿块的部位,大小、形态及性质,提示肿瘤囊性或实性,良性或恶性,对卵巢肿瘤的诊断有重要意义。最终确诊需手术探查明确。

【评估与观察要点】

1. 健康史　患者既往患病史、家族史、月经史等。

2. 观察要点　患者生命体征,以及有无感染征象。腹痛与月经的关系,腹痛的部位、程度和性质,有无压痛和反跳痛。盆腔 B 型超声了解子宫及双侧附件情况。

3. 心理 - 社会状况　患者对发生急腹痛的反应,是否存在焦虑和紧张,对该疾病的了解程度,家属对患者的关心程度等。

【护理措施】

1. 术前护理

(1)监测患者生命体征变化。

(2)卵巢囊肿蒂扭转一经确诊需立即手术,以挽救患侧卵巢功能并减少血栓的形成,护理上应尽快术前准备。

2. 术后护理

(1)卵巢囊肿蒂扭转多采取全麻下手术,术后监测生命体征和氧饱和度,并给予吸氧。

(2)术后 6 小时内,观察患者意识及有无恶心、呕吐等表现,意识清楚、无恶心呕吐的患者可采取去枕卧位或头部枕薄枕使头部同肩部水平,患者可床上翻身。术后 6 小时后患者可着枕头,鼓励患者床上翻身和活动。

(3)鼓励患者早下床活动,注意活动安全。卧床时取半卧位姿势,腹肌放松,以减轻疼痛,并使渗出液局限于盆腔。

(4)保持管路通畅,留置盆腔引流管者观察引流液颜色、性质、量,警惕腹腔内出血。

(5)观察伤口渗出情况,及时更换敷料等。

(6)评估患者疼痛程度,遵医嘱给予止痛药物。

(7)心理护理:根据患者病理情况予以相应心理指导,卵巢囊肿蒂扭转多见于卵巢良性肿瘤,预后良好。恶性肿瘤者观察患者有无抑郁等心理反应,必要时请专业心理人员会诊。

【健康指导】

1. 活动指导　卧床期间指导床上主动和被动运动,尤其下肢运动,如踝泵练习预防下肢静脉血栓。指导患者早期下床活动,可防止肠粘连和下肢静脉血栓形成。早下床活动,可促进血液循环,有利于伤口的愈合,减少并发症。

2. 告知患者定期复查的时间、地点和联系人。

## 三、卵巢黄体破裂患者的护理

【疾病定义】

卵巢黄体破裂可分为自发性破裂和外伤性破裂两种。

【临床表现】

1. 腹痛　主要临床症状为突然发作的腹痛,是由于黄体破裂引起出血,血液和黄体内囊液流入腹腔刺激腹膜引起疼痛,疼痛程度不一,取决于破裂口大小、流入腹腔血液、囊液的量和性质。若出血少,溢出物刺激性小,则腹痛可逐渐减缓。若出血量大,腹痛可逐渐发展为持续性下腹痛。出血严重时可发生休克,部分患者有不同程度的肛门坠胀感。

2. 全身检查　发现下腹部压痛、腹肌紧张,可有腹腔积液征。妇科检查后穹隆触痛,宫颈举痛,一侧附件区包块伴压痛。

【辅助检查】

1. 实验室检查　卵巢黄体破裂大多数患者无明显的白细胞计数升高,出血多者血红蛋白下降低于正常值,血 hCG 为阴性。

2. B 型超声检查　有助于进一步排除宫内外妊娠,且主要是排除宫内妊娠、附件有无包块、有无子宫直肠陷凹积液,且结合血 hCG 的检测则有助于术前明确诊断。

3. 后穹隆穿刺可抽出不凝血。

【评估与观察要点】

1. 健康史　患者既往患病史、婚育史、月经史等,患者是否停经、月经周期,目前处于月经周期的何阶段。

2. 观察要点　评估患者的生命体征、是否有下腹压痛、腹肌紧张,腹腔积液征,肛门坠胀感;评估患者是否为性交后发病,是否为腹部受重击或妇科检查后发病。妇科检查是否有后穹隆触痛,宫颈举痛,一侧附件区包块伴压痛。观察是否有面色苍白、出冷汗等休克征象;观察术后患者的生命体征、疼痛、伤口情况、各种引流管情况。

3. 心理 - 社会状况　患者是否有恐惧、焦虑、紧张等心理问题。

【护理措施】

1. 心理护理　卵巢黄体破裂起病急,患者因担心疾病会危及生命而产生紧张和恐惧心理。责任护士主动与患者交流,认真听取患者主诉,讲解疾病相关知识及治疗措施的目的,解除顾虑,缓解紧张心理。

2. 保守治疗护理　观察患者生命体征变化、阴道出血量,及时发现内出血情况。嘱患者卧床休息,遵医嘱予以输液,使用止血药物,必要时输血治疗。

3. 手术治疗护理　内出血较多的患者,抗休克同时及时手术探查,首选腹腔镜手术。

(1) 术前护理:需急诊手术者,遵医嘱立即进行术前准备,完善术前必要的化验检查,免肠道准备,有阴道出血者免阴道冲洗。

(2)立即建立静脉通路,为患者抽取血标本,并根据医嘱备血、输液,补充血容量,纠正酸碱平衡,并运用抗生素控制预防感染,若发生休克,应积极配合医生进行抗休克治疗。

4. 术后护理

(1)引流管护理:患者术后需留置尿管48小时,注意保持尿管的通畅,观察尿液颜色,准确记录尿量。若有其他引流管,按照导管常规护理。

(2)疼痛护理:教会患者采取听音乐等分散注意力,缓解疼痛的方法,必要时遵医嘱使用止痛药物,观察药物不良反应,评价止痛效果。

(3)活动与休息:手术当日卧床休息,鼓励患者床上翻身与活动;术后第一天鼓励患者尽早下地活动,注意防跌倒。术后第二天可半卧位,以促进引流及炎症的局限,拔除导尿管后要鼓励患者在2小时内自行排尿,并协助其早期下床活动,以防肠粘连。手术后根据医嘱给予抗炎治疗。

(4)预防感染:保持伤口敷料清洁干燥,如有渗血、渗液等异常现象,及时通知医生;监测患者体温,体温≥38.5℃要通知医生;遵医嘱应用抗生素;保持床单位清洁;严格限制探视,避免交叉感染的发生。

【健康指导】

1. 出院指导　让患者知道卵巢黄体破裂可以反复发生。告知患者卵巢黄体破裂的诱发因素,如血小板减少者应积极治疗原发病,从而改善凝血功能;便秘者改善饮食及排便习惯,属肛门疾病者及时专科治疗,减少便秘发生。月经周期后半期尽量减少剧烈运动如奔跑、跳跃等;性兴奋盆腔充血,性生活时避免动作幅度过大,避免致黄体破裂。

2. 延续性护理　指导患者连续服用3~6个月的避孕药,调节激素水平,防止黄体自身破裂的发生。

(秦瑛　卢娶)

# 第八节　妊娠滋养细胞疾病护理

## 一、葡萄胎患者的护理

【疾病定义】

葡萄胎是因妊娠后胎盘绒毛滋养细胞增生、间质水肿,而形成大小不一的水泡,水泡间借蒂相连成串,形如葡萄而得名,也称水泡状胎块。

【临床表现】

1. 完全性葡萄胎临床表现

(1) 停经后阴道流血:患者停经后阴道流血为最常见的症状。一般在停经 8~12 周开始出现不规则的阴道流血,量多少不定。若大血管破裂,可造成大出血甚至休克。葡萄胎组织有时可自行排出,排出前和排出时常伴有阴道大量流血。

(2) 子宫异常增大:子宫较相应孕周异常增大、变软,伴有血清 hCG 水平异常升高。

(3) 腹痛:阵发性下腹痛,一般不剧烈,患者能忍受,常发生于阴道流血之前。

(4) 妊娠呕吐:多发生于子宫异常增大和 hCG 水平异常升高者,出现时间一般较正常妊娠早,症状严重且持续时间长。

(5) 子痫前期征象:多发生于子宫异常增大者,可在妊娠 24 周前出现高血压、蛋白尿和水肿,但子痫较罕见。

(6) 甲状腺功能亢进:少数患者可出现轻度甲状腺功能亢进表现。

(7) 卵巢黄素化囊肿:由于大量 hCG 刺激卵巢卵泡内膜细胞发生黄素化而形成囊肿。若黄素化囊肿扭转或破裂,可出现急腹痛。

2. 部分性葡萄胎临床表现　部分性葡萄胎患者临床表现大多没有完全性葡萄胎的典型症状且程度也常较轻。阴道流血常见,但子宫多数与停经月份相符或小,一般无子痫前期、卵巢黄素化囊肿,妊娠呕吐也较轻。

【辅助检查】

1. B 型超声检查　完全性葡萄胎的典型 B 型超声图像为子宫大于相应孕周,无妊娠囊或胎心搏动,宫腔内充满不均质密集状或短条状回声,呈"落雪状",水泡较大时则呈"蜂窝状"。彩色多普勒超声检查可见子宫动脉血流丰富,但子宫肌层内无血流或仅稀疏血流信号。部分性葡萄胎可在胎盘部位出现由局灶性水泡状胎块引起的超声图像改变,有时还可见胎儿或羊膜腔,胎儿通常畸形。

2. hCG 测定　血清 hCG 滴度常明显高于正常孕周的相应值,而且在停经 8~10 周以后仍持续上升。约有 45% 的完全性葡萄胎患者的血清 hCG 水平在 100 000U/L 以上,最高可达 240 万 U/L。>8 万 U/L 支持诊断。但也有少数葡萄胎,尤其是部分性葡萄胎因绒毛退行性变,hCG 升高不明显。

【评估与观察要点】

1. 健康史 评估患者是否既往有滋养细胞病史、婚育史、月经情况以及既往患病史。此次妊娠经过和临床表现。

2. 观察要点 观察患者阴道出血情况及有无水泡状物质排出;如患者大量阴道流血,观察是否有面色苍白、出冷汗等休克征象;观察患者腹部疼痛程度;是否有呕吐、呕吐发生的时间及严重程度;是否有高血压、蛋白尿、水肿等子痫前期症状;是否有心动过速、皮肤潮湿和震颤等甲亢症状;观察术后患者的生命体征、阴道出血、疼痛、小便自解情况。

3. 心理 - 社会状况 患者是否因担心疾病对今后生育的影响而产生较大的心理压力;患者是否因需要行手术而产生紧张的心理;患者家人对患者及疾病治疗的态度、相关知识了解情况。

【护理措施】

1. 心理护理 当确诊后,患者及家属可能会感到失望和沮丧,原本准备迎接新生命的喜悦被疾病带来的痛苦和未知感冲散。应让患者表达其感受,向患者及家人提供疾病相关知识,给予信息和情感支持。说明尽快行清宫术的必要性,告知患者治愈后仍有机会生育,使患者及家属积极配合治疗。

2. 清宫术的护理

(1) 术前护理:协助医生完成术前各项检查和化验;向患者宣教术前注意事项,包括禁食、禁水的时间,术前 1 日晚保证患者良好的睡眠等;准备好抢救药品及物品;嘱患者排空膀胱,协助患者取膀胱截石位,建立静脉通路,遵医嘱给予镇痛药物,配合医生给予外阴及阴道消毒。

(2) 术中护理:关心、安慰患者,消除紧张情绪;观察患者有无面色苍白、出冷汗、口唇发绀的表现,及时测量血压、脉搏,评估出血量,防止出血性休克发生,如有异常通知医生立即停止操作并实施抢救。

(3) 术后护理:①病情观察及护理:严密观察患者的生命体征变化、阴道出血的量和颜色、麻醉不良反应、自行排尿情况,如有异常,及时通知医生;②用药护理:遵医嘱给予患者促进子宫收缩、止痛等药物;③营养支持:加强营养,进食高蛋白、高维生素、易消化的食物,忌食生冷、辛辣刺激性强的食物;④活动与休息:患者麻醉恢复后可下床活动,起床和活动时注意防跌倒;⑤预防感染:保持外阴清洁,勤换卫生巾及内裤;监测患者体温,体温≥38.5℃要通知医生;保持床单位清洁;严格限制探视,家属勿坐卧患者床,避免交叉感染的发生。

**【健康指导】**

1. 疾病知识指导　患者了解定期随诊对根治葡萄胎的重要性及监测 hCG 的意义。

2. 生活指导　患者知道应进食高蛋白、高维生素、易消化的食物,适当活动,保证睡眠时间和质量,以增强机体免疫力;患者知道随诊期间必须严格避孕 1 年,掌握避孕方法首选工具避孕;术后 1 个月内禁止性生活及盆浴。

3. 延续性护理　患者知晓复查的具体时间、地点及联系人等。

## 二、妊娠滋养细胞肿瘤患者的护理

**【疾病定义】**

妊娠滋养细胞疾病是一组来源于胎盘绒毛滋养细胞的疾病,根据滋养细胞的增生程度,侵蚀组织的能力及病理特点,将其分为葡萄胎、侵蚀性葡萄胎、绒毛膜癌及胎盘部位滋养细胞肿瘤,其中除葡萄胎外,后三者统称为妊娠滋养细胞肿瘤。本节主要介绍侵蚀性葡萄胎和绒毛膜癌。

侵蚀性葡萄胎指葡萄胎组织侵入子宫肌层或转移至子宫以外者。其具有恶性行为,肌层内的葡萄胎样组织继续发展可以穿破子宫壁,引起腹腔内大出血,也可侵入阔韧带内形成宫旁肿物。并可转移至阴道、肺,甚至脑部。

绒毛膜癌简称绒癌,是一种高度恶性的滋养细胞肿瘤。早期可通过血行转移至全身,破坏组织或器官。

**【临床表现】**

1. 无转移性滋养细胞肿瘤

(1) 阴道流血:在葡萄胎排空、流产或分娩后,出现持续的不规则阴道流血,量多少不定。长期阴道流血者可继发贫血。

(2) 子宫复旧不全或不均匀性增大:常在葡萄胎排空后 4~6 周子宫未恢复到正常大小;也可受肌层内病灶部位和大小的影响,表现出子宫不均匀性增大。

(3) 腹痛:一般无腹痛,但当病灶穿破子宫浆膜层时可引起急性腹痛及其他腹腔内出血征象。若子宫病灶坏死继发感染,也可引起腹痛和脓性白带。由于 hCG 的持续作用,在葡萄胎排空、流产或足月产后,持续存在双侧或一侧卵巢黄素化囊肿,黄素化囊肿发生扭转或破裂时也可出现急性腹痛。

(4) 假孕症状:由于 hCG 及雌、孕激素的作用,表现为乳房增大,乳头及乳晕着色,甚至有初乳样分泌等。

2. 转移性滋养细胞肿瘤　更多见于绒毛膜癌,主要经血行播散。最常见的转移部位是肺,其次是阴道、盆腔、肝和脑等。

(1)肺转移:可无症状。典型表现为胸痛、咳嗽、咯血以及呼吸困难。

(2)阴道转移:局部可见紫蓝色结节,其破溃后引起不规则阴道流血,甚至大出血。

(3)肝转移:病灶较小时可无症状,也可表现为右上腹部或肝区疼痛、黄疸等,若病灶穿破肝包膜可出现腹腔内出血,导致死亡。

(4)脑转移:转移初期多无症状,也可表现为头痛、呕吐、抽搐、偏瘫及昏迷。其预后凶险,为致死的主要原因。

(5)盆腔转移:最常见的转移部位是阴道、输卵管、卵巢等。

(6)其他转移:包括脾、肾、膀胱、消化道、骨等,其症状视转移部位而异。

【辅助检查】

1. 血和尿的绒毛膜促性腺激素(hCG)测定　hCG 水平是妊娠滋养细胞肿瘤的主要诊断依据,hCG 呈高水平或持续时间较正常长(排除妊娠物残留或再次妊娠)。

2. X 线胸片　为常规检查。肺转移的典型表现为棉球状或团块阴影。

3. B 型超声检查　是诊断子宫原发病灶最常用的方法。

4. CT 和磁共振检查　对 X 线胸片阴性者,应常规检查胸部 CT。磁共振主要用于脑、腹腔和盆腔病灶诊断。

5. 妇科检查　子宫大于正常,质软,发生阴道宫颈转移时局部可见紫蓝色结节。

6. 组织学诊断　根据组织学特点诊断为侵蚀性葡萄胎或绒毛膜癌。

【评估与观察要点】

1. 健康史　询问患者孕产史,如为葡萄胎清宫后患者,应询问葡萄胎第一次刮宫的情况、刮宫次数及刮宫后阴道流血的量、性质、时间等。询问既往疾病史。

2. 观察要点　观察患者生命体征,有无失血性休克和感染征象。子宫底高度、阴道出血和阴道排出物情况。有无转移灶相关表现,如有无胸痛、咳嗽、咯血以及呼吸困难等肺部转移表现;有无右上腹部或肝区疼痛、黄疸等肝转移表现;有无头痛、呕吐、意识改变等脑转移表现。化疗患者和有脑转移的患者尤其应关注跌倒风险。监测血 hCG 值动态变化。

3. 心理 - 社会状况　观察和了解患者及其家属的心理情绪状态,尤其对于尚未生育的患者和家庭,应关注其消极情绪。

【护理措施】

1. 观察生命体征、腹痛及阴道流血情况。

2. 化疗患者观察化疗反应,并根据其化疗反应采取针对性护理措施。

3. 观察有无转移灶症状,发现异常及时与医师联系并配合处理。

4. 预防生殖系统和泌尿系统上行性感染　保持会阴清洁,有阴道出血或自理能力缺陷的患者应予会阴擦洗,并遵医嘱予抗生素预防感染。

5. 提供心理支持,提供有关化疗药物及其护理的信息,以减少患者恐惧及无助感。倾听患者、家属的真实想法。对于有严重心理反应的患者及时向医生汇报,并寻求专业人员帮助给予干预。

6. 有转移灶者,提供相应的症状护理。

(1) 肺转移患者的护理:①卧床休息,减轻患者体力消耗,有呼吸困难者给予半卧位并吸氧;②大量咯血者有窒息、休克甚至死亡的危险,应备好负压吸引和吸痰装置。咯血时应鼓励患者咳出,避免屏气。如咯血量大时,应去枕平卧并使头偏向一侧,或足低头高位,以利于血液排出,预防窒息。如有大量血液堵塞气道应立即给予吸痰,立即通知医生,并做好开放人工气道的准备和配合。

(2) 阴道转移患者的护理:①减少下床活动,警惕阴道活动性出血;②密切观察阴道有无破溃出血,慎做阴道检查;③做好阴道大量出血的紧急处理准备:备好抢救器械和物品(输血、输液准备,长纱条,止血药物,照明设备等);④阴道填纱的护理:纱条于24~48小时内由医生取出,取纱前开放静脉做好紧急处理准备,纱条取出后仍应严密观察阴道流血情况及生命体征;⑤遵医嘱给予输血、输液及抗生素预防感染,及时发现感染和休克征象;⑥阴道转移的患者易发生感染,应保持会阴清洁,进行会阴擦洗,必要时便后擦洗。

(3) 脑转移患者的护理:①病情观察:观察患者意识、中枢神经系统症状、生命体征、出入量,警惕水电解质紊乱和意识障碍。观察有无头痛和喷射性呕吐等症状。②有颅内高压的患者遵医嘱予甘露醇降颅内压,严格记录出入量,注意水电解质平衡。③频繁呕吐的患者应去枕平卧或头低足高位,头偏向一侧,保持呼吸道通畅。④鞘内化疗的护理:腰穿部位加压止血,给予去枕头低足高位6小时,卧床24小时,以促进药物向颅内弥散。观察生命体征、意识、血氧饱和度、穿刺点有无渗出,有无恶心、呕吐、头痛等表现,遵医嘱予甘露醇降颅内压治疗,并将头偏向一侧,预防误吸。

【健康指导】

1. 化疗为滋养细胞肿瘤患者的主要治疗方式,应根据患者的化疗反应情况做好健康指导。如骨髓抑制的患者应做好预防感染的宣教；胃肠道反应的患者指导进食高蛋白、高维生素、易消化的食物等。

2. 出院后随访　第一年内每个月随访 1 次，1 年后每 3 个月一次，持续 3 年，之后每年 1 次至第 5 年，此后每 2 年 1 次。随访期间应节制性生活并采取合理的避孕措施，首选避孕套避孕。有阴道转移者严禁性生活。

（秦瑛　卢娶）

# 第九节　生殖内分泌疾病护理

## 一、功能失调性子宫出血患者的护理

【疾病定义】

由于生殖内分泌轴功能紊乱导致的异常子宫出血，称为功能失调性子宫出血。为妇科常见病，可发生在月经初潮至绝经间的任何年龄，分为有排卵性和无排卵性两大类。

【临床表现】

1. 无排卵性功能失调性子宫出血　最常见的临床表现是子宫不规则出血，月经周期紊乱，经期长短不一，经量不定或增多，甚至大量出血。出血期间一般无腹痛或其他不适，出血量多或时间长时可常继发贫血，大量出血可导致患者休克。

2. 排卵性功能失调性子宫出血　一般表现为月经周期规则、经期正常，但经量增多大于 80ml。

【辅助检查】

1. 基础体温测定　基础体温测定呈单相型提示无排卵。

2. 实验室检查　血常规检查了解患者有无贫血及血小板减少；凝血功能检查了解患者有无凝血功能障碍，并排除凝血和出血功能障碍性疾病；尿妊娠试验或血 hCG 检测以除外妊娠及妊娠相关疾病；血清性激素测定判断有无排卵及黄体功能。

3. B 型超声检查　了解子宫内膜厚度等，以明确有无宫腔占位病变等。

4. 子宫内膜取样　常进行诊断性刮宫，其目的是止血和明确子宫内膜病理诊断。也可采用子宫内膜活检或宫腔镜检查，明确子宫内膜病理诊断。

【评估与观察要点】

1. 健康史　患者年龄、月经史、生育史、既往疾病史,如患者不能提供,可向患者家属了解相关情况。

2. 观察要点　观察患者生命体征,尤其患者突然大量出血,应评估患者有无失血性休克表现和感染征象;观察阴道出血量,有无贫血及贫血程度。急性大量阴道出血或重度贫血患者应该评估其有无头晕、乏力等跌倒风险。

3. 心理 - 社会状况　阴道不规则出血,或短期内治疗效果不好的患者常会有焦虑等情绪,青春期少女因担心其以后生育,围绝经期妇女担心是否为恶性肿瘤,也会有焦虑等情绪。

【护理措施】

1. 观察生命体征变化,急性大量阴道出血的患者应迅速建立静脉通道,遵医嘱输血和补液,并做好刮宫等手术止血准备。

2. 阴道出血量大的患者及时准确评估出血量,遵医嘱予输血或铁剂等纠正贫血。动态评估患者贫血程度及凝血功能。

3. 对于有跌倒风险的患者,采取相应预防措施。

4. 给予会阴擦洗,遵医嘱应用抗生素预防感染。

5. 提供心理支持,对于有严重心理反应的患者及时汇报医生,并寻求专业人员帮助给予干预。

【健康指导】

1. 饮食指导　进食蛋类、瘦肉、绿叶菜、动物肝脏等含铁丰富的食物,纠正贫血。

2. 用药指导　口服激素类药物治疗的患者应严格按照药物服药,避免漏服和多服。漏服因体内激素水平不足,可出现突破性阴道出血。多服则会有激素副作用,如增加血栓发生的风险等。

3. 性生活指导　阴道出血期间禁止性生活;行宫腔镜或刮宫术的患者术后 1 月内应禁止性生活。

## 二、闭经患者的护理

【疾病定义】

闭经为常见的妇科症状,表现为无月经或月经停止。根据既往有无月经来潮,分为原发性闭经和继发性闭经两类。原发性闭经指年龄超过 15 岁、第二性征已发育、月经还未来潮,或年龄超过 13 岁尚无第二性征发育者。继发性闭经指正常月经建立后月经停止 6 个月,或按自身原有月经周期计算停止

3 个周期以上者。

世界卫生组织（WHO）将闭经分为 3 型：Ⅰ型为无内源性雌激素产生，卵泡刺激素（FSH）水平正常或低下，催乳激素（PRL）正常水平，无下丘脑 - 垂体器质性病变的证据；Ⅱ型为有内源性雌激素产生、FSH 及 PRL 水平正常；Ⅲ型为 FSH 升高，提示卵巢功能衰竭。

【临床表现】

1. 症状　无月经或月经停止，同时可出现疾病相关症状。嗅觉缺失综合征患者可有嗅觉减退或丧失；卵巢早衰有过早绝经并伴有绝经期综合征症状；神经性厌食伴有体重急剧下降。

2. 体征　临床评估可见疾病相关体征。嗅觉缺失综合征患者其内外生殖器均为幼稚型；多囊卵巢综合征患者有毛发增多、肥胖、双侧卵巢增大；先天性下生殖道发育异常可见处女膜闭锁或阴道横隔等。

【辅助检查】

1. 子宫功能检查

（1）诊断性刮宫：适用于已婚妇女，必要时可在宫腔镜直视下检查。

（2）子宫输卵管碘油造影：了解子宫腔及输卵管情况。

（3）药物撤退试验：①孕激素试验：评估内源性雌激素水平。黄体酮注射液，每日肌内注射 20mg，连续 5 日，停药后出现撤药性出血为阳性反应，提示子宫内膜已受一定水平雌激素影响；停药后无撤药性出血为阴性反应，说明患者体内雌激素水平低下，对孕激素无反应，应进一步行孕激素序贯试验。②雌、孕激素序贯试验：适用于孕激素试验阴性的闭经者。每晚睡前服用妊马雌酮 1.25mg，共 21 日，最后 10 日加用醋酸甲羟孕酮，每日口服 10mg，停药后出现撤退性出血为阳性，提示子宫内膜功能正常，可排除子宫性闭经，引起闭经的原因是患者体内雌激素水平低落，应进一步寻找原因。无撤药性出血为阴性，可再重复试验 1 次，若两次试验均为阴性，提示子宫内膜有缺陷或被破坏，可诊断为子宫性闭经。

2. 卵巢功能检查　通过 B 型超声检查、基础体温测定、宫颈黏液结晶检查、阴道脱落细胞检查、血清激素测定、诊断性刮宫，了解排卵情况及体内性激素水平。

3. 垂体功能检查　通过检测血内 PRL、FSH、LH 水平、垂体对促性腺激素释放激素的反应性，了解垂体功能是否正常。

4. 其他检查　B 型超声检查、染色体检查及内分泌检查等。

**【评估与观察要点】**

1. 健康史　了解患者年龄、既往健康状况、既往月经情况。

2. 评估患者的闭经类型、时间及伴随症状。

（1）原发性闭经：较少见，常由于遗传性因素或先天性发育缺陷所致，应注意生殖器官和第二性征发育情况及家族史。

（2）继发性闭经：了解闭经发生的时间、是否采取过治疗及治疗措施和用药；了解是否有导致闭经的诱因，如精神因素、体重增减、饮食习惯等。

与下丘脑 - 垂体 - 卵巢的神经内分泌调节，以及子宫内膜对性激素的周期性反应和下生殖道的通畅性有关，任何一个环节发生障碍均可导致闭经。

3. 身体状况　①观察精神状态、智力发育、营养与健康状况；②检查全身发育及第二性征发育情况；③妇科检查生殖器官有无发育异常、畸形和肿瘤。

4. 心理 - 社会状况　患者担心闭经对自己的健康、性生活及生育能力有影响，病程过长及治疗效果不佳会加重患者及家属的心理压力，产生情绪低落、焦虑，反过来又加重闭经。

**【护理措施】**

1. 心理护理　向患者讲解月经的生理知识，使患者了解闭经与女性特征、生育及健康的关系，减轻心理压力，避免闭经加重。对原发性闭经，特别是生殖器官畸形者进行心理疏导，保持心情舒畅，正确对待疾病，提高对自我形象的认识。

2. 一般护理　给予足够的营养，鼓励患者加强锻炼。

3. 用药护理　严格遵医嘱正确使用激素，不擅自停药、漏服，不随意更改药量，说明性激素的作用、副作用、剂量，用药方法及注意事项。

**【健康指导】**

1. 生活指导　告知患者，精神紧张、过度劳累、体重下降等可使内分泌调节功能紊乱而发生闭经，鼓励患者保持心情舒畅，有利于疾病治疗。

2. 注意适当增加营养，加强锻炼，保持标准体重，增强体质。

3. 用药指导　治疗该疾病使用激素治疗，告知患者定时服药的重要性，治疗期间不可随意停药、药物加量或减量等，并定期随访。

# 三、不孕症患者的护理

**【疾病定义】**

女性无避孕性生活至少 12 个月而未孕，称为不孕症，在男性则称为不育症。不孕症分为原发性和继发性两大类,既往从未有过妊娠史,无避孕而从未妊娠者为原发不孕;既往有过妊娠史,而后无避孕连续 12 个月未孕者,称为继发不孕。

【辅助检查】

1. 盆腔检查　子宫大小、位置,有无子宫颈糜烂、阴道感染,有无附件肿物、增厚、压痛,有无畸形。

2. 体格检查　身高与体重、生长发育、各种畸形特征、乳房有无溢乳、男性化多毛。

3. 结核菌素试验　排除结核,甲状腺功能检查排除甲状腺病变,垂体磁共振检查排除垂体病变,测定尿 17- 酮、17- 羟孕酮、血皮质醇排除肾上腺皮质病变。

4. 卵巢功能检查　基础体温测定、子宫颈黏液评分、血清内分泌激素的检测、超声监测卵泡发育和排卵的情况。必要时测定甲状腺、肾上腺皮质功能及其他内分泌功能,以排除全身性内分泌异常导致的卵巢功能异常。

5. 输卵管通畅试验　子宫输卵管通液术,子宫输卵管造影术,了解子宫和输卵管情况。

6. 超声影像学检查　可发现子宫、卵巢、输卵管的器质性病变、可监测卵泡发育、排卵、黄体形成等征象,可显示卵巢窦卵泡数目。

7. 腹腔镜检查术　直视下观察盆腔可较全面地了解,并可行手术治疗。

8. 宫腔镜检查术　直视下观察患者子宫内的情况,并可行手术治疗。

9. 输卵管镜　能直接进入输卵管内,了解阻塞的部位、程度及输卵管蠕动情况,还可发现器质性病变。

10. 子宫内膜组织学检查　能反映卵巢功能、子宫内膜对卵巢激素的反应,并能发现子宫内膜病变。

11. 血液染色体核型　检查生殖器官发育异常、原发闭经。

12. 女方抗精子抗体及抗心磷脂抗体等免疫学检查　检查原因不明的不孕患者。

【评估与观察要点】

1. 健康史

(1) 婚育史:患者结婚年龄、性生活、避孕情况、妊娠史。

(2) 月经史:患者有无闭经、月经稀发、少经、不规则阴道出血。

(3) 手术史:了解患者有无人工流产、中期引产、盆腔手术史。

(4) 既往史:患者是否有宫外孕、生殖器炎症、结核及其他内分泌疾病。

（5）其他：患者是否存在精神打击、生活方式改变、服药史以及家族史。

2. 观察要点　患者生命体征、情绪等变化。

3. 心理 - 社会因素　不孕症的发病率和患病率与社会因素有关。在各地区均有很大差异，这与社会发展、民族习俗、文化卫生等因素有关。不孕患者处于精神和社会舆论折磨中，承受着巨大的精神压力，农民和文化水平低者心理压力更大。家庭是社会的一个单元，家庭不和睦，社会也就增加了不安宁因素。

【护理措施】

1. 一般护理　护士除完成一般的常规护理外，应多与患者聊天，缓解患者压抑的情绪，讲解治疗和各项检查的目的，使患者能够积极配合治疗。

2. 心理护理

（1）不孕患者盼子心切，她们认为无孩子的家庭是不完整的，从而导致心理压抑，甚至影响夫妻关系，造成离婚。加上社会舆论、家庭成员的责备，使患者在伤心、痛苦、绝望和耻辱的压力下产生自杀的想法。护士在与患者的接触中充分理解她们，寄予同情，更多地从伦理学、社会学角度出发，了解患者的经济情况，家庭及社会地位，了解患者的顾虑，减轻思想压力。同时做好患者家属的工作，讲明他们的支持与理解对患者具有极其重要的影响，同时，不孕是由多种因素引起的，长期处于过度紧张、压抑之中，也可以造成不孕。

另外，在女性接受不孕诊疗的过程中，男性同样也要接受诊疗，因为不孕症涉及男女双方的问题，需共同寻找原因。

（2）帮助患者认识到在生活中有许多创造性的活动。妇女不只是一个生育工具，不孕也不只是患者单方的问题，鼓励她们走出家门，接触社会，放下包袱，保持愉快、自信的心情配合治疗。

3. 用药护理

（1）枸橼酸克罗米芬（CC）：卵巢囊肿、肝病疾患忌用。妊娠时也忌用，有造成婴儿出生缺陷的危险。有 2% 的患者出现视力障碍，如视物模糊等，需及时就诊。

（2）人类绝经期促性腺激素（HMG）：肌内注射有时引起局部刺激现象，需经常变更注射部位。

（3）人绒毛膜促性腺激素（hCG）：使用水泵式自动注射器注射。长期携带造成不便，易发生感染。应定期随诊，注意观察有无皮肤反应或感染发生。

（4）溴隐亭：于餐中间吞服，可出现恶心、呕吐、头痛、眩晕等。

（5）输卵管内注药：在月经干净 3 日开始，必须在排卵前 2~3 日完成，连用 2~3 个周期。

4. 手术护理 手术选择在月经干净后 3~7 日,无内、外生殖器急性炎症或盆腔慢性炎症的急性发作,无严重心、肺、肾等器官疾患。

（1）术前护理

1）协助完善术前相关化验及各项检查。

2）监测体温。

3）皮肤、肠道、外阴、阴道准备。

4）贵重物品交予家属保管,摘除身外之物。

（2）术后护理

1）患者返回病室后,详细了解术中情况,为术后观察重点提供信息。密切监测生命体征变化,注意阴道出血的量及性状。宫腔镜手术后注意监测血电解质的平衡。

2）观察伤口渗血、渗液情况,及时通知医生,必要时更换伤口敷料。

3）鼓励患者尽早活动,防止粘连。术后返回病室后,患者在床上自主翻身活动。术后第 1 日即可下地活动,活动量依个人具体情况而定。

4）保持外阴清洁、干燥,留置导尿管者每日会阴护理两次,并观察有无淤血、红肿。发现异常及时通知医生采取措施。

5）常规术后第 1 日晨拔除尿管或遵医嘱,嘱患者多饮水,尽早排尿。

6）常规术后 6 小时进流食,肛门排气后进半流质,排便后进普食。未排气及排气不畅时禁食产气食物,如甜食类、奶类、豆类,防止加重腹胀。

7）进食粗纤维、高蛋白、高维生素饮食。

8）遵医嘱给予预防性抗生素。

9）宫腔镜手术后返回病房后可以下地活动,4 小时后可以进普通饮食。

【健康指导】

1. 加强体育锻炼,增强体质。肥胖者需加强运动,注意减肥,因为肥胖会引起内分泌失调,造成不孕。

2. 养成良好的生活习惯,戒烟、不嗜酒、避免吸毒、不规则的作息规律。

3. 除器质性病变外,环境、职业污染可引起不孕。因此,应远离噪声、高热、缺氧的环境,避免接触射线和有毒物质。

4. 纠正饮食习惯,注意营养搭配,防止出现营养不良或营养过剩。保证微量元素、维生素的摄入量。

5. 缓解紧张的精神、保持稳定的情绪、和谐的夫妻关系是保证正常的性功能及受孕的基础。

6. 性知识的宣传和指导　使已婚夫妇双方达到性生活的和谐,有正常的规律性。掌握最易受孕的日期,选择最佳受孕时机。

## 四、痛经患者的护理

【疾病定义】

凡在行经前后或月经期出现下腹疼痛、坠胀、腰酸或合并头痛、乏力、头晕、恶心等其他不适,影响生活或工作质量者称为痛经。

【临床表现】

1. 症状　月经期下腹痛是原发性痛经的主要症状,疼痛多数位于下腹中线或放射至腰骶部、外阴与肛门,少数人的疼痛可放射至大腿内侧。疼痛的性质以胀坠痛为主,重者呈痉挛性。疼痛时月经未来潮或仅见少量经血,行经第1天疼痛最剧烈,持续2~3天月经畅通,疼痛即可缓解。可伴随恶心、呕吐、腹泻、头晕、乏力等症状,严重时脸色发白、四肢厥冷、出冷汗。

2. 体征　妇科检查无异常发现,偶有触及子宫过度的前倾前屈或过度的后倾后屈位。

【辅助检查】

腹腔镜检查　是最有价值的辅助诊断方法。

【评估与观察要点】

1. 健康史　评估患者的年龄、月经史与婚育史,评估与诱发痛经相关的因素,疼痛与月经的关系,疼痛发生的时间、部位、性质及程度,评估是否有服用止痛药物,疼痛时伴随症状等。

2. 观察要点　观察患者的月经量,观察患者是否有脸色发白、出冷汗等不适症状。

3. 心理 - 社会状况　痛经引起的疼痛和不适会引起患者有意识或无意识的怨恨自己是女性,甚至出现神经质的性格。

【护理措施】

1. 心理护理　关心并理解患者的不适和恐惧心理,讲解有关痛经的生理知识,阐明月经期可能有一些生理反应,如小腹坠胀和轻度腰酸。

2. 缓解症状

(1)腹部局部热敷和进食热的饮料。

(2)遵医嘱给予患者止痛药。

(3)应用生物反馈法:增加患者自我控制感,使身体放松,以解除痛经。

【健康指导】

让患者注意经期的清洁卫生,经期禁止性生活,预防感冒,注意合理休息和充足睡眠,加强营养,忌食生冷食物。

## 五、经前期综合征患者的护理

【疾病定义】

经前期综合征又称经前症候群(premenstrual syndrome,PMS),是指妇女在月经前期出现生理、精神及行为方面改变,严重者影响学习、工作和生活质量,月经来潮后症状自然消失。

【临床表现】

1. 精神症状 可分为两种类型:①焦虑型:如精神紧张、情绪不稳定、易怒,琐事即可引起感情冲动、争吵哭闹;②抑郁型:无精打采,情绪淡漠,忧愁不乐,失眠,健忘,注意力不集中,判断力减弱,有时精神错乱,偏执妄想,甚至产生自杀意图。

2. 躯体症状 可表现为:①水钠潴留症状:手、足、颜面水肿;体重增加;腹部胀满;②疼痛:乳房胀痛;头痛可伴恶心、呕吐或腹泻;腰骶部痛;盆腔痛或全身各处疼痛;③其他:疲乏,食欲增加,喜食甜食或咸食。

【辅助检查】

1. 激素测定 促卵泡生成激素(FSH)升高,雌二醇($E_2$)与孕酮水平下降,促黄体生成素(LH)绝经期可无变化。

2. 血常规、肝肾功能检查

3. 盆腔超声检查 可排除子宫、卵巢肿瘤,了解子宫内膜厚度。

4. 乳腺超声 以排除乳腺病变。

5. 宫颈刮片细胞学检查 以排除宫颈病变。

6. 骨密度 了解有无骨质疏松。

【评估与观察要点】

1. 健康史 评估患者是否有生理、心理方面的疾病史,既往妇科、产科等病史,排除精神病及心、肝、肾等疾病引起的水肿,不在经前发生但在经前加重的疾病如偏头痛、子宫内膜异位症等不属于经前期综合征。

2. 观察要点 观察患者是否有手、足及颜面水肿,观察患者的精神状况。

3. 心理 - 社会状况 患者常常有紧张、焦虑、沮丧、不安、情绪波动不定等心理方面的症状,严重者有自杀、出现叛逆性或虐待儿童等行为。

【护理措施】

1. 心理护理　多关心患者,主动与患者交流,了解患者的心理感受和心理活动,教会患者应对压力的技巧,如深呼吸等方法。

2. 饮食护理　保持饮食均衡,水肿者应限制盐分、糖分、咖啡因、酒精的摄入,多摄取富含维生素 $B_6$ 的食物,如猪肉、牛奶、蛋黄和豆类食物。

3. 用药护理　遵医嘱予患者服用相应的药物,如抗抑郁药、利尿药、激素、维生素 $B_6$ 等,并向患者讲解各类药物的作用和不良反应。

【健康指导】

向患者及家属讲解可能造成经前期综合征的原因和目前的主要处理措施,教会患者记录月经周期,让家属多给予患者心理和社会支持,增强患者的自我控制能力。

## 六、绝经期综合征患者的护理

【疾病定义】

绝经期综合征(menopause syndrome)指妇女绝经前后出现性激素波动或减少所致的一系列躯体及精神心理症状。绝经分为自然绝经和人工绝经。自然绝经指卵巢内卵泡生理性耗竭所致的绝经;人工绝经指两侧卵巢手术切除或放射线照射等所致的绝经。人工绝经者更易发生绝经期综合征。

【临床表现】

1. 近期症状

(1) 月经紊乱:月经紊乱是绝经过渡期的常见症状,表现为月经周期不规则、经期持续时间长及经量增多或减少。此期症状的出现取决于卵巢功能状态的波动性变化。

(2) 血管舒缩症状:主要表现为潮热,是雌激素降低的特征性症状。其特点是反复出现短暂的面部和颈部及胸部皮肤阵阵发红,伴有烘热,继之出汗。一般持续 1~3 分钟。症状轻者每日发作数次,严重者十余次或更多,夜间或应激状态易促发。该症状可持续 1~2 年,有时长达 5 年或更长。潮热严重时可影响工作、生活。

(3) 自主神经失调症状:常出现心悸、眩晕、头痛、失眠、耳鸣等自主神经失调症状。

(4) 精神神经症状:常表现为注意力不集中,情绪波动大,如激动易怒、焦虑不安或情绪低落、抑郁、不能自我控制等情绪症状。记忆力减退也较常见。

2. 远期症状

（1）泌尿生殖道症状：主要表现为泌尿生殖道萎缩症状，出现阴道干燥、性交困难及反复阴道感染，排尿困难、尿痛、尿急等反复发生的尿路感染。

（2）骨质疏松：50 岁以上妇女半数以上会发生绝经后骨质疏松，一般发生在绝经后 5~10 年，最常发生在椎体。

（3）心血管病变：绝经后妇女糖、脂代谢异常增加，动脉硬化、冠心病的发病风险较绝经前明显增加，可能与雌激素水平低下有关。

【辅助检查】

1. 血清 FSH 值及 $E_2$ 值测定　检查血清 FSH 值及 $E_2$ 值了解卵巢功能。绝经过渡期血清 FSH>10U/L，提示卵巢储备功能下降。闭经、FSH>40U/L 且 $E_2$<10~20pg/ml，提示卵巢功能衰竭。

2. 氯米芬兴奋试验　月经第 5 日起口服氯米芬，每日 50mg，共 5 日，停药第 1 日测血清 FSH>12U/L，提示卵巢储备功能降低。

【评估与观察要点】

1. 健康史　评估患者的年龄、月经史、婚育史、手术史；了解患者以往的健康状况，排除器质性疾病及精神疾病；了解患者是否行过切除子宫或卵巢的手术，是否接受过盆腔放射性治疗。询问此次症状出现的时间及严重程度，是否就医及治疗情况。

2. 观察要点　观察患者是否有易出汗、注意力不集中、情绪不易控制、焦虑不安等症状。询问患者是否有潮热、心悸、眩晕、头痛、失眠、耳鸣、外阴瘙痒、性交困难等症状。

3. 心理 - 社会状况　评估是否有诱发和加重绝经期综合征的因素，如工作压力大、家庭内部变故等；评估患者应对不良生活事件的方式和能力。

【护理措施】

1. 心理护理　向患者讲解疾病相关知识，帮助患者正确认识围绝经期，建立与患者的良好信任关系，聆听患者的诉说，鼓励其与家人及同事积极进行良好的沟通，教会患者自我控制情绪的方法，如培养兴趣爱好，保持舒畅的心情和乐观的精神。

2. 用药护理　告知患者药物的作用和副作用，使患者掌握正确用药的方法，用药期间观察子宫不规则出血的情况，及时就医排除子宫内膜病变，雌激素用量过大时，可引起乳房胀痛、白带多、阴道出血等，孕激素的副作用有抑郁、易怒、乳腺胀痛和水肿等。

【健康指导】

1. 让患者养成规律生活的习惯,保持乐观的心态,学会自我控制情绪。

2. 多吃奶制品、豆制品,补充钙剂,增加户外活动,适当体育锻炼。

3. 避免酗酒、吸烟及过度饮用咖啡和浓茶。

4. 使用激素的患者定期随诊。

5. 每年进行一次健康体检。

## 七、多囊卵巢综合征患者的护理

【疾病定义】

多囊卵巢综合征(polycystic ovarian syndrome,PCOS)是育龄期妇女常见的一种复杂的内分泌及代谢异常所致疾病,以慢性无排卵和高雄激素血症为特征。

【临床表现】

1. 月经紊乱　主要的临床表现为闭经、月经稀发和功能失调性子宫出血。

2. 高雄激素相关临床表现

(1)多毛:毛发的多少与分布因性别和种族的不同而有差异,多毛是雄激素水平增高的重要表现之一。

(2)高雄激素性痤疮:多为成年女性痤疮,伴有皮肤粗糙、毛孔粗大,与青春期痤疮不同,具有症状重、持续时间长、顽固难愈、治疗反应差的特点。

(3)皮脂溢出:头面部油脂过多,毛孔增大,鼻唇沟两侧皮肤稍发红、油腻,头皮鳞屑多、头皮痒,胸、背部油脂分泌也增多。

(4)男性化表现:主要表现为有男性型阴毛分布,一般不出现明显男性化表现,如阴蒂肥大、乳腺萎缩、声音低沉及其他外生殖器发育异常。

3. 其他

(1)肥胖:肥胖表现为向心性肥胖。

(2)不孕:由于排卵功能障碍使 PCOS 患者受孕率降低,且流产率增高。

【辅助检查】

1. 激素测定　促黄体生成素(LH)与促卵泡生成素(FSH)失常,FSH 处于低水平,LH 偏高,形成 LH/FSH≥2~3,雄激素水平增高。

2. 诊断性刮宫　刮出的子宫内膜呈不同程度增殖改变,无分泌期变化。

3. 腹腔镜检查　可直接看见双侧卵巢呈多囊性增大,包膜增厚呈灰白色。

【评估与观察要点】

1. 健康史　评估患者的年龄、月经史、婚育史、既往病史。

2. 观察要点　观察患者是否有多毛、痤疮、油脂分泌过多、肥胖等。

3. 心理 - 社会状况　由于该疾病的临床表现具有特异性，如肥胖、多毛、痤疮等，常使患者对自身的形象不满，担心受到排斥、嘲笑，产生自卑的不良心理状态，该疾病还导致不孕，因此，患者心理压力较大，产生沮丧、抑郁等不良情绪。

【护理措施】

1. 心理护理　应用心理疏导的方法，让患者谈论对疾病的感受和看法，有的放矢地做好患者的心理护理，提高患者对疾病的心理承受能力，以积极的心态接受治疗。与患者的家属和朋友沟通，使其发挥社会支持系统的作用，给患者一个宽松的环境以调整自己的心态，消除心理障碍。

2. 饮食护理　对于肥胖和脂代谢异常患者，指导患者进食低脂、低热量饮食，多吃水果和蔬菜，减少晚餐的量。

3. 用药护理　对于服用性激素治疗的患者，要向患者介绍遵医嘱服药的重要性，必须严格掌握服药时间和剂量，否则易发生阴道不规则出血。告知药物的副作用，如恶心、乏力等，劝告患者切勿擅自停药。

【健康指导】

1. 告知患者随访的时间、地点和联系方式，让患者遵医嘱按时随访。

2. 教会肥胖患者正确测量体重的方法，监测体重的变化。

3. 指导患者正确服用医生开具的药物，并观察药物不良反应，如有不适随时就诊。

## 八、体外受精患者的护理

【疾病定义】

体外受精 - 胚胎移植（in vitro fertilization and embryo transfer，IVF-ET）技术指从妇女卵巢内取出卵子，在体外与精子发生受精并培养 3~5 日，再将发育到卵裂期或囊胚期阶段的胚胎移植到宫腔内，使其着床发育成胎儿的全过程，俗称为"试管婴儿"。

临床上对输卵管性不孕症、原因不明的不孕症、子宫内膜异位症、男性因素不育症、排卵异常、宫颈因素等不孕症患者，在通过其他常规治疗无法妊娠，均为 IVF-ET 的适应证。

IVF-ET 的主要步骤为药物刺激卵巢、监测卵泡至发育成熟，经阴道超声介导下取卵，将卵母细胞和精子在模拟输卵管环境的培养液中受精，受精卵在体外培养 2~5 日，形成卵裂期或囊胚期胚胎，继而进行子宫腔内胚胎移植，并同时使用黄体酮行黄体支持。胚胎移植 2 周后测血或尿 hCG 水平确定妊娠，移植 4~5 周后阴道超声检查确定宫内临床妊娠。

【临床表现】

IVF-ET 后的患者常见并发症的临床表现如下：

1. 卵巢过度刺激综合征（ovarian hyperstimulation syndrome，OHSS）　是一种由于诱发超排卵所引起的医源性并发症。其发生与超排卵药物的种类、剂量、治疗方案、不孕症妇女的内分泌状态、体质及妊娠等诸多因素有关。

根据临床表现及实验室检查，可将 OHSS 分为轻、中、重度。①轻度：症状及体征通常发生于注射 hCG 后 7~10 天，主要表现为下腹不适、腹胀或轻微腹痛，伴食欲缺乏、乏力、血 $E_2$ 水平≥1500pg/ml，卵巢直径可达 5cm。②中度：有明显下腹胀痛、恶心、呕吐或腹泻，伴有腹围增大，体重增加≥3kg，明显腹水，少量胸腔积液，血 $E_2$ 水平≥3000pg/ml，双侧卵巢明显增大，直径达 5~10cm。③重度：腹胀痛加剧，患者口渴多饮但尿少，恶心、呕吐甚至无法进食，疲乏、虚弱、腹水明显增多，可因腹水而使膈肌上升或胸腔积液致呼吸困难，不能平卧，卵巢直径≥12cm，体重增加≥4.5kg，严重者可出现急性肾衰竭、血栓形成、呼吸窘迫综合征甚至死亡。如未妊娠，月经来潮前临床表现可停止发展或减轻，此后上述表现迅速缓解并消失。一旦妊娠，OHSS 将趋于严重，病程延长。

2. 多胎妊娠　IVF-ET 后多胎发生率高达 30% 以上。多胎可增加母体孕产期并发症和早产的发生，导致围生儿死亡率增加。若三胎或三胎以上妊娠，可早期实施选择性胚胎减灭术。

3. 流产和异位妊娠　IVF-ET 妊娠后流产率为 25%~30%，明显高于自然妊娠流产率，多发生在年龄较大患者中，可能与胚胎质量有关。异位妊娠的发生率约为 3%。

4. 卵巢或乳腺肿瘤　由于使用大剂量的促性腺激素，使不孕症妇女反复大量排卵及较长时间处于高雌激素和孕激素的内分泌环境，有可能导致卵巢或乳腺肿瘤的发病率增多。

5. 疾病传染　辅助生育技术采用一系列培养液，在制作、运输和操作过程中均可能会遭到污染，而引起患者感染疾病。污染的血清或培养液有可能造成胚胎、母体甚至临床人员之间的交叉感染。在人工授精与胚胎移植过程中，有可能将男方所患的传染病或携带的病原体传染给女方，如：肝炎病毒、人类免疫缺陷性病毒、梅毒螺旋体等。

【辅助检查】

1. 体格检查　明确患者有无全身性疾患或传染病。

2. 妇科检查　明确有无生殖器官发育不全或畸形,有无严重子宫颈糜烂。

3. 子宫输卵管造影或腹腔镜检查　明确患者输卵管是否通畅。

4. 基础体温测定　明确患者有无排卵。

5. 全面的有关不孕的检查。

6. 男方行精液检查。

【评估与观察要点】

1. 健康史　患者的年龄,既往不孕症治疗时的并发症病史、超排卵治疗情况、症状的发生、发展以及严重程度。必须要询问的表现有腹部、胸部、消化道症状,尿量,体重,并检查四肢有无凹陷性水肿。

2. 观察要点　中至重度卵巢过度刺激综合征(OHSS)住院患者每4小时测量生命体征,记录出入量,每天测量体重和腹围,每天监测血细胞比容、白细胞计数、血电解质、肾功能。防止继发于 OHSS 的严重并发症如卵巢破裂或蒂扭转、肝功能损害、肾功能损害甚至衰竭、血栓形成、成人呼吸窘迫综合征等。加强多胎妊娠产前检查的监护,要求提前住院观察,足月后尽早终止妊娠。

3. 心理 - 社会状况评估　患者可能存在的不良情绪与心理压力,患者家属配合程度。

【护理措施】

1. 心理护理　患者一般为多年不孕,长期的检查和治疗给其带来较大的心理压力,并发 OHSS 更使患者产生了焦虑和担忧,担心疾病给自身健康造成不良的影响。加强与患者的沟通,为患者讲解疾病知识,做好精神安慰,使患者了解疾病知识,减少不必要的恐惧及担心,积极配合治疗。

2. 体位　OHSS 导致体内液体重新分布,形成胸、腹水,体重、腹围增加。采取半卧位,使膈肌下降,有利于呼吸肌活动,增加肺活量,改善呼吸。避免突然改变体位而引起卵巢蒂扭转或破裂。治疗期间,鼓励患者床边小范围活动,防止发生压疮,保持床单位及患者衣裤整洁、干燥;同时预防下肢静脉血栓发生,指导家属为患者按摩双下肢,必要时遵医嘱使用弹力袜并予抗凝剂皮下注射,但应注意有无出血倾向,如皮肤黏膜瘀点瘀斑、牙龈出血等。

3. 饮食　鼓励患者少量多餐,进食清淡、高蛋白、高维生素的食物,如鸡蛋、蛋白粉、蔬菜水果等。水肿患者适量进食冬瓜、赤豆等以利于消肿。患者输注白蛋白后使用利尿药,鼓励其进食橘子、香蕉、西瓜等含钾多的食物,以预防低钾血症。

4. 每日定时测空腹体重、腹围,准确记录 24 小时出入水量。为保证测量值准确,每日清晨保持空腹、排空大小便、穿单件病号服进行测量。测量腹围时让患者平卧,双手置于身体两侧,双腿伸平,以脐部为中心,切面与躯干长轴垂直,统一规定于呼气末进行测量。为使出入量记录准确,让患者使用有刻度的杯子喝水,同时为患者提供有刻度的量杯测量尿量,分别在每天下午4点和次日晨进行总结。

5. 遵医嘱补液,低分子右旋糖酐每天用量≤1000ml,低蛋白血症者可遵医嘱使用白蛋白、血浆等治疗。注意合理安排补液顺序,晶体、胶体相结合。

6. 胸腔积液、腹水的处理　经过治疗后,腹胀、胸闷的症状会逐渐减轻,尿量增多,腹水逐渐消失。若是行胸腔积液、腹水穿刺放水术,放液时需监测患者生命体征和患者的自觉症状,注意穿刺部位有无渗液、避免感染,穿刺后增加高蛋白营养食物的摄入。

7. 若出现卵巢破裂、出血、扭转等情况,需手术治疗时按手术护理。

8. 注意患者主诉,密切观察病情,如有腹痛等症状及时通知医生予以处理。注意生命体征的观察,警惕心衰等并发症的发生。

9. 用药护理　注意使用药物过程中患者是否有不良反应发生,合理安排补液的顺序,OHSS患者往往处于低血容量的状态,遵循晶体和胶体相结合的补液原则,补充血容量。输液时严格掌握补液速度,向患者及家属做好解释工作,切勿自行调节液体的滴速。

【健康指导】

1. 加强营养、增加膳食量。注意荤素搭配,摄取高纤维素的饮食,防止便秘。摄入高维生素、高蛋白、高铁剂的饮食,防止贫血。

2. 适当活动,保证充足睡眠。

3. 保持心情舒畅,保持室内空气新鲜,每日开窗通风。

4. 按时随诊,监测血 β-hCG 值了解胚胎情况。

(卢䂮　丁焱　秦瑛)

# 第十节　妇科恶性肿瘤患者常见化疗并发症的护理

## 一、假膜性肠炎患者的护理

### 【疾病定义】

假膜性肠炎是一种急性肠道炎症,因在小肠或结肠的坏死黏膜表面覆有一层假膜而得名,本病易发生在大手术和应用广谱抗生素后,亦称为手术后肠炎、抗生素性肠炎。也是一种常见的化疗并发症,尤其常见于大剂量应用氟尿嘧啶(5-FU)。假膜性肠炎的实质是肠道内菌群生态平衡失调,也可见于休克、心力衰竭、尿毒症、结肠梗阻、糖尿病、白血病、再生障碍性贫血、心肺慢性疾病等。

【临床表现】

1. 发热　轻型患者多呈中等发热,重型患者可出现高热。

2. 腹泻　是该疾病典型的临床表现。腹泻的程度取决于体内细菌的数量、毒力大小及患者的抵抗力情况。轻者一日内可出现数次稀便或数十次水样便;重者腹泻严重,排出有腥臭味的黏液脓血便,排便次数多达 30 次左右,每天的排便量可达 4000~10 000ml。粪便中可见血或斑块样假膜,感染金黄色葡萄球菌的患者粪便为草绿色水样便,感染难辨梭状芽胞杆菌的患者粪便为黄色蛋花样稀水便。若出现中毒性肠麻痹不能排出积聚在肠腔内的大量液体,腹泻次数反而减少,但病情变得更加严重。

3. 腹痛、腹胀　炎症和肠液毒素刺激使肠管出现痉挛性收缩而引起不同程度的腹痛。肠管蠕动功能紊乱后,不能有效地排空积聚在肠腔内的液体和气体,从而导致腹胀。假膜性肠炎在频繁腹泻的同时出现的腹胀不同于一般腹泻。严重者可有典型的中毒性巨结肠症症状,如腹痛、腹胀、肠型、全腹肌抵抗和压痛、肠鸣音减弱或消失。肠坏死、穿孔者出现弥漫性腹膜炎,全腹肌同样出现抵抗、压痛、反跳痛,腹胀更为明显,全身中毒症状加重,导致中毒性休克。

4. 毒血症和休克　是重症患者的晚期临床表现。大量毒素被吸收后出现明显的食欲减退、高热、精神萎靡、谵妄、定向力差、意识障碍、手足发凉、血压不稳等,最后因肝、肾功能不全而陷入不可逆性休克。少数患者疾病急,主要表现为高热、严重腹胀、呕血和便血,可在数小时之内出现休克、死亡。

【辅助检查】

1. 便常规检查　粪便涂片镜检可发现革兰阳性杆菌及其芽胞,对临床诊断有极大帮助。

2. 细菌学检查　90% 的病例在发病时粪便中可培养到难辨梭状芽胞杆菌。

3. 细胞毒素毒性试验　稀释的大便或细菌培养滤液,对组织培养细胞有特异性的细胞病理效应,这种效应可被污泥梭状芽胞杆菌的抗毒素中和,从而证实难辨芽胞杆菌为产毒菌株。

4. 其他

（1）结肠镜检：假膜性肠炎同时侵犯结肠，尤其是乙状结肠可行结肠镜检查。结肠镜下可见黏膜发红、水肿，上面有斑块或融合的假膜。

（2）腹部 X 线平片：常有肠黏膜增厚、小肠胀气，部分肠麻痹患者表现为肠梗阻。

（3）超声诊断：发现局部肠壁假膜、黏膜及黏膜下水肿导致的重度增厚、肠腔变窄或消失，仔细探查可于右下腹发现似肠结核或肿瘤的假肾征。

【评估与观察要点】

1. 健康史　评估患者的年龄、既往史、既往的消化功能、近期是否使用抗生素治疗、是否进行过化疗。

2. 观察要点　观察患者是否有发热及热型、观察患者的腹泻次数、大便性状，观察患者腹痛的部位、性质、持续时间、是否伴有腹胀及腹部体征，观察患者的意识状态，是否有精神萎靡、谵妄、定向力差、意识障碍、手足发凉、血压不稳等症状，观察患者的营养状况，是否有皮肤黏膜干燥、弹性差等脱水症状。

3. 心理 - 社会状况评估　患者化疗并发该疾病，对患者来说是雪上加霜，评估患者对该疾病的认识程度及心理承受能力，患者和家属常常担心疾病的预后，评估患者及家属是否有焦虑和担忧的情绪。

【护理措施】

1. 一般护理

（1）为患者提供安静舒适的环境，嘱患者卧床休息，避免劳累。

（2）病室定时通风，勤换床单位。

（3）患者大便次数较多，指导患者保护肛周皮肤，便后用柔软的卫生纸擦拭，并用温水清洗，软毛巾蘸干，保持肛周皮肤干燥，若有皮肤发红，可局部涂抹鞣酸软膏。

（4）对于发热的患者要监测体温，有休克的患者要监测生命体征的变化，配合医生治疗，积极纠正休克。

（5）进食少渣食物，补充蛋白质及维生素。

2. 心理护理　向患者讲解疾病相关知识，让患者对疾病有正确的认识，缓解其焦虑心理，患者腹痛、腹泻严重时，耐心倾听患者主诉，关心爱护患者，鼓励患者树立疾病治疗的信心。

3. 用药护理

（1）遵医嘱予患者抗生素，万古霉素为治疗该疾病的首选药物，对难辨梭状芽胞杆菌和金黄色葡萄球菌都有抗菌活性。对于金黄色葡萄球菌为病原体的患者,还可使用红霉素。甲硝唑也常被用于治疗该疾病,疗效也较好。注意观察药物的副作用。

(2)遵医嘱予患者补液,保证患者每日的液体入量。

(3)遵医嘱予患者调节肠道菌群的药物,如:乳酶生等。

【健康指导】

1. 指导患者合理饮食,避免吃生冷刺激的食物。

2. 告知患者药物的正确用法及学会观察药物的不良反应。

## 二、口腔溃疡患者的护理

【疾病定义】

口腔溃疡俗称"口疮",是一种常见的发生于口腔黏膜的溃疡性损伤病症,多见于唇内侧、舌头、舌腹、颊黏膜、前庭沟、软腭等部位,这些部位的黏膜缺乏角质化层或角化较差。口腔溃疡是妇科肿瘤患者在大剂量化疗骨髓抑制时常见的口腔并发症。

【临床表现】

开始时舌苔减少,黏膜发红,继之出现糜烂面,表现为浅在溃疡,局部疼痛程度不同,可表现为烧灼样疼痛、张口困难、吞咽时疼痛、唾液增多且增稠等症状。

口腔溃疡分度标准:

Ⅰ度:口腔黏膜出现红斑、疼痛,不影响进食。

Ⅱ度:口腔黏膜出现红斑明显,疼痛加重,有散在溃疡,能进食半流质饮食。

Ⅲ度:口腔黏膜溃疡及疼痛比Ⅱ度明显,只能进食流质。

Ⅳ度:疼痛剧烈,溃疡融合成片,不能进食。

口腔溃疡发病部位:氟尿嘧啶所致的口腔溃疡主要表现在下唇及舌尖部位,通常极为表浅;放线菌素 D 所致的口腔溃疡主要表现在舌根部及舌边缘,溃疡面深且疼痛严重;甲氨蝶呤所致口腔溃疡最重,常发生在双侧颊部和咽部,严重者可波及尿道和肛门。

【辅助检查】

实验室检查

(1)真菌、细菌培养:将创面分泌物或口腔白膜送检后,直接镜检法和培养检查法是形态学检查的基本方法,与培养检查结合才能确诊。培养检查法可进一步提高病原体检出的阳性率同时确定致病菌的种类。另外免疫组化特异抗体染色,可对临床常见条件致病菌做出特异性诊断。可对创面分泌物及白膜组织进行培养,直接得出细菌的阳性结果。

（2）药敏试验:可蘸取创面分泌物做细菌培养的同时进行药敏培养,有针对性地控制妇科肿瘤化疗患者的口腔溃。

【评估与观察要点】

1. 健康史　评估患者的年龄、既往史,评估患者的饮食习惯、是否有化疗及化疗用药情况、免疫功能和骨髓抑制情况。

2. 观察要点　观察口腔溃疡的部位、性质、大小、有无出血和糜烂。观察患者的营养状况。观察患者是否有疼痛,疼痛的部位、性质、严重程度。

3. 心理 - 社会状况评估　患者会担心口腔溃疡迁延不愈,评估患者是否有焦虑和担忧的情绪。

【护理措施】

1. 心理护理　化疗患者并发该疾病,会极大增加患者的不舒适感,使患者常常产生不再坚持化疗的想法。护士应安慰患者,讲解治疗相关知识,帮助患者树立克服疾病的信心,积极配合治疗。

2. 口腔护理　告知化疗期间保持口腔清洁对预防口腔溃疡的重要性。

（1）从化疗前开始,常规使用冷开水或生理盐水漱口。督促患者每天晨起、睡前及三餐后均进行漱口。漱口时,应使漱口液在口腔内与牙齿充分接触,并在口腔保留一段时间。

（2）根据患者口腔情况选择有针对性的漱口液。为口腔 pH 偏酸性的患者选用碳酸氢钠液进行漱口,为口腔 pH 偏碱性的患者选用硼酸溶液进行漱口。如果口腔有真菌感染,则选用生理盐水加入制霉菌素进行含漱。

（3）对于无自理能力和意识不清的患者,由护士给予其口腔护理,擦洗时动作要轻柔,注意避免误吸的发生。

3. 疼痛护理　口腔溃疡常使患者有明显的疼痛感,尤其是在进食时。主动聆听患者的疼痛主诉,对于疼痛较为严重的患者,遵医嘱予患者在漱口液中加入一定比例的局麻药物,如:利多卡因,可有效缓解疼痛。让患者口含冰块,也可以起到镇痛作用。遵医嘱予患者喷涂治疗口腔溃疡的药物,促进愈合,减轻疼痛。

4. 饮食护理　合理的饮食干预可以改善患者机体的营养状况,有利于增强机体的免疫力和促进口腔溃疡的愈合。避免不良饮食习惯对该疾病的负面影响。鼓励患者多饮水、多进食新鲜的水果和蔬菜。给予易消化、清淡的半流质或少渣饮食,每次进食不宜过多,可采取少量多餐的方法。避免进食粗、硬的食物,不吃辛辣、酸等刺激性强的食物,从而减少食物对口腔黏膜的刺激而损伤黏膜,引发疼痛。适当增加富含维生素、蛋白质及微量元素等的食物。对于进食困难的患者,可遵医嘱予以通过静脉通路补充机体所需的营养。必要时遵医嘱给予输注人血白蛋白或血浆。

【健康指导】

1. 合理饮食,养成良好的饮食习惯,增强体质,加强锻炼。

2. 选择刺激性小的牙膏和软毛牙刷。

## 三、骨髓抑制患者的护理

【疾病定义】

骨髓抑制是指骨髓中血细胞前体的活性下降。血流里的红细胞和白细胞都源于骨髓中的干细胞。血流里的血细胞寿命短,常常需要不断补充。为了达到及时补充的目的,作为血细胞前体的干细胞必须快速分裂。化学治疗和放射治疗,以及许多其他抗肿瘤的治疗方法,都是针对快速分裂的细胞,因此常常导致正常的骨髓细胞受到抑制。

【临床表现】

骨髓抑制通常发生在化疗后,因粒细胞平均生存时间最短,为6~8小时,因此,骨髓抑制常最先表现为白细胞计数下降;血小板平均生存时间为5~7天,其下降出现较晚、较轻;而红细胞平均生存时间为120天,受化疗影响较小,下降通常不明显。多数化疗药物所致的骨髓抑制,通常见于化疗后1~3周,持续2~4周逐渐恢复,并以白细胞计数下降为主,可伴有血小板计数下降,少数药如盐酸吉西他滨(健择)、卡铂、丝裂霉素等,则以血小板计数下降为主。所以在化疗后可检测白细胞和血小板的数量来判断是否发生了骨髓抑制,见表3-4。

表3-4　骨髓抑制程度(根据 WHO 分为0- IV级)

| 分级 | 白细胞($\times 10^9$/L) | 血红蛋白(g/L) | 血小板($\times 10^9$/L) |
|---|---|---|---|
| 0 级 | ≥4.0 | ≥110 | ≥100 |
| I 级 | 3.0~3.9 | 95~100 | 75~99 |
| II 级 | 2.0~2.9 | 80~94 | 50~74 |
| III 级 | 1.0~1.9 | 65~79 | 25~49 |
| IV级 | 0~1.0 | <65 | <25 |

【辅助检查】

实验室检查　血常规检查可见白细胞计数下降,血小板计数起初可无异常。

【评估与观察要点】

1. 健康史　评估患者的年龄、既往史、是否有化疗及化疗用药情况、评估患者免疫功能和骨髓抑制情况。

2. 观察要点　观察患者是否有发热等感染症状,是否有皮肤、黏膜的出血点和瘀斑,是否有鼻出血,观察大便的性状、颜色,观察是否有颅内出血等症状。

3. 心理 - 社会状况　患者担心发生骨髓抑制会延误化疗的进程,担心疾病预后。评估患者是否有焦虑和担忧的情绪。评估患者的经济水平。

【护理措施】

1. 心理护理　发生骨髓抑制的患者,尤其是Ⅲ、Ⅳ级的患者,因为要使用升血小板药物和进行输血治疗,治疗费用较高,经济压力较大,多会感到焦虑和担忧。另一方面,部分患者由于缺乏血液治疗方面的知识,常常担心输血会感染疾病,给自身带来不良后果,存在对输血治疗的恐惧心理。护士要理解患者,认真聆听患者的主诉,向患者讲解治疗相关知识,消除患者的疑虑和恐惧心理,积极配合治疗。

2. 饮食护理　有出血倾向的患者,要进无渣、半流质的软食,避免进食生、粗、硬的食物,防止口腔及消化道的黏膜出血。有胃肠道出血的患者要禁食,鼻饲给予营养物质,以维持营养平衡。

3. 用药护理　遵医嘱予患者皮下注射 150~300μg 重组人粒细胞刺激因子,每日一次。予患者抽血化验血常规,监测血象变化,白细胞升至 $4.0 \times 10^9$/L 以上时可停药。因为药物剂量很小,效价高,费用也高,注射时避免浪费。向患者讲解用药的作用及药物的不良反应。合并感染的患者,遵医嘱使用抗生素。

4. 预防感染的护理

(1) 保护性隔离:当血液中白细胞≤$1.0 \times 10^9$/L,血小板≤$25 \times 10^9$/L,应及时对患者进行保护性隔离,将患者安置在单人单间,房间在患者入住前进行全面消毒。医务人员进入病房要佩戴口罩和帽子,接触患者前必须用消毒液洗手,禁止探视,避免交叉感染。病房每日通风,保持空气新鲜,病室保持适宜的温、湿度,温度为 20~22℃,湿度为 50%~60%,从而防止上呼吸道感染及鼻黏膜、口唇干裂出血。护士对患者进行操作时,严格遵守无菌操作原则。

（2）口腔护理：发生骨髓抑制的患者极易出现口腔溃疡和糜烂。嘱患者多饮水，遵医嘱予患者餐后用 0.05% 呋喃西林和 5% 碳酸氢钠漱口，使用软毛牙刷刷牙或用蘸有生理盐水的棉签擦拭牙齿，使用牙线彻底清洁牙缝，防止食物残渣在口腔内残留而造成发酵，使大量细菌进行繁殖。

（3）皮肤及会阴护理：指导患者养成良好的卫生习惯，身体虚弱和感染性发热的患者出汗多时，要予以勤换床单位及被服，用温热毛巾擦拭皮肤皱褶处，如：腋下、腹股沟、会阴部、乳房下部等。大便后要用温水清洗肛门周围皮肤，必要时予以 1∶5000 高锰酸钾坐浴，防止肛周皮肤感染。嘱患者多饮水，多排尿，尿量保持 2000~3000ml/d，以防止尿路感染。

5. 预防出血的护理 告知患者避免磕碰，不可挖鼻孔，尽量减少活动，活动时动作放慢，为患者剪短指甲并磨光，不要用力抓挠皮肤。为患者做各项操作时，动作要轻柔，拔针时延长按压针眼的时间，时间不少于 5 分钟。化疗前，给予患者留置 PICC，维护管路时，严格遵守无菌操作。

**【健康指导】**

1. 注意保暖，及时增减衣物，防止受凉感冒。

2. 尽量避免去人多的公共场所，外出要戴口罩，避免交叉感染。

3. 多饮水，进食高蛋白、富含营养的新鲜食物。

4. 适当加强锻炼，增强体质。

5. 遵医嘱定期复查，如有不适随时到医院检查。

（秦瑛）

# 第四章

# 新生儿护理和新生儿常见症状的护理

## 第一节　正常新生儿护理

【定义】

正常新生儿,又称正常足月新生儿,指胎龄≥37周或<42周,出生体重≥2500g或<4000g,无畸形或疾病的活产儿。

【临床表现】

1. 正常新生儿的外观特点

(1)皮肤:较薄嫩,血管丰富,呈粉红色;出生2~3天进入黄疸期时会变黄;皮肤表层有灰白色胎脂;头面部、躯干、四肢、臀部可见"新生儿红斑"或"胎生青记"。

(2)头面部:新生儿头相对较大,前囟未闭;面部可见皮脂栓;口腔黏膜可见"上皮珠",在牙龈上者俗称"马牙"。

(3)胸腹部:乳晕明显,有结节,>4cm;新生儿腹部相对较大;脐带生后结扎,一般3~7天脱落。

(4)外生殖器:男婴睾丸已降,阴囊皱襞多;女婴大阴唇完全覆盖小阴唇。

(5)四肢:相对短小呈屈曲状;指(趾)甲长到超过指端;足底有较深的足纹。

2. 正常新生儿的生理特点

(1)呼吸系统:出生时经产道挤压,胎肺液1/3经口鼻排出,其余在建立呼吸后由肺间质内毛细血管和淋巴管吸收;第一次呼吸后即出现啼哭,肺泡张开;但由于中枢发育尚不成熟,呼吸节律常不规则,频率较快,安静时约40次/分。

(2)循环系统:出生后血液系统发生重大变化。①胎盘-脐血循环终止;②肺循环阻力下降,肺血流增加;③回流到左心房的血液量明显增多,体循环压力上升;④卵圆孔、动脉导管功能上关闭;⑤心率波动范围较大,在100~180

次/分,平均120~140次/分,血压平均为70/50mmHg。

(3)消化系统:出生时吞咽功能已完善,但食管下部括约肌松弛,胃呈水平位,幽门括约肌较发达,易溢乳甚至呕吐;生出后8~24小时排胎便,3~4天排完。

(4)泌尿系统:出生时肾结构发育已完成,但功能不成熟;易发生脱水或水肿;一般在生后24小时内开始排尿,一周内每日可达20次。

(5)血液系统:足月出生时血红蛋白为170g/L(140~200g/L),血红蛋白中胎儿血红蛋白占70%~80%,5周后降至55%,随后逐渐被成人血红蛋白取代;血容量为85~100ml/kg,与脐带结扎时间有关;脐带结扎时间延迟可从胎盘多获得35%的血容量。

(6)神经系统:新生儿脑沟回未完全形成;足月儿大脑皮质兴奋性低,睡眠时间长,觉醒时间一昼夜为2~3小时;大脑对下层控制较弱,常出现不自主和不协调动作;出生时已具备多种暂时性原始反射,如觅食反射、吸吮反射、握持反射、拥抱反射,上述反射于数个月后自行消失。

(7)体温调节:体温中枢发育尚不完善,皮下脂肪薄,体表面积相对较大,易散热,容易导致体温丢失,早产儿尤甚。新生儿寒冷时无颤抖反应,由棕色脂肪产热。

(8)免疫系统:非特异性免疫及特异性免疫均不成熟,容易发生感染。

【评估与观察要点】

1. 出生史　了解妊娠和分娩经过、产程进展和处理、母亲相关并发症、出生评分和处理等。

2. 观察要点　关注新生儿的一般情况和生命体征,观察体温波动情况。维持体温在正常范围;关注新生儿吸吮吞咽是否协调、喂养耐受性、评估母乳喂养是否充足;观察大小便的排泄量和次数;关注皮肤的完整性和保持清洁,及时沐浴并关注生理性体重下降的曲线;关注新生儿黄疸的出现、高峰值和消退时间,及时检测经皮胆红素数值。

3. 心理-社会状况　评估产妇分娩后的心理状态,面对新生儿时母亲角色转换过程中有无焦虑和紧张。

【护理措施】

1. 心理护理　新生儿出生后有部分系统是宫内宫外的延续性发育过程,有属于新生儿期的部分特殊生理现象,要及时向产妇及家属做好宣教和指导工作,减轻产妇不必要的焦虑和紧张,告知新生儿期的护理注意事项,帮助产妇以积极的心态渡过新生儿期。

2. 日常护理

（1）体温管理：适宜的环境温湿度（室温应在 24~26 ℃，相对湿度 55%~65%）对新生儿至关重要。新生儿正常的体表温度为 36.0~36.5 ℃。正常核心（直肠）体温为 36.5~37.5 ℃，腋窝温度可能低 0.5~1.0 ℃。出生后立即监测体温，正常后 4 小时一次监测。体温过高或过低对新生儿均不利，如有异常及时处理。

（2）喂养护理：正常新生儿母亲无母乳喂养禁忌证者应纯母乳喂养，产后 30 分钟内给予早吸吮，之后按需哺乳、有效吸吮，每天 8~12 次的吸吮频率。如有母乳不足现象，及时指导产妇饮食、休息和培养产妇对哺乳的信心；禁止给母乳喂养的新生儿使用奶瓶、奶嘴，避免"乳头错觉"产生；寻找引起母乳不足的其他因素；及时、适量、科学地补充营养；进行喂养技巧指导。如吐奶和溢奶，注意观察新生儿吐奶的特点及吐奶量。要注意判断是生理性（新生儿胃肠道的解剖生理特点所致）还是病理性（全身性或胃肠道疾病时的症状）。喂养后应将新生儿上半身垫高一些并侧卧，半小时内不要让新生儿有激动的情绪，也不要摇动、晃动或做护理操作。

（3）舒适护理：根据气候每天或隔天沐浴一次，清洁皮肤，评估全身情况；每次沐浴后称体重并记录，描画体重曲线，出现体重下降过多等情况应加强喂养、及时处理并汇报医生；保持脐部清洁干燥，每天脐部护理 1~2 次，评估脐部情况和分泌物，如有异常及时处理；加强皮肤和臀部护理，定时更换尿布，一般在哺乳前更换，用温水清洗臀部，擦干后涂护臀膏，防止红臀发生；每天观察新生儿的口、鼻、眼、耳部，如有异常及时处理。关注大小便情况，初次大小便应交班，如超过时间未排泄，应检查消化系统和泌尿系统有无发育异常，及时报告医生。

（4）预防感染：严格执行消毒隔离制度，接触新生儿前后洗手，保持床单位和衣物清洁；做好脐部护理，关注脐部分泌物性质、颜色、气味等，加强皮肤和臀部护理；监测新生儿体温等生命体征的变化，必要时进行血象监测，发现感染症状及时干预治疗。

（5）预防接种：正常新生儿出生 24 小时内常规接种乙肝疫苗，24 小时后接种卡介苗，做好相关的记录，将疫苗接种告知单及时交给产妇家属，并做好相应的宣教工作。

（6）新生儿疾病筛查：正常新生儿出生 72 小时，喂足 6 次奶后常规采末梢血做新生儿疾病筛查，新生儿家长正确填写和复核相关信息，便于筛查异常时及时联系反馈。特殊情况延迟采血，如停用氨基酸、脂肪乳等 3 天以后，输注血、血浆及血制品(免疫球蛋白、人血白蛋白等)后 7 天以后。

(7) 听力筛查:正常新生儿出生 48 小时后常规做耳声发射听力筛查,通过听力筛查了解新生儿外周听觉器官功能是否正常(不包括神经性耳聋)。

**【健康指导】**

1. 新生儿期特殊情况观察　家长掌握生理性黄疸和生理性体重下降的发生原因和观察方法,能掌握正确的脐部消毒方法,了解脐炎等的异常征象,异常情况能及时就诊。了解新生儿乳腺肿大和假月经、马牙、粟粒疹、红斑等新生儿期特殊的生理现象。新生儿发育过程中,听力受到许多因素的影响,反复发作的耳部炎症或自身严重疾病等,会导致婴儿期听力损失,所以即便初筛通过了听力筛查,在之后的成长过程中如家长对婴儿的听力及语言发育观察到异常,及时进行听力学测试,有高危因素的婴儿应定期随访。初筛未通过者,告诉新生儿家长出生后 30~42 天再次复测筛查。

2. 生活指导　指导新生儿家长合理母乳喂养,掌握保持泌乳的有效方法,掌握评估母乳喂养充足的方法,及时评估新生儿体重;保持皮肤清洁干燥,关注大小便,做好臀部护理。哭闹严重时及时判断和处理,生理性哭闹哭声有力、时间短、间歇期面色如常,消除原因后哭闹停止。病理性哭闹哭声剧烈,呈持续性、反复性、不能用抱或进食及玩具等方法让其停止哭闹,有伴随症状,如判断异常及时求诊。

3. 延续性护理　新生儿家长掌握新生儿生长发育的相关知识,及时做好产后访视、健康体检及相关检查,明确新生儿期的疫苗接种流程,按规定及时接种相关疫苗。

(徐鑫芬)

# 第二节　新生儿常见症状的护理

## 一、生理性体重下降

新生儿在生后一周内出现体重下降,这时多为正常的生理现象,主要由于出生后胎便和尿液的排出,且通过皮肤、肺等途径丢失了大量水分,加之出生后前几天吃奶较少等原因,大部分新生儿体重可下降出生体重的 4%~7%,一般不超过出生体重的 10%。责任护士应向产妇充分解释,避免产妇过度担忧,同时积极帮助新生儿早吸吮,早开奶,防止出现病理性体重下降、低血糖等并发症。

【护理评估】

生后一周内,大部分新生儿会出现体重下降,通常较出生体重下降4%~7%,如超过 10% 应及时通知医生,进行主动干预。责任护士在新生儿出生一周内可在每日晨间护理时为新生儿测量体重,了解体重下降程度,评估是否在正常范围;观察新生儿的喂养情况,如吸吮 - 吞咽是否协调,每次哺乳的时间及量,每日喂养次数,及时评估喂养量是否达到每日所需;还要评估产妇的具体情况,如了解乳汁的分泌量,喂奶方式是否正确,对于母乳不足者,应积极地想办法帮助母亲坚持母乳喂养(增加孩子吸吮次数,纠正不正确的吸吮含接姿势,让母亲吃好、睡好、不要焦虑等)。

【护理诊断】

生理性体重下降 与生后胎便和尿液的排出,吃奶较少,经皮肤、肺等途径丢失大量的水分有关。

【护理目标】

1. 新生儿在生后 1 小时内协助产妇给予早吸吮,使新生儿尽早掌握正确的吸吮 - 吞咽 - 呼吸法。

2. 产妇掌握正确的喂奶方法。

3. 新生儿生后一周内体重下降不超过 7%。

4. 新生儿生后 10 天内恢复至出生体重。

【护理措施】

根据评估结果给予正确护理与指导。

1. 如果评估后只是正常的生理性体重下降现象,告知产妇相关医学知识,避免不必要的担忧,指导产妇继续按需哺乳即可。

2. 如果有具体的原因存在,应建议采取具体解决措施。

(1)新生儿喂养方式不正确:责任护士在新生儿出生后 1 小时内协助产妇进行早吸吮,早喂奶;指导产妇掌握正确的喂奶方法:教会产妇正确的喂奶姿势,①摇篮式:这是最传统的姿势。用一只手的手臂内侧支撑新生儿的头部,另一只手放在乳房、乳晕上。在新生儿身下垫一个垫子,哺乳起来会更轻松。②交叉式:相比于摇篮式的姿势,把新生儿的身体稍微倾斜一点,这样新生儿吃奶时,嘴的角度会有所变化,更容易吸奶。③橄榄球式(环抱式):这个哺乳姿势特别适合剖宫产的产妇,可以避免新生儿压迫在妈妈腹部手术切口。乳房很大、新生儿太小或是喂双胞胎的产妇也很适合。就像在腋下夹一个橄榄球那样,用手臂夹着新生儿的双腿放在身体侧腋下,新生儿上身呈半坐卧位姿势正对妈妈胸前,用枕头适当垫高新生儿,手掌托住新生儿的头,另一只手指张开呈"C"字形托起乳房,注意手指不要离乳头太近,以免影响新生儿含接乳房。④侧躺式:这种姿势适合夜间哺乳,身体侧卧,用枕头垫在头下。新生儿侧身和妈妈正面相对,腹部贴在一起。为了保证新生儿和妈妈紧密相贴,产妇的手可以搂住新生儿臀部。教会产妇新生儿的正确含接技巧和判断征象(抱好新生儿,新生儿脸部对准母亲乳头,用乳头刺激新生儿口周围,等到新生儿嘴张大时,顺势将乳头和乳晕放入新生儿口中,新生儿吸吮时,产妇不应感觉乳头很痛。观察新生儿口部,嘴唇应向鱼唇一样张开,能够看到上、下嘴唇的黏膜,脸颊是鼓起的)。

(2)产妇不能正确判断新生儿是否吃饱:母乳喂养的产妇对新生儿是否吃饱的判断有一定的难度,在新生儿出生前责任护士即可对即将成为妈妈的孕妇进行健康教育,具体方法有:乳房的自我感觉(在哺乳前乳房有饱胀感,表面静脉显露,用手按压时乳汁很容易挤出;哺乳后,产妇会感觉乳房松软,轻微下垂);新生儿吃奶的声音与满足感(新生儿在吸吮过程中,产妇可听到新生儿吞咽的声音,吃饱的新生儿会有一种满足感,能安静入睡 2~4 小时,如果新生儿哭闹不安,或没睡到 1~2 小时就醒来常表示没有吃饱,需要增加哺乳次数);大小便的次数(大小便次数和性状可反映新生儿的饥饱情况,通常完全母乳喂养的新生儿,一周以后每天小便 6 次以上,大便呈金黄色,说明新生儿得到了足够的乳汁);体重增长(一般情况下足月新生儿在生后数天内出现体重下降,从第 5 天开始,体重可呈增长趋势,通常在生后 7~10 天可恢复到出生体重)。

(3)产妇未做到按需哺乳:告诉产妇按需哺乳的重要性。按需哺乳就是:只要产妇觉得乳房胀奶或新生儿想吃就喂,不要限定哺乳的间隔时间和新生儿在乳房上吸吮的时间。

【结果评价】

新生儿生理性体重下降趋势停止后,应定期评价,了解产妇是否掌握了生理性体重下降的应对策略;观察产妇是否掌握了正确的喂奶方法及新生儿含接姿势,是否能准确判断新生儿是否吃饱;观察新生儿生后一周内体重及大小便的情况;产妇是否做到按需喂养、哺乳时的感受是否轻松愉快等。对于产妇没有改正或掌握的地方,责任护士应该继续给予指导和帮助,指导产妇全面掌握,保持母乳喂养新生儿。

生理性体重下降最好的方法是尽早预防和干预,应在孕期或新生儿出生之前做好健康教育。新生儿出生 1 小时内即可在产房进行母婴皮肤接触、早吸吮和早开奶,使产妇做到让新生儿频繁有效吸吮,加之正确的喂奶姿势和新生儿含接姿势,按需哺乳,生理性体重下降趋势就可以尽早纠正,恢复出生体重并良性增长。

## 二、生理性黄疸

新生儿早期由于胆红素代谢的特点所致(排除由各种病理因素引起的黄疸),血清胆红素可增高到一定的范围内,出现的新生儿黄疸是正常的生理现象。早期新生儿有 50%~80% 可出现生理性黄疸,足月儿多于生后 2~3 天出现,4~5 天达高峰,黄疸程度轻重不一,轻者仅限于面颈部,重者可延及躯干、四肢和巩膜,粪便色黄,尿色不黄,一般无症状[如血清总胆红素(TSB)超过 136.8μmol/L(8mg/dl),也可出现轻度嗜睡或食欲缺乏]。黄疸通常持续 7~10 天消退。早产儿由于血浆白蛋白偏低,肝功能较足月儿更不成熟,黄疸程度较重,消退也较慢,可延长到 2~4 周。责任护士应做好新生儿黄疸期的观察与护理,协助医生监测 TSB 情况,避免胆红素脑病的发生。

【护理评估】

由于新生儿生理性黄疸程度与许多因素有关,且有些病理因素难以确定,致使生理性黄疸的正常血清胆红素(TSB)值很难有统一标准,目前临床仍采用传统 TSB 值诊断标准,足月儿不超过 220.6μmol/L(12.9mg/dl),早产儿不超过 256.5μmol/L(15mg/dl)。但是对于早期新生儿黄疸,不能只依据 TSB 值,需结合临床其他因素,如个别早产儿 TSB 值虽低于生理性黄疸的诊断标准,即可发生胆红素脑病。相反,对正常足月新生儿,虽 TSB 值超过生理正常值,但找不到任何病理因素,可能仍属于生理性黄疸。责任护士应进行全面评估,并根据评估情况给予护理。护士需了解新生儿胎龄、分娩方式、Apgar 评分、母婴血型、体重、喂养、保暖、体温变化、大便颜色、药物服用等情况;观察新生儿的反应、精神状态、吸吮力、肌张力情况;监测新生儿体温、呼吸、皮肤黄染的部位和范围;注意观察有无感染灶,有无抽搐等;每日可根据医嘱监测 TCB(经皮胆红素)值,对于高危新生儿可加强监测(每 4~6 小时一次);同时评估新生儿家长心理状态,对生理性黄疸的认知程度。

【护理诊断】

1. 皮肤黄染 与新生儿期血清胆红素浓度升高有关。

2. 知识缺乏(家长) 缺乏黄疸护理有关知识。

【护理目标】

1. 新生儿生理性黄疸的早期征象得到及时发现、及时处理。

2. 新生儿家属能正确对待生理性黄疸,掌握新生儿黄疸的观察与护理方法。

3. 生理性黄疸顺利消退。

【护理措施】

根据评估结果给予正确护理与指导。

1. 如果评估后只是正常的生理性黄疸现象,继续观察病情,做好相应护理:

（1）密切观察病情:注意皮肤黏膜、巩膜的色泽,根据新生儿皮肤黄染的部位和范围,估计血清胆红素的近似值(可根据医嘱定期监测 TCB 值)。注意神经系统的表现,如新生儿出现拒食、嗜睡、肌张力减退等胆红素脑病早期表现,立即通知医生,做好抢救准备。观察大小便次数、量及性质,如存在胎粪延迟排出,及时根据医嘱给予灌肠等处理,促进粪便及胆红素排出。

（2）喂养:生理性黄疸期间 TSB 超过 136.8μmol/L（8mg/dl）,也有部分新生儿出现轻度嗜睡或食欲缺乏,常表现为吸吮无力、食欲缺乏,应耐心喂养,按需调整喂养方式,如少量多餐、间歇喂养等,需保证足够的奶量摄入。

2. 实施蓝光治疗,做好相应护理 对小部分高危新生儿(如早产儿、有窒息史的新生儿等)即使处于生理性黄疸的诊断范围内,有时也需给予蓝光治疗,对于这部分家属护士应先做好宣教工作,取得家属的配合。光疗前为新生儿进行沐浴(忌用爽身粉涂抹身体),穿好尿不湿(遮盖会阴部),佩戴不透光眼罩,予剪短指甲防止抓伤皮肤,必要时包裹新生儿手足,松紧适宜;光疗过程中,新生儿由于舒适度改变,常表现哭闹不安,护士应及时给予安抚;由于光线照射,新生儿不显性失水增加,应勤喂奶或水分,注意观察体温和光疗箱内温湿度,必要时根据医嘱给予补液;注意观察黄疸消退情况,可在光疗中、光疗后使用经皮胆红素仪定时监测 TCB 值,对于血清胆红素值较高者,可在光疗后 4~6 小时再次进行 TCB 检测。

3. 对存在知识缺乏的家属进行健康教育 向家属提供生理性黄疸的相关知识,对有焦虑情绪的家属,做好安抚工作;确认家属正确掌握黄疸的观察与相应护理知识;帮助家属了解正确喂养对于减少肝肠循环的重要性。

【结果评价】

新生儿生理性黄疸基本消退后,应该继续定期评价,观察新生儿的反应、精神状态、肌张力、吸吮力、喂养等情况,监测新生儿体温、呼吸、皮肤黄染的情况、TCB 值,同时需注意有无发生感染灶,抽搐等情况;对新生儿黄疸的出现、进展、消退情况进行持续性评估,同时评估新生儿家属对生理性黄疸认知程度,产妇是否做到按需喂养。对于家属没有掌握的地方,责任护士应该继续给予指导和帮助,指导家属全面掌握。

　　生理性黄疸的血清胆红素受多种因素影响而有所差异,始终是个除外性的诊断,必须排除病理性黄疸后方可诊断。最重要的是持续动态观察和早期干预,应在孕期或新生儿出生之前做好健康教育,护士应对早期新生儿及高危儿做好观察与护理,让正常新生儿在出生 1 小时内即进行早吸吮和早开奶,按需喂养。关注喂养量,及时排泄胎便,阻断肝肠循环重吸收。

## 三、新生儿低体温

　　新生儿由于体表面积相对较大,皮下脂肪薄,血管丰富,故易于散热,加上体温调节中枢发育未完善,以致调节功能不全。当环境温度降低,保暖措施不够或热量摄入不足和某些疾病影响时很易发生低体温。新生儿低体温不仅可以引起皮肤硬肿症,还可导致心、脑、肝、肾和肺等重要脏器损伤,甚至导致死亡。当体温低于 32℃时,病死率可达 20%~50%,低温低于 30℃时,新生儿病死率高达 61.1%。责任护士应做好体温监测,掌握新生儿体温变化,对低体温患儿采取正确、有效的复温保暖措施,防止出现严重并发症。向家属做好解释工作,避免过度担忧。

### 【护理评估】

　　新生儿低体温时,皮肤温度常因末梢血管的收缩而首先下降,患儿全身凉,体温常低于 35℃。新生儿的一般情况与低温的严重程度及潜在的疾病或并发症有关,患儿常嗜睡、拒乳、少哭、少动,部分患儿可见皮肤硬肿,始于四肢、大腿、臀部,可遍及全身,严重者可有代谢性酸中毒,血液黏稠,凝血功能障碍和神经功能障碍等多系统脏器损伤。责任护士应密切观察体温变化和全身情况,进行综合评估,并根据评估情况给予有效护理。护士应了解低体温患儿病史(胎龄、日龄、体征、分娩史、生后保暖情况等);定时为低体温新生儿检查体温情况(可每 1 小时测体温一次,对复温过程中的患儿可每 30~60 分钟测体温一次),观察体温变化是否在正常范围内;观察低体温患儿的全身情况,分析发病原因(是否受寒冷影响;是否体温调节中枢发育不成熟;是否为早产儿、低出生体重儿;能量摄入是否充足;患儿是否处于疾病期);评估是否对低体温患儿采用了科学有效的复温方式,复温速度是否合理,效果是否理想;询问家属对新生儿是否采用了正确的保温方法,评估家属对新生儿低体温的了解程度。

### 【护理诊断】

　　1. 体温过低　与体温调节功能差,产热贮备力不足、寒冷、早产、感染和窒息有关。

2. 焦虑　与家属担忧新生儿低体温引起的不良后果有关。

【护理目标】

1. 新生儿低体温及时发现,及时处理,体温恢复正常。

2. 家属能正确对待新生儿发生低体温,积极配合。

3. 教会家属掌握新生儿体温的观察,及低体温的护理方法。

【护理措施】

根据评估结果给予正确护理与指导。

1. 体温测量　根据新生儿具体情况选择合适的测量方式和时机。

(1)肛温:直肠温度最接近机体的中心温度,其结果能准确反映体温的实际变化,是临床测量体温的标准方法。测量方法为:新生儿取屈膝仰卧位,充分暴露臀部,用软膏润滑后将肛表轻轻插入肛门 2~3cm,3 分钟后取出记录读数。腹泻、直肠或肛门手术的患儿不宜测量直肠温度,沐浴患儿须等待 30 分钟后方可测量。新生儿易躁动,哭吵容易造成肛表断裂,在测量时须有专人看护。

(2)腋温:临床上最常用于新生儿测量体温的方法。测量方法为:擦干测量侧腋下,将体温计水银端放于腋窝深处,屈肘过胸,尽量贴紧皮肤,同时须有专人看护以防体温计脱落,测量时间为 10 分钟。极度消瘦的新生儿不宜采用此法。

(3)颌下温:取平卧头侧位或侧卧位,将体温计水银端放于颌下与颈部皮肤之间夹紧,10 分钟后取出,测量时要有专人巡视体温计是否脱落。

(4)背部测量法:患儿去枕平卧,将体温计水银端由颈后轻轻插入脊柱与肩胛骨之间斜方肌部位,插入深度 5~6cm,以患儿自身体重的重力作用,使其与背部皮肤和床褥紧贴,测得体温。

(5)腹股沟测量法:将体温计水银端放于腹股沟 1/3 与内 1/3 交界处(股动脉搏动处),体温计方向与腹股沟平行并紧贴皮肤,同时该大腿内收,紧靠腹壁。此方法可避免测腋温时需要解衣的烦琐,简便易行。

(6)耳温:将被测新生儿的耳廓轻轻向上方拉,外耳道暴露,将红外线耳式体温计的探头轻轻插入耳道并向下压,按下测量开关,1 秒后取出,记录数据。此方法简单便捷,但需做好消毒隔离,防止交叉感染。

(7)经皮温监测:目前在暖箱、光疗箱、红外线辐射床等新型的仪器上,用热敏电阻为探头的电子体温计,将热传感器电极轻贴在皮肤上记录皮肤温度,缺点是探头不易固定,易受环境温度影响。

2. 为低体温患儿采取合理的复温法　目前临床常用的新生儿复温法有

3 种：

（1）慢复温法：将患儿置于室温 24~26℃的环境中，并以预热的衣被包裹；适用于轻度低体温患儿（34~35℃），可在 12~24 小时内使其体温恢复至正常。

（2）新生儿暖箱复温法：适用于中度低体温的患儿，将患儿放入预热的暖箱中，温度设置需高于患儿皮肤温度 1℃，复温的速度一般为每小时提高暖箱温度 1℃，若新生儿体重小于 1200g、胎龄小于 28 周或体温低于 32℃，复温的速度应减慢（速度不超过 0.6℃/h），在复温过程中，需严密监测体温变化。体表温度与肛门温度差不应超过 1℃。对低体温有合并症需抢救的新生儿，可将其置于远红外线抢救台上复温，复温速度可每 15~30 分钟提高 1℃，直至患儿的温度达到正常。

（3）新生儿辐射台、空调复温法：对于病情不稳定或病情危重需要在辐射台进行抢救治疗的早产儿，使用聚乙烯覆盖，即刻减少散热，也可减少早产儿水分丢失。将低体温早产儿安置在空调房间内，室温控制在 24~26℃，湿度控制在 55%~65%。密切观察早产儿的体温变化，通过对患儿（早产儿）反应进行适时观察来调节箱温。箱温较低时，患儿会出现唇周发绀、四肢发凉和反应差等症状；箱温过高时，患儿会出现面色红、呼吸增快和吵闹不安等症状。

3. 对家属进行健康教育，减少焦虑情绪　对焦虑不安的家属，护士应给予安慰和鼓励，并向其解释新生儿低体温的原因、治疗和预后。耐心解答家属的疑问，确认家属了解定时测量体温的重要性，能正确为新生儿测量体温；并指导其掌握复温的相关措施和护理要点。增强家属的自信心，减轻其担忧及焦虑。

【结果评价】

新生儿低体温恢复后，应定期评价，观察患儿的体温变化和全身情况（心率、呼吸、皮肤颜色及温度、喂养等）；定时监测体温（新生儿出生 3 天后，体温正常者可每天测体温 2 次），评估体温是否正常；评估家属是否能为新生儿采取合理的保暖方式，对轻度体温偏低是否能采取合适的复温方法。对于易发生低体温的新生儿，责任护士仍需加强观察与护理；对于家属没有改正或掌握的地方，应该继续给予指导和帮助，指导家属全面掌握，保持新生儿体温稳定。

新生儿低体温最好的方法是预防，在新生儿出生后即给予合理的保暖，如擦干羊水、辐射床红外线复温、适当提高室温等，低体温的发生就可大幅度减少。

## 四、发热

发热是新生儿的常见症状,新生儿的正常核心温度(肛温)为 36.5~37.5℃,正常的体表温度为 36~37℃,通常将新生儿的核心温度高于 37.5℃ 定义为发热。新生儿发热原因复杂,主要由于产热和散热之间关系紊乱造成。责任护士应向产妇充分解释监测体温的重要性,定期为新生儿测量体温,积极帮助发热患儿纠正体温(对疾病原因引起的发热,应在治疗疾病的同时及时纠正发热)。

【护理评估】

在新生儿期由于体温调节中枢发育不成熟,体表面积大,皮下脂肪薄,调节功能差,体温容易波动,婴儿易发生低体温,也容易发热。新生儿对发热的耐受性差,体温过高可引起心动过速、呼吸急促、呼吸暂停,严重者可引起惊厥、脑损伤甚至死亡。责任护士应密切观察体温变化和全身情况,进行综合评估,并根据评估情况实施正确、有效的护理。护士应掌握发热患儿的病史(胎龄、日龄、体征、分娩史、生后保暖情况、有无宫内感染史等);护士定时为发热患儿检查体温情况(对正在实施降温的患儿需连续监测体温),观察体温变化,是否在正常范围内;观察发热患儿的全身情况,分析发病原因:是否为环境因素引起(当新生儿周围的环境温度过高如新生儿包裹过多,新生儿暖箱温度及光疗箱温度设置过高、辐射床温控探头脱落等,均可以引起新生儿体温迅速升高);是否是新生儿脱水热(多发生在生后 3~4 天正常母乳喂养的新生儿,体温突然升高至 39~40℃,患儿多表现为烦躁不安、啼哭、面色潮红、呼吸增快,严重者口唇干燥、尿量减少或无尿。发病原因为摄入水分不足);是否由新生儿感染引起发热(各种病原体引起局部和全身性感染,如败血症、肺炎、脐炎、尿路感染、化脓性脑膜炎等);评估是否对发热患儿采用了安全、有效的降温措施;询问家属发热患儿是否存在其他症状,评估家属对新生儿发热的了解程度。

【护理诊断】

1. 体温过高 与体温调节中枢发育不成熟,体表面积大,皮下脂肪薄,调节功能差,环境温度过高,感染等有关。

2. 焦虑 与家属担忧新生儿发热引起的不良后果有关。

【护理目标】

1. 发热及时发现,及时处理,体温恢复正常。

2. 家属能正确对待新生儿发热,积极配合。

3. 掌握新生儿体温的观察,及新生儿发热时正确的处理方法。

【护理措施】

根据评估结果给予正确护理与指导。

1. 保证室内温度的恒定,使新生儿的体温保持在 36~37℃,是新生儿健康成长的基本保证。如果新生儿的体温高于 37℃,说明过度保暖,或暖箱温度过高,应当给予调节。

2. 密切观察病情,及时评估 了解发热的原因,判断是否为外界环境引起的发热;观察患儿的一般情况,如体温(对高热患儿应每 4 小时测量 1 次体温,待体温恢复正常 3 天后,可逐渐递减至每日 2 次,同时要密切观察患儿的面色、脉搏、血压和呼吸,如有异常,应立即报告医生)、脉搏、呼吸、神志、面色、食欲等;掌握病情进展情况,关注有无惊厥等并发症的发生;准确记录患儿的液体进量、尿量,注意有无脱水症状;对使用药物治疗的患儿,需观察退热药和抗生素的疗效和不良反应。

3. 降温措施 因新生儿的特殊性,宜首选物理降温:松开包被,温水擦浴等。处理方法是:①室温调整为 18~20℃,相对湿度 55%~65%。②打开包被,解开衣服以散热。③冷敷降温:将冰袋置于血管丰富处,一般放置部位是在前额、颈部,或放于腋窝、腹股沟、腘窝等处。每次放置时间不超过 20 分钟,以免发生冻伤,或用冷毛巾敷于前额、腋窝、腹股沟等大血管走行处,每 2~3 分钟更换一次。④如体温高于 39.5℃可予温水擦浴,擦浴水温一般为 32~34℃。擦浴部位为四肢、颈部、背部,擦至腋窝、腹股沟、腘窝等血管丰富处,停留时间稍长达 3~5 分钟,以助散热。忌用乙醇擦浴。用物理降温后,需更加密切观察降温情况,须在半小时后测量体温 1 次。同时加强皮肤护理,退热过程中往往大量出汗,应及时擦干汗液和更换衣服,提高舒适度。

4. 保证足够的营养和水分补充 必要时,通过静脉输液来补充水分、营养物质和电解质等。

5. 家长心理护理 新生儿发热时,家属往往焦虑不安,护士应给其安慰和鼓励,并向其解释发病的原因、治疗和预后。耐心解答家属的疑问,并指导其掌握降温的相关措施和护理要点。增强家属的自信心,减轻其担忧及焦虑。

【结果评价】

新生儿发热纠正后,应定期评价,观察患儿的体温变化和全身情况(心率、呼吸、皮肤颜色及温度、喂养等);定时监测体温(新生儿出生 3 天后,体温正常者可每天测体温 2 次),评估体温是否正常;对于感染原因引起的发热患儿,责任护士还需做好疾病观察与护理,对使用药物的患儿做好用药疗效及不良反应的观察;评估家属是否会为新生儿测量体温,及正确理解新生儿发热;评估家属对发热患儿是否能采取合适的降温方法,提供合理的照护。对于家属没有改正或掌握的地方,应该继续给予指导和帮助,指导家属全面掌握,保持新生儿体温稳定。

## 五、呼吸困难

呼吸困难是新生儿时期的常见症状之一,与其解剖生理特点有关:新生儿呼吸中枢发育不完善,呼吸运动调节能力差。临床常见的新生儿呼吸困难的病因较多,主要有呼吸系统疾病、循环异常类病变、神经肌肉及代谢疾病等,其中以呼吸系统疾病所致的呼吸困难最常见。责任护士应全面掌握患儿病情,分析呼吸困难发生的病因,帮助患儿及时解决问题,恢复正常。

【护理评估】

呼吸困难既是一组症状,又是一组体征。早期常表现为呼吸增快,然后出现鼻翼扇动和三凹征(胸骨上窝、剑突下窝和肋间隙的吸气性凹陷),表明病情已有进展。听诊肺部呼吸音减低,吸气时可闻及细湿啰音。随着皮肤颜色变暗、发绀、呼吸增快达100~120次/分,出现呼气性呻吟、周期性呼吸甚至呼吸暂停,表示病情进一步恶化。责任护士应密切观察呼吸困难和全身情况,进行综合评估,并根据评估情况实施正确、有效的护理。护士首先应详细了解患儿的病史(胎龄、日龄、体征、分娩史、有无发热、有无感染病史等),关注引起呼吸困难的明确原因;掌握呼吸困难出现的时间(①生后立即出现呼吸困难,见于胎粪吸入性肺炎、剖宫产儿等;②生后1天内出现呼吸困难:湿肺者多出现在生后1~2小时;肺透明膜病在生后6小时内出现;自发性气胸、纵隔气肿大叶肺不张可在生后数小时突然出现呼吸困难;③生后1天至1周内出现呼吸困难:见于肺出血、乳汁吸入、气漏症、肺炎、先天性心脏病等;宫内感染性肺炎多在生后3天内出现并逐渐加重;④1周后出现呼吸困难:见于肺炎、败血症、脓胸、化脑、膈肌麻痹、支气管肺发育不良等),分析呼吸困难的形式(①呼吸急促:新生儿呼吸次数>60次/分称为呼吸急促,严重时呼吸频率可增至80~100次/分或以上,各种呼吸系统、循环系统疾病及发热均可引起呼吸频率增快;②呼吸减慢:呼吸次数<20次/分称为呼吸减慢,是呼吸中枢受抑制的表现,常见于呼吸抑制剂及镇静药中毒、颅内出血、缺氧缺血性脑病及严重呼吸衰竭晚期;③呼吸暂停:指呼吸在短时间内完全停止,其严重程度视每次呼吸停止的时间长短和频率而定,早产儿因呼吸中枢发育不成熟,呼吸暂停多见,且胎龄越小越易发生;④吸气凹陷和呼气呻吟:吸气凹陷是吸气性呼吸困难的表现,见于上呼吸道梗阻如喉炎、喉或气管狭窄,呼气性呻吟及呼气延长和呼气

性呼吸困难的表现,见于呼吸窘迫综合征、病毒性肺炎、喘息性支气管炎、吸入性肺炎,混合性呼吸困难见于肺炎、胸腔积液或气胸、心包积液及中枢神经系统疾患;⑤喘鸣:高调吸气喉喘鸣常见于先天性喉喘鸣;呼气性喉喘鸣多见于喘息性支气管炎;吸气和呼气均有,提示气管受压;⑥其他表现:身体健壮和日龄大的新生儿,还可出现抬肩及点头样呼吸困难动作);评估是否对呼吸困难的患儿采用了有效的治疗和护理;同时还应注意心脏、神经系统、腹部及代谢状况等;密切关注低氧血症和酸中毒对患儿的影响。评估家属焦虑程度,及对新生儿呼吸困难的认知程度。

【护理诊断】

1. 清理呼吸道无效　与各种原因所致的气道受阻有关。

2. 气体交换受损　与各种病因所致的气道阻塞、通气障碍有关。

3. 自主呼吸受损　与呼吸中枢不成熟、肺发育不良、呼吸肌无力,及各种病因所致的气道阻塞、通气障碍等有关。

4. 焦虑　与家属担忧患儿呼吸困难所致的不良后果有关。

【护理目标】

1. 呼吸道通畅,气体交换功能恢复正常。

2. 呼吸功能改善,实现自主呼吸。

3. 呼吸道通畅,没有发生呼吸功能受损。

4. 家属了解新生儿呼吸困难的相关知识,积极配合。

【护理措施】

根据评估结果,采取有效的护理和干预,并不断观察和评估患儿对治疗的效果。

1. 呼吸困难患儿应保持呼吸道通畅　气道分泌物会影响气体流速,也可能堵塞管路,及时清除呼吸道分泌物,按需吸痰。吸痰时需要进行患儿的评估,包括听诊肺部痰鸣音、氧合变差的一些表现、患儿烦躁等。吸痰时动作轻柔,回抽时应间隙性放开压力,吸痰管堵塞时间不应超过 5 秒,因为持续吸引的过程会导致肺部气体随分泌物吸出而加重缺氧。对于吸痰时血气、血压、心率容易波动的患儿,尽可能使用密闭式吸痰管进行吸痰。吸痰的目的是保持气道通畅而不是保持支气管通畅,故吸痰管不应插入太深,避免损伤声带或导致吞咽反射,应采用测量法预先确定吸痰管应插入的深度。

2. 给予舒适的体位　采用有利于患儿开放气道的体位,取仰卧位垫小毛巾卷使颈部轻微拉伸,头部位于鼻吸气的位置。避免颈部弯曲或过度拉伸,过度拉伸或屈曲时都会导致气道直径变小。

3. 用氧时做好护理与观察　按医嘱给予吸氧,呼吸困难、血氧分压<50mmHg 时给予氧疗。根据患儿的血氧饱和度和(或)直接或间接的动脉血氧分压及时进行调整,监测吸入氧浓度,缺氧改善后停止给氧,以防氧中毒。

(1) 使用氧浓度计:根据 $PO_2$ 调节给氧浓度,开始较高,以后可逐渐下降,或按医嘱保持需要的氧浓度。

(2) 临床常以发绀为给氧的指征,但贫血和周围血管扩张的患儿缺氧时,可不出现发绀,故测血 $PO_2$ 和 pH 最为可靠。供氧使 $PO_2$ 达到 7.98~10.64kPa(60~80mmHg),但不高于 15.96kPa(120mmHg),以免发生氧中毒而引起眼晶状体后纤维增生和慢性肺部疾患。

(3) 利用面罩及鼻导管插管给氧,氧气应先湿化。

(4) 给氧后注意观察患儿呼吸状态,如呼吸困难不减轻或恶化,应报告医生,并做好人工呼吸准备。

(5) 如氧浓度已达 60%($FiO_2$0.6),而 $PO_2$ 仍在 7.98kPa(60mmHg)以下,$PCO_2$ 在 9.98kPa(75mmHg)以上,血 pH<7.2,为使用人工呼吸机的指征。

4. 家属健康教育　对焦虑不安的家属,护士应给予安慰和鼓励,并向其解释患儿出现呼吸困难的原因、治疗和预后。耐心解答家属的疑问,用简单易懂的语言向家属解释目前的治疗方针及护理措施,取得家属的理解和信任,增加其对治愈的信心,减少不必要的担忧。

【结果评价】

新生儿呼吸困难症状缓解后,应定期评价,持续观察患儿的呼吸和全身情况(体温、心率、血氧饱和度、肤色、喂养、大小便等情况),有条件者可使用监护仪持续监测生命体征;定时监测血气分析等实验室指标,评估缺氧及全身情况;对于仍存在呼吸困难高危因素的新生儿,责任护士仍需加强观察与护理,有异常时及时汇报医生;评估家属焦虑情况,以及对疾病治愈的信心;了解家属对患儿病情的认知程度,能否为存在呼吸困难发作风险的患儿提供有效的观察和护理;对于家属没有改正或掌握的地方,应该继续给予指导和帮助,指导家属全面掌握。

(徐鑫芬)

# 第五章

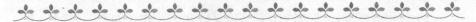

# 母乳喂养相关知识和常见问题护理

## 第一节　母乳喂养相关知识

### 一、母乳喂养的好处

1. 对子代的好处

（1）可满足婴儿同时期生长发育的营养需要，包括糖类、蛋白质、脂肪、矿物质、维生素、水，而且母乳对于婴儿来说是最容易消化吸收的食物，可促进子代的生长发育。

（2）母乳喂养可以提供生命最早期的免疫物质，减少婴儿疾病的发生。母乳可提供一系列抵抗感染的生理或生化屏障，以加强婴儿的免疫力。这些物质主要是抗体，包括母亲体内已有的 IgG 及乳汁中特异的 sIgA、铁蛋白、溶菌酶、白细胞及吞噬细胞、淋巴细胞等，其中铁蛋白可以抑制肠道内致病菌的生长繁殖。

（3）促进子代胃肠道发育，提高对母乳营养素的消化、吸收和利用。

（4）母乳中含有促进子代神经系统发育的多种必需营养素，如矿物质、维生素、胆固醇、必需脂肪酸（牛磺酸、DHA）等。

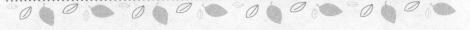

### 知识链接

#### 母乳预防感染

　　当母亲被感染时，其体内白细胞产生抗体保护母亲。母亲体内的某些白细胞进入乳房并在该处产生抗体，母体感染产生的抗体分泌进入乳汁，婴儿通过吸吮母乳得到抗体，抗体起到保护婴儿，减少婴儿发生感染性疾病的作用，特别是危及生命的呼吸系统及肠道系统疾病。

（5）母乳可以减少子代成年后代谢性疾病的发生概率。母乳喂养儿出生后 1~2 年生长正常，可减少成年后肥胖、高血压、高血脂、糖尿病、冠心病等。

**知识链接**

**对于婴儿的多感官刺激**

　　母乳喂养时，除了母亲为婴儿提供了营养物质以外，母乳喂养过程中给予了婴儿许多良性刺激，如温度、气味、爱抚、语言、目光等，婴儿末梢感觉神经传递良性刺激，促进婴儿中枢神经系统发育，形成反射弧，促进婴儿对外界环境的认识及适应。因此，母乳喂养过程是对婴儿的多感官刺激过程。

　　2. 对母亲的好处

　　（1）促进母亲乳汁分泌：乳房通过婴儿频繁的吸吮，刺激母亲体内产生更多的泌乳素和催产素，从而产生更多的乳汁，形成良性循环，保持乳汁能在一个阶段内持续分泌。

　　（2）促进子宫收缩：婴儿在吸吮母亲乳房时，神经冲动从乳头神经感受器传递到母体大脑，刺激垂体产生催产素，催产素进入血液达到靶器官（子宫和乳腺腺泡上的肌纤维），促使子宫收缩，减少产后出血，并且加速子宫复旧，促进子宫恢复。

　　（3）在喂哺、护理婴儿时消耗热量：每日分泌乳汁可使母亲多消耗热量，有助于产后体重下降，促进体形恢复。

　　（4）母乳喂养具有生育调节作用：纯母乳喂养可推迟卵巢排卵的恢复，从而在整体上延长生育间隔。

　　（5）防止癌症发生：母乳喂养可降低母亲乳腺癌、卵巢癌、子宫癌的发病风险。

　　（6）促进产妇心理健康：母乳喂养的过程为母亲创造了与婴儿密切接触的时间，使母婴情感能得到进一步联系，从而达到母亲的心理满足。

　　（7）对骨密度的影响：哺乳期骨密度会下降，但断奶后正常，说明哺乳过程能促进骨骼的再矿化，而骨骼的再矿化可能有助于降低妇女绝经后骨质疏松症的发生风险。

　　3. 对家庭的好处

　　（1）节约经济开支：母乳喂养节约了家庭购买奶粉的费用；减少了人工喂

养所需的人力付出,还可以减少由于婴儿患病的医疗开支以及由此导致的婴儿父母误工带来的经济损失。

（2）促进家庭和谐。

（3）增加父母对家庭子女的社会责任感,有利于职工情绪稳定,提高工作效率。

4. 对社会的好处

（1）节约大量的资源和开支。

（2）降低了公共卫生和妇幼特殊营养补充项目的成本。

（3）减少了因处理配方奶粉包装、奶瓶等废弃物给环境带来的负担,节约了用于生产和运输人工喂养物品的能源,母乳喂养更环保。

## 二、分娩后皮肤接触及早开奶的重要性

分娩后,所有正常的新生儿应该在 1 小时内与母亲进行皮肤接触,接触时间应在 30 分钟及以上,最好整个第四产程（分娩后 2 小时）母婴都在一起,让母亲多搂抱新生儿,这样有利于为新生儿保温、保证生命体征稳定;减少母亲出血、促进下奶、促进母婴情感联系等。

## 三、母婴同室的重要性

分娩后,母婴同室能够保证母亲做到按需哺乳,母亲奶胀了想喂就喂,新生儿饿了想吃就喂母乳。母亲是自己孩子最好的观察者和护理者,母婴同室方便母亲学习如何对孩子的观察和护理;母亲能够及时发现新生儿异常,同时也达到爱婴医院促进母乳喂养成功的有效措施。母婴同室的实施是产妇住院期间医院产科病房取消婴儿室,设立母婴同室,新生儿 24 小时和母亲待在一起。日常的对新生儿的护理,如沐浴、抚触、疫苗接种、听力筛查等,尽可能在母亲身旁进行,减少新生儿与母亲的分离时间,24 小时新生儿与母亲的分离时间累计不超过 1 小时。新生儿在母亲身旁护理可以使产妇安心,同时也减少了对新生儿的安全隐患,保证了新生儿安全。

## 四、母亲喂奶的体位及婴儿含接乳房的要点

1. 正确的哺乳体位　常用的哺乳体位包括:卧位、坐位、环抱式体位。无论何种体位,母亲正确的喂奶姿势都需要注意以下四个要点:

（1）孩子的头和身体呈一直线,不能扭曲,如果新生儿身体与头部扭曲,新生儿就不能很好地含接乳房,不能做到有效吸吮。

（2）婴儿的脸对着母亲的乳房，他（她）的鼻子对着乳头。

（3）母亲抱着孩子贴近她自己，做到三贴：胸贴胸、腹贴腹、新生儿的下颌贴母亲乳房上。

（4）如果是新生儿，母亲不只是托他（她）的头及肩部，还应托着他的臀部（这样才能保证做到三贴）。

2. 新生儿正确的含接乳房要点

（1）婴儿嘴张得很大。

（2）下唇向外翻，能够看到上、下口唇的黏膜。

（3）婴儿的舌头呈勺状环绕着母亲的乳晕。

（4）婴儿的面颊鼓起呈圆形。

（5）如果母亲乳晕比较大，婴儿含接好乳房后，仅在婴儿上嘴唇上方能看到部分乳晕，如果母亲乳晕小，婴儿应将母亲的整个乳头和乳晕含在嘴里。

（6）吸吮过程中是慢而深地吸吮，有时会突然暂停。

（7）能看或听到吞咽（但分娩后最初几天由于母亲乳汁分泌量少，不容易观察到或听到吞咽声，此时不建议跟母亲过分强调此点）。

3. 母亲正确的托起乳房姿势　母亲用 C 字形的方法托起乳房，并注意下列几点：

（1）拇指与其他四指分开，示指支撑着乳房基底部靠在乳房下的胸壁上，大拇指放在乳房的上方，托乳房的手不要在太靠近乳头处。

（2）用拇指和示指轻压乳房，以改善乳房的形状，方便新生儿含接乳房。

（3）母亲用乳头刺激婴儿的口周围，使婴儿建立觅食反射，当婴儿的口张到足够大时，将乳头及大部分乳晕含在新生儿嘴中。

## 五、按需哺乳的重要性

只要新生儿饥饿或母亲奶胀即可喂哺新生儿，喂奶间隔时间和持续时间没有限制。按需哺乳可以减少母亲奶胀和乳腺炎的发生概率。因为母乳容易被婴儿消化又加之新生儿胃容量比较小，因此，需要频繁喂哺新生儿，通常每天需要喂哺 8~12 次，平均 10 次。

## 六、如何进行乳房护理，保证母亲有充足的乳汁

1. 乳房护理

（1）妊娠期乳房护理：无需特殊护理，向清洁身体的其他部分一样清洁即可。由于乳房发育，乳房变大变重，应穿着与乳房大小匹配的胸罩，对乳房起

支撑作用。

（2）哺乳期乳房护理：每次哺乳前用清水毛巾清洁乳房即可，因为，乳晕组织处的蒙氏结节（蒙哥马利腺）可以分泌类似油脂样物质，起到保护乳房和润滑作用，过度清洗可将这些物质去除，反而对哺乳不利，如乳房皮肤干燥等。哺乳期间建议使用哺乳胸罩（双层），方便哺乳，同时对乳房有一个支撑作用。

（3）保证乳汁分泌充足的要点：①产妇对母乳喂养有自信心，能够保持好的心情；②注意饮食要清淡、易消化和适量进液体，如水、牛奶、豆浆、各类汤水（注意汤最好不要太油腻，以免产妇摄入过多脂肪）；③每次哺乳时，双侧乳房都要喂，尤其是早期下奶之前；④多让婴儿吸吮乳房，每次要将乳房吸空，充分排空乳房；⑤产妇注意充分休息（由于婴儿生活不规律，需要频繁的哺乳，母亲要和孩子保持同步休息）；⑥哺乳或挤奶前可以促进射乳反射，如适量喝热饮、轻轻按摩乳房、产妇多跟孩子在一起、多搂抱孩子、为产妇按摩后背等；⑦产妇掌握正确的婴儿含接姿势和喂奶姿势，这样才能让婴儿有效地将乳汁吸出，乳房排空才能再次泌乳，同时减少乳头皲裂和乳房肿胀的发生。

2. 挤奶的适应证和手法

（1）缓解乳房奶胀：尤其是在产妇下奶期间，如果新生儿能够吸吮乳房，就让新生儿吸吮，如果新生儿入睡、母婴分离等情况，产妇觉得乳房胀奶，可以为缓解乳胀将乳汁挤出。

（2）去除乳管堵塞或乳汁淤积：可做乳房局部的热敷或冷敷，之后按摩乳房局部有硬结的地方，再将淤积的乳汁挤出，疏通乳腺导管。

（3）母婴分离时：在母亲工作或外出时；母亲或新生儿生病时，为保持泌乳，母亲应每3小时挤出乳汁，排空乳房一次，保持泌乳。

（4）早产儿、低体重儿、没有吸吮能力时，母亲可以将乳汁挤出来，再喂给新生儿。

（5）挤奶的手法：挤奶可以用吸奶器和手工挤奶。手工挤奶的方法如下：①母亲仔细洗净双手，准备储奶的容器（需要准备清洁、广口的容器）；②挤奶前母亲可喝一些热饮或按摩乳房等，促进射乳反射形成；③母亲站位或坐位，以自己感觉舒适为准；④将容器靠近乳房，用拇指和示指放在距离乳头根部2cm的地方，其他手指托住乳房，注意是挤压乳晕而不是乳头；⑤用拇指和示指先向胸壁轻压（手指施压不能压得太深，否则乳腺管将被堵塞），然后向下挤压手指下方的乳晕组织，反复一压一放，挤压时母亲不应该感觉疼痛，否则挤压方法不正确，挤压乳晕的手指不应在乳房上滑动或有摩擦动作，应该是连续的手指在乳晕上滚动动作；⑥每个地方挤压2~3次，换一个地方，用同样的方法挤压乳晕,从各个方向按照同样的方法将整个乳晕全部挤压一遍,将乳晕下方乳腺导管的乳汁全部挤出;⑦一侧乳房至少挤压 3~5 分钟,待乳汁减少,即可换到另一侧乳房,如此反复数次,在挤压乳房和托乳房时双手可以交替使用,以免疲劳;⑧为使乳房充分排空、挤出足够的乳汁,每次挤奶过程应该以20~30 分钟为宜,特别是分娩后最初几天,母亲还没有下奶的时候。

## 七、纯母乳喂养的重要性

6 个月以内的婴儿可纯母乳喂养。纯母乳喂养是指只给婴儿母乳,不给婴儿其他任何食物,包括水。纯母乳喂养可以使新生儿得到乳汁中的免疫活性物质,减少疾病的发生、得到婴儿生命早期所需的营养物质,促进婴儿健康成长;母亲减少乳腺癌、卵巢癌发病风险,产妇恢复体重快。

## 八、婴儿 6 个月内,母乳代用品喂养带来的不利

(1) 不利于母亲尽早下奶,容易造成新生儿乳头错觉。

(2) 易造成新生儿胎便延迟排出、并发新生儿黄疸。

(3) 婴儿不容易从母乳中获得更多的免疫物质。

(4) 由于母乳代用品中动物蛋白刺激婴儿胃肠道,可能发生变态反应,容易发生过敏,比如湿疹及哮喘。

(5) 人工喂养时,奶具消毒不充分造成婴儿患病,同时也增加了婴儿看护者的工作量。

(6) 人工喂养易出现过度喂养——婴儿肥胖;还可能因为配方奶粉冲调过浓或过稀,导致婴儿肾脏负担加重或发生营养不良。

(7) 人工喂养可以由婴儿的看护者完成,减少家人对婴儿的关注和怀抱,干扰亲子关系。

(8) 婴儿没有获得母乳中的免疫物质,容易患病,如更容易患腹泻、呼吸道、耳部及其他部位感染;可能夭折。

(9) 对于母亲而言,可能很快月经恢复,增加贫血机会、再次妊娠机会和患卵巢癌和乳腺癌的机会。

(10) 购买奶粉、婴儿患病以及雇佣其他看护者都会增加家庭经济负担。

## 九、婴儿 6 个月后增加辅食,继续母乳喂养的必要性

婴儿 6 个月以后,母乳已不能提供婴儿生长发育所需的全部营养物质,特别是铁的不足容易造成婴儿缺铁性贫血的发生。添加辅食有利于婴儿牙齿的

发育;引导婴儿从流质食物向固体食物过渡。但母乳对于婴儿来说永远都是有营养的最好食物,因此,可在合理添加辅食的基础上继续母乳喂养到婴儿2岁及以上。

## 十、患艾滋病、乙型肝炎、结核等传染性疾病母亲的婴儿喂养

### (一)乙型肝炎

母婴传播主要发生在宫内、分娩时婴儿通过接触母亲血液或其他体液获得感染。乙型肝炎病毒(HBV)一般不经过呼吸道和消化道传播,只有在急性消化胃肠炎或胃黏膜受到损伤时,才有消化道传播的风险。接种乙型肝炎疫苗是预防 HBV 感染最有效的方法。母亲 HBsAg(澳抗阳性),最好在新生儿出生后 12 小时内注射乙肝免疫球蛋白,同时在不同部位接种乙型肝炎疫苗,并分别在出生后 1 个月和 6 个月时接种第 2 针和第 3 针乙肝疫苗,可显著增强阻断母婴传播的效果。在双重免疫下,建议纯母乳喂养 6 个月,并在合理添加辅食的基础上母乳喂养到婴儿 2 岁及以上。整个哺乳期间应注意:母亲避免乳头皲裂、出血,伴有浆液性渗出或婴儿口腔溃疡时,应暂停母乳喂养,待伤口恢复再进行母乳喂养,以减少婴儿感染的机会;喂养前,母亲应洗手,再喂奶。

### (二)艾滋病

母婴传播主要发生在妊娠、分娩和哺乳三个阶段。因母亲乳汁中含有 HIV 病毒,哺乳是产后传播的重要途径,因此,我国对 HIV 感染母亲所生婴儿的喂养策略是提倡人工喂养,避免母乳喂养,杜绝混合喂养。

### (三)结核

结核主要通过垂直传播、呼吸道传播和胃肠道传播。母亲患结核病时的母乳喂养建议:①分娩前 2 个月及以前患结核,并接受抗结核治疗 2 个月以上,需要进行连续 2 次痰涂片,结果阴性者可母乳喂养;阳性者,新生儿需要接受预防性治疗,可母乳喂养;②分娩前 2 个月内发现母亲患活动性肺结核,且治疗不足 2 个月者,新生儿需要预防性治疗,可继续母乳喂养;③分娩后 2 个月以后诊断为活动性肺结核,婴儿需要进行预防性治疗,在治疗结束后接种卡介苗,同时产妇接受规范抗结核治疗。如果新生儿出生后已经接种卡介苗,则有保护作用,不需要停药后再接种,可在监测新生儿体重增长和健康状况下继续母乳喂养。

(姜梅)

# 第二节 母乳喂养中常见问题的护理

产妇在实施母乳喂养中会遇到一些问题,这些问题如果没有得到很好的处理,可能会导致产妇放弃母乳喂养,下面就临床中常见的母乳喂养问题按照护理程序进行描述和解决。

## 一、乳汁不足

产妇分娩后最初 1~3 天常认为自己没有乳汁或乳汁分泌不足,使得母乳喂养的信心不足,加之身边的家属或月嫂等照顾者母乳喂养相关知识不足,也认为产妇刚生完孩子不会有奶,因此,经常向病房的护士或医生提出为孩子加配方奶粉的要求。责任护士应做好母乳喂养知识的健康宣教,指导产妇哺乳技巧和促进乳汁分泌的方法,促进纯母乳喂养成功。

【护理评估】

母婴同室责任护士应每日、每班评估产妇母乳喂养情况和新生儿吸吮情况,尤其是产妇分娩后最初几天,由于初乳分泌量少,需要产妇频繁喂哺新生儿时。对乳汁分泌情况应进行综合评估,如产妇哺乳频次和哺乳姿势是否正确、新生儿含接乳房姿势是否正确(观察产妇乳头是否出现皲裂,产妇哺乳时是否有疼痛的感觉、哺乳后乳头是否变形)、新生儿体重变化情况、每日小便次数、大便性状(出生最初几天还要观察新生儿胎便排出情况)等。触摸产妇乳房观察时应征得产妇同意,并注意洗手,冬季应将手搓暖后再进行乳房检查。

【护理诊断】

乳汁分泌不足 与产妇不了解乳汁分泌过程、不能客观、正确地判断乳汁是否充足有关。

【护理目标】

1. 产妇和家属了解乳汁分泌过程。
2. 产妇和家属了解新生儿吸吮需求。
3. 产妇和家属知道如何观察新生儿得到充足乳汁的方法。
4. 乳汁分泌逐渐增加。
5. 产妇为新生儿实施纯母乳喂养。

【护理措施】

1. 为产妇进行健康宣教 内容包括:乳汁分泌的原理、促进乳汁分娩的方法、新生儿含接乳房的正确姿势、哺乳的各种姿势和要点。

2. 让产妇知道和实施"频繁有效吸吮"

（1）产妇按需哺喂新生儿：此阶段，只要新生儿想吃就喂，如果新生儿睡眠时间超过 3 小时，也应该抱起新生儿喂哺，每日频次应不低于 12 次。

（2）有效吸吮：就是让新生儿在含接母亲乳房时，应将乳房的乳头和大部分乳晕（如果产妇乳晕大的情况下含接大部分乳晕，如果产妇乳晕小，应全部含在嘴中），这样新生儿才能有效地将乳汁吸出。

3. 实施促进射乳反射的方法

（1）母婴同室，新生儿护理在母亲床旁进行，如沐浴、抚触、接种疫苗、采集足跟血、听力筛查等，减少分离时间。

（2）为产妇按摩后背，也可以指导产妇家人为产妇按摩，使其放松，促进乳汁分泌。

（3）为产妇准备一些热饮，如牛奶、热水或热汤（避免汤太油腻，主要是补充液体）。

（4）热敷或按摩乳房，如轻拍或轻轻抖动乳房等。

4. 保证产妇哺乳姿势和新生儿含接姿势正确

（1）指导产妇采取坐位、卧位、环抱式等哺乳技巧和哺乳姿势的要点。

（2）教会产妇让新生儿正确含接乳房的技巧，做到有效吸吮。

5. 教会产妇如何判断新生儿饥饿　大多数产妇认为孩子一哭就应该喂奶，如果喂奶后还哭就是乳汁不足。因此，应该教会产妇如何识别新生儿饥饿的表现，如新生儿有吸吮的动作或将手指碰触新生儿脸颊，新生儿将脸转向被碰触的一边时即可哺乳。

6. 告知产妇添加配方奶的风险　如新生儿容易产生乳头错觉，添加配方奶后，由于新生儿有饱腹感而减少了对乳房的吸吮，产妇下奶更慢。另外，配方奶可能会增加新生儿过敏、腹泻等风险。

【结果评价】

第二天再次评估新生儿体重、之前 24 小时小便次数、胎便排出情况、产妇自觉乳汁分泌情况。①新生儿体重处于生理性体重下降范围内，应告知产妇，使其放心，继续按需哺乳；②新生儿小便次数，如果小便次数多于出生天数（出生 1 周以内），如出生 1 天的新生儿 24 小时小便次数有 1 次以上；出生 2 天的新生儿小便次数有 2 次以上……至新生儿出生一周以后，每天小便次数在 6~7 次及以上，说明新生儿吃到了足够的母乳；③新生儿出生前 3 天左右排出的大便为胎便，呈墨绿色，随着新生儿吸吮动作和得到乳汁，肠蠕动增加促使胎便排出，至出生 3 天左右大便颜色逐渐变成黄色；④评估产妇乳房情况，产妇是否有下奶的感觉、是否感觉乳房发沉、充盈,在哺乳时是否能够听到孩子吞咽声,如果回答确定,可以判断产妇乳汁分泌没有存在不足。

大多数情况下,产妇和家属诉说的乳汁不足都是主观判断。尤其是新生儿出生的最初几日生活没有规律、容易哭闹,加之产妇没有哺乳经验,担心新生儿被饿到,因此要求添加配方奶,等自己下奶后再喂母乳,却不知添加配方奶的危害,所以工作人员应该在孕期就应做好健康宣教,告诉她们最好、最快的下奶方法就是让新生儿频繁有效地吸吮乳房,再加上一些辅助方法,如按摩后背、乳房,喝一些热饮等,乳汁很快就能大量分泌以满足孩子需求。

## 二、乳房肿胀

有时产妇在分娩后 2~3 天出现乳房肿胀情况,这时多为正常的生理现象——俗称"下奶"。由于乳房充血、乳汁充盈,产妇感觉乳房肿胀,发沉,观察乳房皮肤发亮、绷紧,有时能够清晰地看到乳房皮肤上静脉血管走形。由于乳房肿痛,产妇拒绝他人碰乳房,部分产妇还有发热的情况(一般不会出现高热,持续时间不超过 24 小时)。责任护士应帮助产妇正确地解决问题,使产妇安心,继续保持让新生儿频繁有效地吸吮乳房,疏通乳腺导管,解除肿胀。

【护理评估】

分娩后 2~3 天时,大部分产妇会感觉到乳房突然变得又肿又沉,有的产妇还会主诉乳房疼痛,怀疑自己得了乳腺炎。责任护士应进行评估,并根据评估情况给予具体指导。护士征得产妇同意后检查其乳房,了解乳房肿胀程度,乳腺管是否通畅(按压乳晕时,能够观察到乳汁流出);新生儿吸吮情况,如每天吸吮的次数(按需哺乳或 8~12 次/天)、每次吸吮时间(按需吸吮或每次 30 分钟以上);乳头是否有皲裂或吸吮后乳头变形(如有皲裂或乳头变形可能是由于新生儿没有含接好乳房而进行的无效吸吮,即新生儿含接产妇乳房时只含接了乳头,使乳汁不能有效排出,同时也破坏了乳头);还要评估产妇托起乳房的方法是否正确(产妇如果使用剪刀式,或产妇哺乳时用手指按压在新生儿鼻子上方的乳房上,这些手法是不正确的托起乳房的方法,容易使整个乳房或乳房局部出现肿胀);询问产妇是否为新生儿添加了配方奶或使用了安慰奶嘴,使新生儿出现了乳头错觉。

【护理诊断】

乳房肿胀　与下奶或托起乳房手法、新生儿含接姿势不正确有关。

【护理目标】

1. 产妇乳房肿胀缓解或消失。

2. 产妇掌握正确的托乳房方法。

3. 产妇掌握让新生儿正确含接乳房的方法及判断含接正确的征象。

4. 产妇能够正确处理乳房肿胀。

【护理措施】

根据评估结果指导产妇。

1. 如果评估后只是正常的下奶过程出现的现象，指导产妇继续按需哺乳即可。

2. 如果有具体的原因存在，应建议采取具体措施解决。

（1）新生儿含接乳房姿势不正确：指导产妇再次哺乳时应让新生儿含住乳头和乳晕，这样才能做好有效吸吮。教会产妇让新生儿正确含接的技巧和判断征象（抱好新生儿，新生儿脸部对准母亲乳头，用乳头刺激新生儿口周围，等到新生儿嘴张大时，顺势将乳头和乳晕放入新生儿口中，新生儿吸吮时，产妇不应感觉乳头很痛。观察新生儿口部，嘴唇应像鱼唇一样张开，能够看到上、下嘴唇的黏膜，脸颊是鼓起的）。

（2）产妇手托乳房的姿势不正确：正确的托乳房姿势是手"C"字形托起乳房，拇指与其余四指分开，拇指放在乳房的上部，其余四指放在乳房的下部靠近乳房根部，手指不能离乳头太近，避免影响新生儿含接乳房。使用剪刀式方法夹住乳房，只是在产妇射乳反射特强烈时使用，是为了避免新生儿吸奶的时候被乳汁呛咳。

（3）如果是局部乳腺管不通畅引起的肿胀，可以帮助产妇使用热敷、按摩的方法促进乳腺管通畅。具体方法：将清洁毛巾浸泡在50℃左右的热水中，拧干后热敷在乳房上。热敷3~5分钟后，开始按摩乳房。指导产妇自己做或帮助产妇做都可以。一只手"C"字形托住乳房，另一只手的鱼际或小鱼际按压在乳房肿胀部位或有硬结的地方，顺时针按压，开始先轻轻按摩，观察产妇是否能耐受，逐渐增加按压力度。按照乳腺的解剖结构，先从邻近乳头的肿胀部位开始按摩，逐渐移向乳房上方，这样使靠近乳头的乳腺组织内淤积的乳汁首先排出，后边的乳腺管通畅后乳汁自然流出。按摩时应注意按摩的手不要在乳房皮肤上滑动，以减少按摩时对皮肤的损伤；按摩时注意按摩力度，不能暴力按摩，以免乳房深部组织有损伤和水肿，造成乳汁排出困难。热敷和按摩可以重复进行，按摩后最好让新生儿吸吮，如果新生儿睡觉或不吸吮，可以用手或吸奶器吸出。如果肿胀遍及整个乳房，应先按摩乳晕部位，挤出乳汁，使乳晕组织变得柔软，方便新生儿有效地含接乳房，可以按摩、新生儿吸吮、挤奶交替进行，直至乳房的乳腺管全部疏通，乳房变柔软。乳房肿胀严重时，如果产妇能够接受的话可以先冷敷,减少乳房组织充血。

（4）产妇没有做到按需哺乳:告诉产妇按需哺乳的重要性。按需哺乳就是:只要产妇觉得乳房胀奶或新生儿想吃就喂。不要限定哺乳的间隔时间和新生儿在乳房上吸吮的时间。

（5）产妇为新生儿添加了配方奶和使用了安慰奶嘴:告诉产妇配方奶由于蛋白质分子较大不好消化,因此添加后使新生儿产生饱腹感,减少了新生儿在母亲乳房上吸吮的次数,产妇乳汁不能有效排空,一方面可造成乳房淤积肿胀,另一方面,由于乳房不能频繁排空,可造成产妇的泌乳量逐渐减少。使用奶瓶或安慰奶嘴还会造成新生儿乳头错觉,使得母乳喂养更加困难。

（6）哺乳时新生儿要有效含接（将母亲乳房的乳头和乳晕含在口中吸吮）。

【结果评价】

健康宣教和帮助产妇乳腺管疏通后,应该定期评价,观察产妇是否掌握了正确的喂奶、新生儿正确的含接、托起乳房的姿势;观察新生儿小便情况,是否得到了充足的乳汁;产妇乳房肿胀是否有缓解;产妇哺乳时的感受是否轻松愉快;新生儿吸吮后是否满足;产妇是否继续给新生儿添加配方奶和使用安慰奶嘴等。对于产妇没有改正或掌握的地方,责任护士应该继续给予指导和帮助,指导产妇全面掌握,保持母乳喂养新生儿。

乳房肿胀最好的方法是预防,应在孕期或产妇下奶之前做好健康教育。分娩后在产房开始进行母婴皮肤接触、早吸吮和早开奶,使产妇做到让新生儿频繁有效吸吮,加之正确的喂奶姿势和新生儿含接姿势,乳房肿胀就不会或很少发生。

## 三、乳头皲裂

产妇分娩后开始母乳喂养,如果喂奶姿势不正确或新生儿含接姿势不当,会很快出现乳头皲裂现象。乳头皲裂后产妇哺乳时感到疼痛,易造成其放弃母乳喂养,如果护理不当可造成乳腺炎。因此,应积极预防和纠正,促进皲裂愈合。

【护理评估】

产妇分娩后,哺乳不久开始主诉乳头疼痛或破溃,责任护士每日查房时应注意评估产妇乳房、喂奶姿势、新生儿含接姿势等情况。观察产妇哺乳后乳头是否有变形（哺乳后乳头出现压扁或乳头最前端出现横线）;乳头皲裂部位、程度;产妇使用吸奶器是否正确。

【护理诊断】

乳头皲裂 与不正确的哺乳体位、新生儿含接姿势和不正确地使用吸奶器有关。

【护理目标】

1. 产妇掌握正确的各种哺乳体位。

2. 产妇能使新生儿正确地含接乳房。

3. 产妇能继续保持母乳喂养。

4. 产妇不发生乳腺炎。

5. 产妇正确使用吸奶器。

【护理措施】

1. 指导产妇使用正确的哺乳体位 分娩后第一天产妇多疲劳,无论剖宫产或自然分娩,分娩后第一天都应该好好卧床休息,在此期间责任护士应该指导产妇卧位哺乳;分娩后第二天,鼓励产妇下床活动,可以指导产妇坐位或环抱式哺乳(又称橄榄球式或抱球式)。重点应该告诉产妇无论使用什么姿势哺乳都应该做到以下几点:①产妇哺乳时,应使新生儿贴近自己,新生儿头部和身体呈一条直线(不扭曲);②新生儿的脸部对准产妇乳房;③产妇与新生儿三贴,即胸贴胸、腹贴腹、新生儿的下颌贴产妇的乳房;④产妇哺乳时不仅要托住新生儿头部,还要托住其臀部(大婴儿只需托住上身即可)。

2. 正确含接乳房 乳头皲裂发生的主要原因是新生儿没有正确含接乳房,因此,指导产妇每次哺乳时都应该让新生儿含住乳头和大部分乳晕,如果产妇乳晕小,新生儿含接时应将乳头和全部乳晕都含在口中,新生儿吸吮产妇不应感觉到乳头疼痛,另外,产妇哺乳后乳头不应变形。如果有疼痛或乳头变形,应叮嘱产妇在下次哺乳时应该让新生儿含得更多。反复含接不好者还应检查新生儿是否有舌系带过短的问题。

3. 如果已经发生乳头皲裂,除了指导产妇纠正新生儿含接乳房的姿势以外,应鼓励产妇继续母乳喂养,如果产妇感觉特别疼痛,可以开始哺乳时让新生儿吸吮健侧乳房,吸吮一会儿后再转移到乳头皲裂的乳房上。哺乳后,可以将乳汁挤出几滴涂到乳头上,暴露几分钟再穿好衣服,如果衣服对皲裂的乳头有摩擦引起疼痛,可以使用乳头护罩。也可以使用专用的乳头修复膏(主要成分为羊毛脂),促进皲裂愈合。禁止使用药膏一类的物质,因为哺乳时需去除这些物质,清洗过程中会将乳晕上自然分泌的油脂也清除掉,使得乳晕皮肤干燥,更容易发生皲裂(乳晕上的蒙氏结节分泌类似油脂样物质,起到润滑和防止皲裂的作用)。

4. 指导产妇哺乳时注意清洁乳房,按需哺乳,排空乳房,避免因乳汁淤积、乳头皲裂、细菌逆行感染而发生乳腺炎。

5. 指导产妇正确使用吸奶器　选择吸奶器罩杯与自己乳房相匹配的,吸引乳汁时应使乳头位于抽吸管腔中央,避免乳头在管壁上摩擦而发生损伤或皲裂。

**【结果评价】**

责任护士经常评估产妇哺乳姿势、新生儿含接姿势等,纠正姿势后,观察皲裂乳头的愈合情况。鼓励产妇继续母乳喂养,只要不良的哺乳姿势纠正后,皲裂的乳头应该很快愈合。

产妇乳头皲裂是放弃母乳喂养的最常见原因,因此应该做好健康宣教和预防工作。在孕期或产妇分娩后应教会或及时指导产妇正确的哺乳姿势和新生儿的含接姿势,避免发生乳头皲裂。如果已经发生乳头皲裂,应寻找原因,及时纠正,促进乳头皲裂愈合。指导产妇正确选择和使用吸奶器。

## 四、乳汁分泌过多

产妇出院回到家后继续对婴儿实施母乳喂养,但一段时间后感觉乳汁分泌过多,乳房胀痛需要频繁挤奶缓解,认为自己乳汁分泌异常。如果没有处理好,乳汁分泌将会更旺盛,当产妇寻求产科医务人员时应给予正确的指导,解决乳汁分泌过多问题。

**【护理评估】**

大多数哺乳妇女已经哺乳一段时间,感觉自己乳汁分泌过多,来到母乳喂养咨询门诊或拨打咨询热线询问该情况时,应仔细询问妇女的喂养方式、哺乳时间、每日哺乳频率、新生儿吸吮情况等。了解妇女每次如何处理奶胀问题,是否出现奶胀时挤奶、每次如何挤奶等细节问题。泌乳过多时,大多数都是因为哺乳妇女过度挤奶造成的;有时婴儿每次只吃一侧乳房的泌乳量就能够满足需求或者每次婴儿吃饱母乳后,产妇都会将双侧乳房挤一次,排空所有的乳汁,因为担心乳汁留在乳房中会变质,这些不好的习惯会造成乳汁分泌过多。

**【护理诊断】**

泌乳过多　与过度挤奶有关。

**【护理目标】**

1. 哺乳妇女泌乳量正常。

2. 不感觉奶胀引起的不舒服。

3. 学会如何处理奶胀问题。

【护理措施】

1. 具体检查或询问哺乳妇女奶胀情况,每次哺乳婴儿需要奶量情况。告诉哺乳妇女婴儿每次只吃一次乳房就能够满足需求时,另一侧乳房如果感觉胀痛,不需要全部挤出,只要挤出一少部分,自己感觉不胀痛即可,经过一段时间乳房泌乳量重新达到婴儿需要的水平。告诉哺乳妇女每次哺乳后也不需要挤空乳房,两侧乳房交替哺喂即可。

2. 向哺乳妇女进行健康宣教,告诉她们乳汁的分泌量与乳房排空有关,乳房排空得越频繁,乳汁分泌量就越来越多。因此,哺乳时如果没有乳汁淤积或母婴分离,就不需要挤奶,排空乳房。

【结果评价】

经过 1~2 次后,询问哺乳妇女的感觉,如果感觉乳汁分泌减少,说明有效,继续指导哺乳妇女再坚持一段时间,乳汁分泌过多的现象将被改善。

乳汁分泌量与婴儿需要量有关,婴儿需要的多,频繁有效吸吮,乳房的量就随之分泌增多;反之,如果需要回奶,就不排空乳房,经过一段时间乳房分泌停止。

## 五、乳头扁平或凹陷

【护理评估】

产妇哺乳时主诉或责任护士观察到产妇乳头扁平或凹陷,新生儿含接乳房困难或不能将大部分乳晕含接在口中。责任护士观察产妇乳房情况,判断产妇乳头是凹陷、扁平,如为凹陷要判断产妇乳头是**真性**凹陷还是假性凹陷。护士应征得产妇同意,洗手检查产妇乳房。轻轻挤压乳晕,牵拉乳头,如果乳头能够突出属于假性凹陷,乳头不能牵拉探出皮肤,属于真性凹陷。

【护理诊断】

乳头异常 与乳头凹陷、扁平有关。

【护理目标】

1. 帮助产妇纠正乳头凹陷。

2. 帮助新生儿有效含接乳房。

【护理措施】

1. 假性凹陷者 教会产妇使用乳头牵拉器牵拉乳头,纠正和改善乳头情况。使用乳头牵拉器时注意,牵拉器罩在乳头上,形成负压,每次牵拉 3~5 秒,松开牵拉器,停止 3~5 秒,再次形成负压牵拉,如此重复 10~20 分钟,每日 1~2

次,或每次哺乳前让产妇将手洗干净,轻轻将乳头牵拉出来,立即让新生儿含接乳房,经过一段时间,对乳头凹陷有纠正作用。

2. 真性凹陷　如果使用手或牵拉器都不能使乳头突出皮肤,也不用特别着急。这种情况可以把新生儿频繁放在产妇乳房上,只要新生儿感兴趣就会努力尝试含接乳房。有效的吸吮是指正常时,新生儿将母亲的乳头和乳晕含接在口中,乳头在口中只占1/3,乳晕组织在口中占2/3,因此,只要乳晕组织伸展性好,新生儿同样能将乳晕含在口中正常吸吮。

3. 乳头扁平　产妇哺乳时,用手帮助乳房塑形方便新生儿含接,新生儿将乳头乳晕含接在口中有效吸吮。

无论产妇乳头扁平还是凹陷,最重要的是新生儿出生后尽快进行母婴皮肤接触,当新生儿出现觅食反射时,让新生儿尝试含接母亲乳房,经过多次尝试,大多数新生儿能够很好地含接好乳房。如果经过反复尝试后,新生儿仍不能含接好母亲乳房,可以尝试使用乳盾,注意保持乳盾清洁。

【结果评价】

在最初产妇哺乳时,责任护士应该经常对新生儿含接效果进行评估,并给予产妇具体的指导和鼓励,帮助产妇树立母乳喂养的信心,经过不断尝试,新生儿能够正确含接母亲乳房,做到有效含接。经过多次尝试仍不能正确含接的,观察产妇应用乳盾是否正确。

## 六、乳房上痂垢的处理

【护理评估】

孕妇在妊娠末期主诉或新生儿出生后,在早吸吮时发现产妇乳头或乳晕有痂垢。评估产妇乳房痂垢程度,并告知孕产妇处理方法。

【护理诊断】

乳房痂垢　与乳房分泌少量乳汁,混合乳房脱落上皮有关。

【护理目标】

帮助产妇清理乳房痂垢,使产妇能够正常哺乳。

【护理措施】

1. 如果仅产妇乳头有少量痂垢,可使用棉签蘸少量植物油涂抹在乳头上,稍后使用干净棉签擦掉痂垢即可。

2. 如果乳头和乳晕有大量的痂垢,可以使用清洁的纱布蘸满植物油,敷在乳头和乳晕上,等待20~30分钟后,用清洁纱布擦掉,如果一次处理不干净,可以重复用油纱布外敷、擦拭,直到处理干净。

在处理乳房痂垢时,不能用反复擦拭或手抠痂垢的方法,以免乳头、乳晕损伤。

【结果评价】

实施上述方法后,乳房清洁,产妇安心哺乳。

(姜梅)

# 参考文献

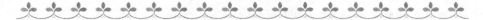

1. 沈铿,马丁.妇产科学.第3版.北京:人民卫生出版社,2015.

2. 谢幸,苟文丽.妇产科学.第8版.北京:人民卫生出版社,2013.

3. 郑修霞.妇产科护理学.北京:北京大学医学出版社,2007.

4. 郑修霞.妇产科护理学.第2版.北京:人民卫生出版社,2000.

5. 郑修霞.妇产科护理学.第4版.北京:人民卫生出版社,2006.

6. 郑修霞.妇产科护理学.第5版.北京:人民卫生出版社,2013.

7. 魏碧蓉.高级助产学.第2版.北京:人民卫生出版社,2012.

8. 魏碧蓉.妇科护理学.北京:人民卫生出版社,2010.

9. 丰有吉,沈铿.妇产科学.第2版.北京:人民卫生出版社,2010.

10. 周昌菊,陶新陆,丁娟.现代妇产科护理模式.北京:人民卫生出版社,2001.

11. 周昌菊,丁娟,严谨,等.现代妇产科护理模式.第2版.北京:人民卫生出版社,2010.

12. 杨绍基,任红.传染病学.第7版.北京:人民卫生出版社,2008.

13. 郎景和.中华妇产科杂志临床指南荟萃(2015版).北京:人民卫生出版社,2015.

14. 刘兴会,漆洪波.难产.北京:人民卫生出版社,2015.

15. 简雅娟,杨峥.妇科护理.北京:人民卫生出版社,2011.

16. 曹泽毅.中华妇产科学.第2版.北京:人民卫生出版社,2004.

17. 程瑞峰.妇产科护理学.第2版.北京:人民卫生出版社,2011.

18. 夏海鸥.妇产科护理学.第3版.北京:人民卫生出版社,2014.

19. 何仲,吴丽萍.妇产科护理学.第4版.北京:中国协和医科大学出版社,2014.

20. John Kattwinkel,MD,FAAP.新生儿复苏教程.第6版.叶鸿瑁,虞人杰,主译.北京:人民卫生出版社,2012.

21. 叶鸿瑁,虞人杰,朱小瑜.中国新生儿复苏指南及临床实施教程.北京:人民卫生出版社,2017.

22. 北京大学第三医院护理部.护理常规.北京:北京大学医学出版社,2012.

23. 北京大学妇产科学系,北京大学人民医院女性盆底疾病诊疗中心.北京大学女性压力性尿失禁诊疗指南(草案).中国妇产科临床杂志,2012,13(2):158-160.

24. 徐飒爽.经闭孔无引力尿道中段吊带术治疗女性压力性尿失禁的护理.现代医药卫生,

2013,29(18):2836-2837.

25. 苏红侠. 无张力阴道吊带术治疗女性压力性尿失禁的护理. 护士进修杂志,2006,21(10):933-934.

26. 樊亚莉,程书存. 卵巢肿瘤蒂扭转28例护理总结. 实用中医药杂志,2010,26(01):70.

27. 廖敏,王刚,韩玉斌,等. 腹腔镜手术治疗卵巢囊肿蒂扭转43例临床分析. 实用妇产科杂志,2009,25(12):736-738.

28. 王亚琼,宁爱梅. 重度卵巢过度刺激综合征并发卵巢囊肿蒂扭转坏死病人的护理. 护理研究,2011,25(14):1250-1251.

29. 刘兴翠. 1例双侧卵巢囊肿蒂扭转术后内出血的护理. 现代医药卫生,2004,20(2):140.

30. 陆燕珍,林军芬. 对卵巢囊肿手术患者实施心理护理的效果评价. 中国实用护理杂志,2012,28(30):78-79.

31. 张成玲. 探析功能性子宫出血患者的护理对策. 实用妇科内分泌杂志,2015,2(5):143.

32. 邓晶儿. 临床护理路径在联合术式治疗子宫腺肌病患者中的应用. 中国实用护理杂志,2012,28(10):66-67.

33. 王丽琴,温丽君,孔灵芝,等. 子宫栓塞介入治疗子宫腺肌症的临床效果观察. 临床合理用药,2014,7(9A):135-136.

34. 曾碧玲. 子宫腺肌病患者围手术期的临床护理. 中国实用医药,2011,6(2):185-186.

35. 张小红. 子宫腺肌症全子宫切除82例围手术期护理. 长江大学学报(自科版)医学卷,2012,8(8):23-24.

36. 杨小娟,高翠萍. 不孕症妇女心理状态调查以及护理干预. 中国性科学,2013,22(4):83-86.

37. 黄小娟,陈燕娥. 宫腹腔镜联合手术治疗输卵管阻塞性不孕症的疗效及围术期护理. 海南医学,2015,26(9):1399-1400.

38. 李伟,夏恩兰. 宫腔镜检查在不孕症诊断中的应用. 实用妇产科杂志,2008,24(1):48-49.

39. 徐凤娇,李晖,邓瑞姣. 女性不孕症患者病因及健康教育对策探讨. 中国健康教育,2010,26(5):391-392.

40. 郭政,王丽英,石彩萍. 子宫输卵管造影与腹腔镜输卵管检查在输卵管性不孕症中的诊断价值. 中国计划生育学杂志,2013,21(6):402-403.

41. 甘莉,杨蓉. 1例青年女性功能性下丘脑性闭经病人的护理. 护理研究,2013,27(34):3965-3966.

42. 叶艳萍. 无痛人流术后闭经的临床护理体会. 中国卫生标准管理,2015,6(3):216-218.

43. 邢兰凤,沈珺,张莉,等. 58例重度卵巢过度刺激综合征患者的护理. 中华护理杂志,

2008,43(9):810-811.

44. 陈勤芳,方爱华.体外受精-胚胎移植术后并发卵巢过度刺激综合征的治疗.生殖与避孕,2008,28(4):252-254.

45. 朱兰,王文艳,郎景和,等.子宫托治疗女性盆腔器官脱垂的前瞻性研究.实用妇产科杂志,2010,26(4):279-282.

46. 杨丽清,朱影娴,聂建英.复发阴道前后壁膨出的健康教育及护理.临床和实验医学杂志,2009,8(10):160-161.

47. 周庆云,孔婷.改良前路盆底重建技术治疗女性阴道前壁合并膀胱膨出围术期护理.实用临床医药杂志,2015,19(10):65-67.

48. 周遵伦,訾聃,莫鸿英.191例损伤性女性尿瘘相关因素分析.实用妇产科杂志,2011,27(6):474-476.

49. 陈玉凤,钱琴伟,姚英燕.妇科恶性肿瘤患者术后并发尿瘘的护理新方法.中国实用护理杂志,2011,27(1):35-36.

50. 陈悦,侯敏敏,陈莹莹,等.女性生殖道瘘57例病因分析.华西医学,2008,23(1):37-38.

51. 中华医学会妇产科学分会产科学组.新产程标准及处理的专家共识(2014).中华妇产科杂志,2014,49(7):486.

52. Al-Bataineh O,Jenne J,Huber P. Clinical and future applications of high intensity focused ultrasound in cancer. Cancer Treatment Reviews,2012,38(5):346-353.